PFLEGE COACH

Medikamente

Autorinnen und Autoren:

Kathrin Folz

Antje Klapper

Eva Lütkenhaus

Lars Pongrac

unter Mitarbeit der Verlagsredaktion

Dieses Buch gibt es auch auf

www.scook.de

Es kann dort nach Bestätigung der Allgemeinen Geschäftsbedingungen genutzt werden.

Buchcode: **c546y-dvpf4**

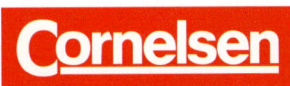

Redaktion: Andrea Westphal
Redaktionelle Mitarbeit: Karen Skodda, Hannover

Umschlaggestaltung: Rosendahl Grafikdesign, Berlin
Layout: SOFAROBOTNIK GbR, Augsburg und München
Layoutanpassung und technische Umsetzung: vitaledesign, Berlin

Zur Erstellung dieses Werkes wurden Inhalte übernommen und überarbeitet aus:
In guten Händen Gesundheits- und Krankenpflege, Gesundheits- und Kinderkrankenpflege Band 1
(herausgegeben von Uta Oelke; Autorin: Anja Koch)

www.cornelsen.de

1. Auflage, 1. Druck 2016

Druck: Mohn Media Mohndruck, Gütersloh

ISBN 978-3-06-451057-9

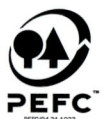

PEFC zertifiziert
Dieses Produkt stammt aus nachhaltig bewirtschafteten Wäldern und kontrollierten Quellen.

www.pefc.de

PEFC/04-31-1033

Liebe Leserinnen und Leser,

die Verabreichung von Medikamenten jeglicher Art nimmt einen großen Stellenwert im pflegerischen Alltag ein. Unter anderem zählen zu den Aufgaben der Pflegenden, die Medikamentengabe adäquat vorzubereiten, den Klienten bei der Verabreichung individuell zu unterstützen und nach der Vergabe diese auf die Wirkung sowie potenzielle Auffälligkeiten hin zu beobachten. Der gesamte Ablauf stellt demzufolge für die Pflegenden eine besondere Herausforderung dar. Schließlich steht die Sicherheit im Umgang mit Medikamenten an erster Stelle. Eine mögliche Gefährdung – sowohl der Klienten als auch der Pflegenden – muss dringend vermieden werden.

Der vorliegende Band „Pflege-Coach Medikamente" veranschaulicht im ersten Teil den kompletten Verlauf der Arzneimittelverabreichung mit allen für die Pflegenden relevanten Handlungsschritten. Ihnen als Leserinnen und Leser soll somit das nötige Wissen praxisorientiert und angepasst an Ihre beruflichen Anforderungen vermittelt werden. Der zweite Teil widmet sich der speziellen Arzneimittellehre und erläutert bedeutende Arzneimittelgruppen mit ihren jeweiligen Wirkungsweisen und den Konsequenzen für die Pflege. Sofern in einzelnen Passagen des Buches Handelsnamen von Medikamenten genannt werden, sind diese immer als Beispiel zu verstehen. Aus der Nennung lassen sich keinerlei Aussagen hinsichtlich der Bedeutung, Verbreitung oder Ähnlichem der einzelnen Präparate ableiten.

Beim Verfassen der Texte haben wir uns um geschlechtsneutrale Bezeichnungen von Personengruppen bemüht. Wo das nicht möglich war, wird mal die männliche, mal die weibliche Sprachform genutzt. dabei ist immer auch das andere Geschlecht angesprochen.

Wir hoffen, dass dieses Buch Ihren Interessen entspricht und wünschen Ihnen viel Freude bei der Lektüre.

Kathrin Folz, Antje Klapper, Eva Lütkenhaus und Lars Pongrac im Januar 2016

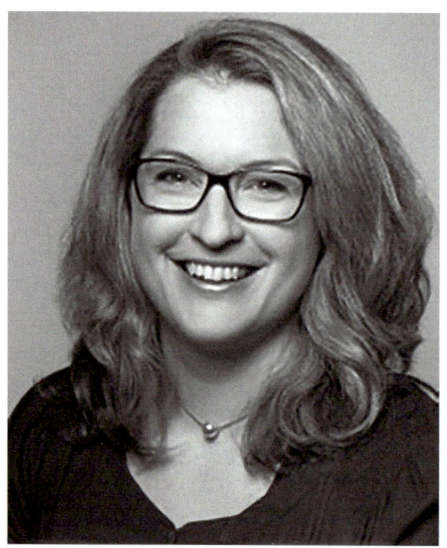

Kathrin Folz
Berufspädagogin im Gesundheitswesen (M.A.) seit
2016
Jg. 1979, Kinderkrankenpflegeexamen 2001, mehrjährige Berufstätigkeit in der pädiatrischen Intensivmedizin
Zurzeit Berufspädagogin an einer Schule für Gesundheitsberufe

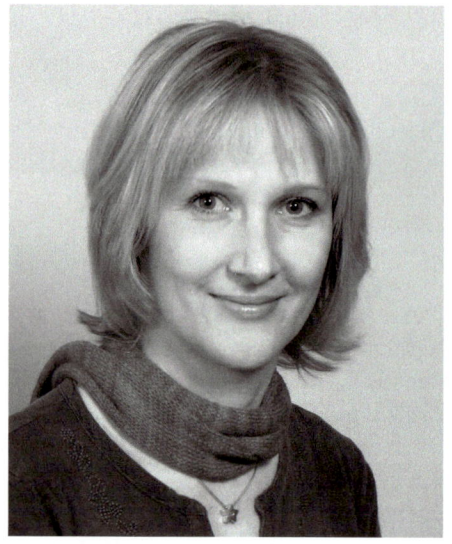

Antje Klapper
Diplom-Medizinpädagogin seit 2002
Jg. 1971, Krankenpflegeexamen 1991, mehrjährige
Berufserfahrung in den Bereichen Innere Medizin, Chir-
urgie und Intensivmedizin
Zurzeit Medizinpädagogin an einer Schule für Gesund-
heitsberufe

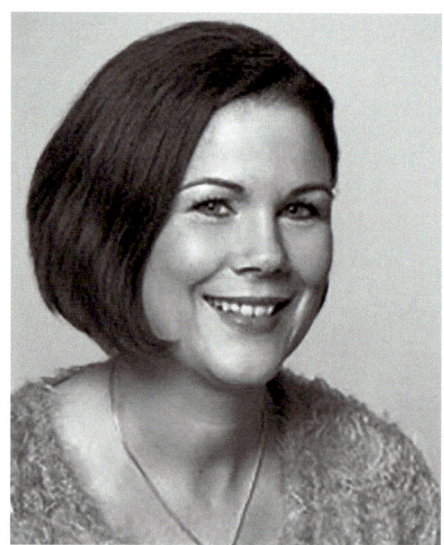

Eva Lütkenhaus
Berufspädagogin Pflege und Gesundheit (M.A.) seit
2013
Jg. 1974, Kinderkrankenpflegeexamen 1997, mehr-
jährige Berufserfahrung in den Bereichen pädiatrische
Onkologie und Hämatologie
Zurzeit Berufspädagogin an einer Schule für Gesund-
heitsberufe.

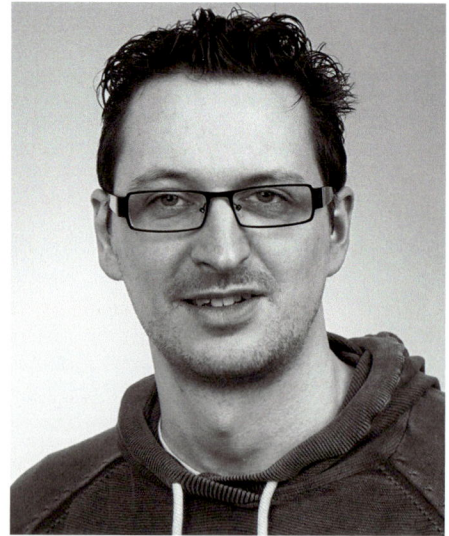

Lars Pongrac
Berufspädagoge im Gesundheitswesen (M.A.) seit
2015
Jg. 1985, Krankenpflegeexamen 2007, mehrjährige
Berufstätigkeit in den Bereichen der Chirurgie und am-
bulante Pflege
Zurzeit Berufspädagoge an einer Schule für Gesund-
heitsberufe

A Allgemeine Arzneimittellehre

B Spezielle Arzneimittellehre

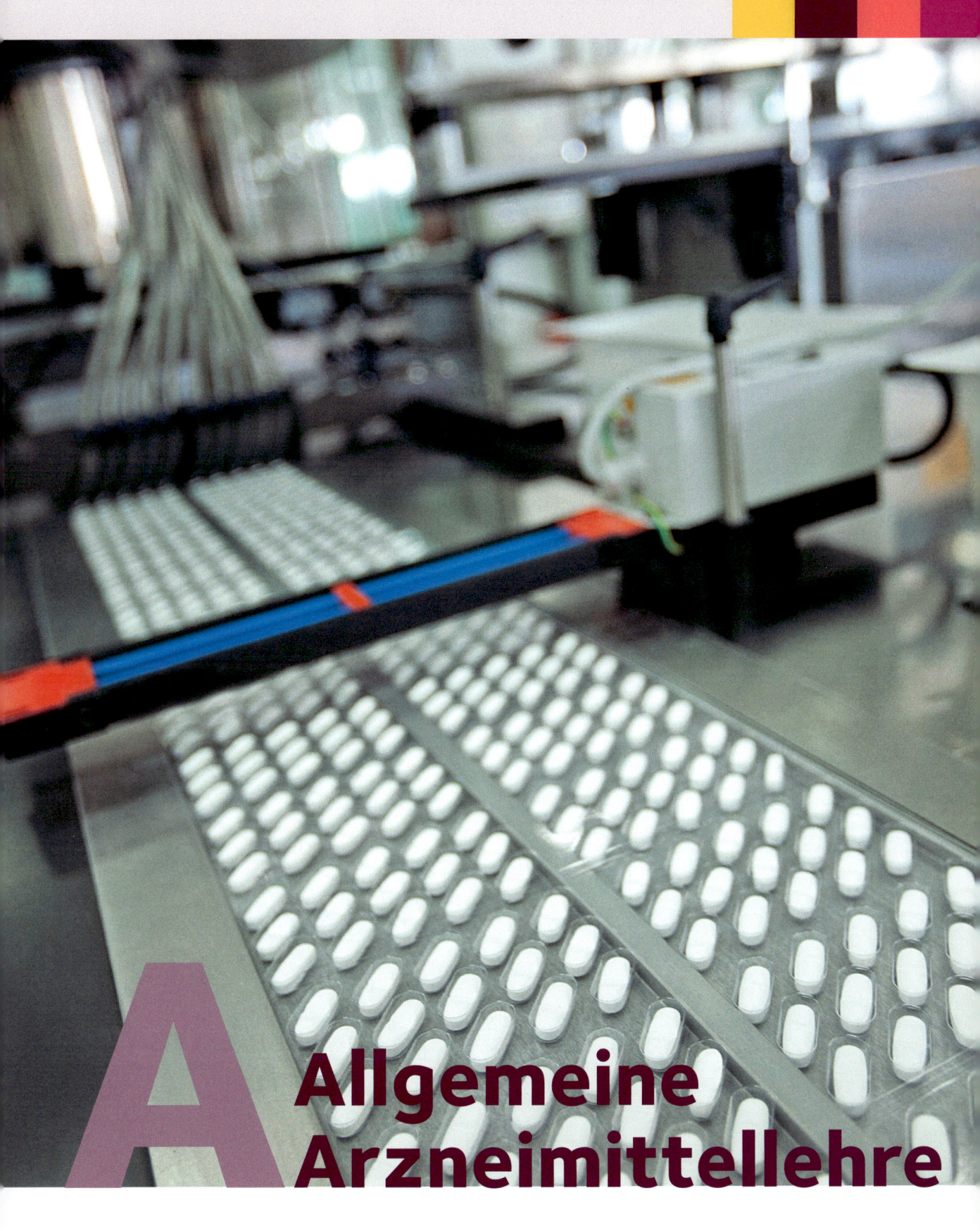

Allgemeine
Arzneimittellehre

1 PHARMAKOLOGISCHE PROZESSE VERSTEHEN

Mit jedem Arzneimittel werden verschiedene chemische Stoffe in den Organismus eingebracht, die mit dem Stoffwechsel interagieren. Um zu verstehen, wie die Wirkung, die Nebenwirkungen oder die Wirkdauer von Medikamenten zustande kommen, müssen zwei Prozesse näher betrachtet werden:

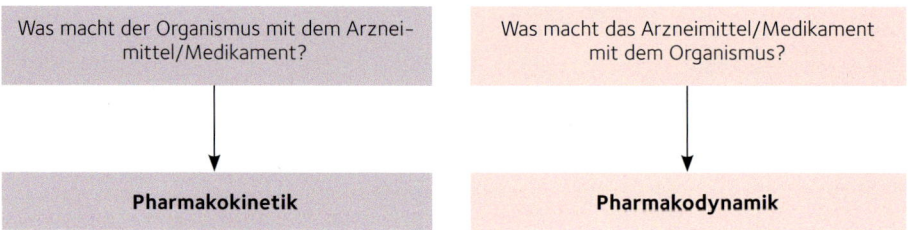

Die Pharmakokinetik beschreibt den Weg des Medikamentes durch den Körper: von der Aufnahme bis zum Wirkort und vom Wirkort bis zur endgültigen Ausscheidung. Die Pharmakodynamik beschreibt, wie der Wirkstoff am Wirkort den Organismus beeinflusst, also seine Wirkung entfaltet.

Die Grafik gibt einen Überblick, die einzelnen Schritte werden im Folgenden beschrieben.

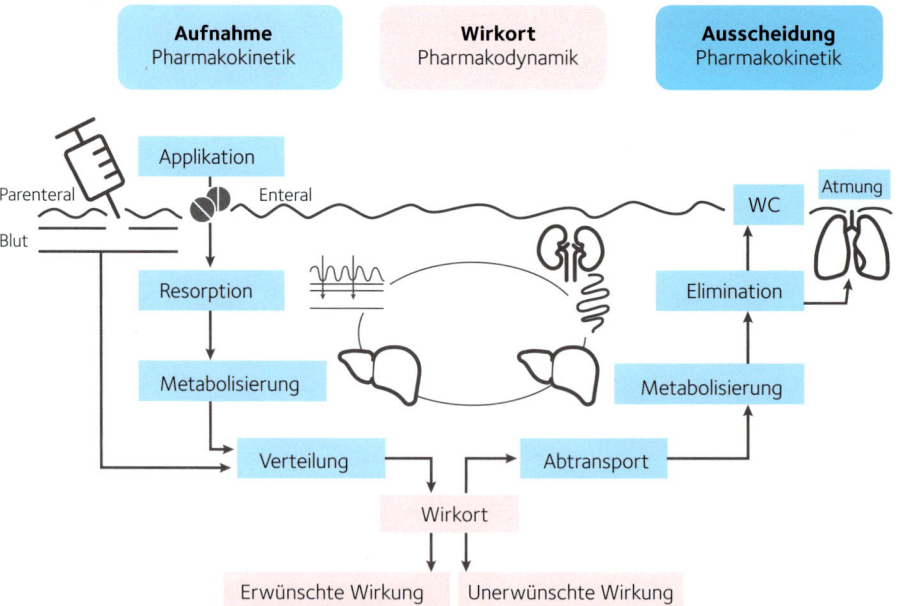

Bild 1 Der Weg des Arzneimittels durch den Körper

1.1 Pharmakokinetik

Von der Aufnahme bis zur Ausscheidung durchläuft ein Medikament mehrere Schritte. Zunächst ist der Weg bei enteraler ▌▌Applikation beschrieben. Besonderheiten bei parenteraler Verabreichung, insbesondere der intravenösen Applikation, schließen sich an. Wichtige pharmakologische Kenngrößen für Medikamente werden jeweils im Hinweis-Kasten dargestellt.

Applikationsform ➔ *S. 42*

Applikation
lat. applicare = zusammenfügen
Zuführung oder Verabreichung

1.1.1 Von der Aufnahme bis zum Wirkort

Applikation

Nimmt der Klient eine Tablette oder Kapsel ein, so muss der Wirkstoff erst aus der Zubereitung herausgelöst bzw. freigesetzt werden. Dies geschieht im Magen oder im Darm. Je nach Herstellung und Zusammensetzung kann diese Freisetzung sofort vollständig oder zeitverzögert stattfinden. In flüssigen Zubereitungen erfolgt die Freisetzung in der Regel schneller. Ein erster Wirkstoffverlust tritt auf, wenn die Magensäure den freigesetzten Wirkstoff angreift. Einige Medikamente haben daher einen säurefesten Überzug, der sich erst im Darm auflöst. Manche Medikamente können aufgrund der aggressiven Sekrete im Magen-Darm-Trakt (MDT) gar nicht enteral verabreicht werden, z. B. Insulin.

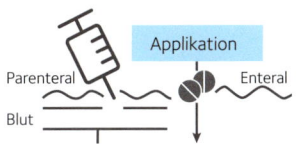

Resorption/Resorptionsbarrieren

Bei enteraler Applikation wird der freigesetzte Wirkstoff teilweise bereits aus dem Magen, jedoch überwiegend aus dem Darm in die Pfortader resorbiert. Die Resorption erfolgt vornehmlich durch Diffusion. Dabei muss der Wirkstoff verschiedene Resorptionsbarrieren überwinden, z. B. die Darmschleimhaut und die Kapillarwand. Jede Barriere bedeutet einen mehr oder weniger großen Wirkstoffverlust.

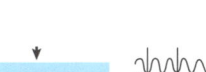

Metabolisierung (Biotransformation)

Über das Pfortadersystem erreichen alle im Magen-Darm-Trakt resorbierten Wirkstoffe zunächst die Leber. Dort werden sie bereits durch Enzyme chemisch umgewandelt (metabolisiert). Grob unterteilt gibt es die folgenden drei Möglichkeiten, wie der Wirkstoff in der Leber umgebaut werden kann:

1. Der verabreichte Wirkstoff ist eine Vorstufe (Prodrug). Diese Vorstufe wird in der Leber aktiviert und ist erst dann wirksam. Medikamente dieser Art müssen die Leber passieren, um zu wirken, z. B. Omeprazol (Antra®), Pantoprazol.
2. Der verabreichte Wirkstoff wird in der Leber bereits vollständig abgebaut. Das Medikament wird unwirksam. Medikamente dieser Art können nicht enteral verabreicht werden, z. B. Nitroglyzerin (Nitrolingual®).
3. Der Wirkstoff wird zum Teil bereits abgebaut. Seine Wirksamkeit ist damit vermindert. Der beginnende Abbau muss bereits bei der Dosierung berücksichtigt werden.

HINWEIS

Die Metabolisierung/Biotransformation des Wirkstoffes bei der ersten Leberpassage wird als **First-Pass-Effekt** bezeichnet. Der First-Pass-Effekt ist, vor allem wenn es sich um einen Wirkverlust handelt, ein wichtiges pharmakologisches Merkmal und für jeden Wirkstoff spezifisch.

Verteilung (Distribution)

Von der Leber gelangen die Wirkstoffe in die obere Hohlvene und damit in den Kreislauf. Mit dem Blut werden sie im ganzen Körper verteilt. Dabei bindet der Wirkstoff zu einem großen Teil an Plasmaproteine. Der gebundene Teil ist pharmakologisch inaktiv, nur der freie Anteil kann am Wirkort an den entsprechenden Rezeptor binden. Sobald die freien Wirkstoffe an den Rezeptoren andocken, werden weitere Wirkstoffe freigesetzt, bis der Wirkstoff aufgebraucht ist.

> **HINWEIS**
>
> Die **Plasmaproteinbindung** ist ein weiteres pharmakologisches Merkmal. Das Verhältnis zwischen gebundenem und freiem Anteil ist wirkstoffspezifisch. Bei Aspirin® ist das Verhältnis z. B. 70/30, bei Marcumar® sogar 99/1. Je höher der freie Anteil, umso stärker wirkt das Medikament, allerdings ist die Wirkdauer auch kürzer.

Besonderheiten bei parenteraler Applikation

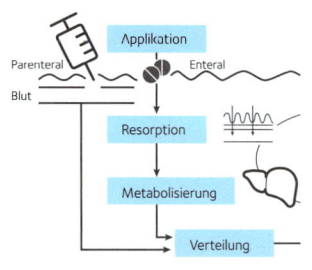

- Applikation: Die Wirkstoffe liegen in der Regel bereits in ihrer Wirkform vor und müssen nicht mehr freigesetzt werden. Sie unterliegen nicht den Einflüssen der Sekrete im Magen-Darm-Trakt.
- Resorption: Bei einer subkutanen (s. c.) oder intramuskulären (i. m.) Applikation muss der Wirkstoff bei der Resorption in die Blutbahn ebenfalls Barrieren überwinden. Bei einer intravenösen (i. v.) Gabe gelangt der Wirkstoff ohne Hindernisse in den Blutstrom.
- Metabolisierung: Parenteral verabreichte Wirkstoffe gelangen über Kapillaren oder Venen direkt in den Kreislauf und erreichen den Wirkort unmittelbar. Da die Leber zunächst umgangen wird, tritt kein First-Pass-Effekt auf.

Ein enteral verabreichter Wirkstoff legt einen langen Weg mit deutlichen Verlusten zurück, bis er den Wirkort erreicht, während insbesondere die intravenöse Gabe den Wirkstoff schnell und in verlässlicher Konzentration an den Wirkort bringt.

> **HINWEIS**
>
> Der Begriff der **Bioverfügbarkeit** beschreibt, wie viel vom verabreichten Wirkstoff tatsächlich in den Kreislauf gelangt und am Wirkort zur Verfügung steht. Die Bioverfügbarkeit ist für jedes Medikament und jede Applikationsart unterschiedlich und wird in Prozent des verabreichten Wirkstoffes angegeben: Wird z. B. Diclofenac als Kurzinfusion i. v. verabreicht, beträgt die Bioverfügbarkeit 100 %, bei enteraler Applikation dagegen im Durchschnitt nur 50 %, wobei die Werte je nach Zubereitung (Galenik) von 30–80 % variieren können.

Gewebeschranken

Einige Bereiche im Organismus sind besonders geschützt. Die Resorption von Wirkstoffen aus den Kapillaren ins Gewebe ist dort nur für bestimmte Stoffe möglich:

- Blut-Hirn-Schranke/Blut-Liquor-Schranke: Verhindert das Eindringen schädlicher Substanzen in das Nervengewebe. Medikamente, die im Hirn/zentralen Nervensystem wirken sollen, müssen so entwickelt werden, dass sie die Schranke passieren können.
- Plazentaschranke: Schützt das ungeborene Kind vor schädlichen Einflüssen. Einige Medikamente können diese Schranke jedoch überwinden. Daher ist in der ▌Schwangerschaft Vorsicht geboten bei einer Arzneimittelgabe.

unerwünschte Wirkungen in der Schwangerschaft → S. 19

- Übergang in die Muttermilch: Es existiert keine echte Schranke, sehr viele Stoffe, z. B. aus Nahrungsmitteln, gehen in die Muttermilch über, wie die Schärfe von Chili. Einige Moleküle sind wichtig für das Kind, z. B. Antikörper. Bei einer Arzneimitteltherapie ist immer zu bedenken, ob der Wirkstoff in die Muttermilch übergehen und das Kind schädigen kann.

1.1.2 Vom Wirkort bis zur Ausscheidung

Abtransport

Sobald sich der Wirkstoff wieder vom Rezeptor löst oder abgespalten wird, bindet er erneut an Plasmaproteine und wird mit dem venösen Blutstrom transportiert. So gelangt er wiederum zur Leber.

Metabolisierung/ Biotransformation

Mit jedem Durchfluss durch die Leber wird etwas mehr vom Wirkstoff umgewandelt, um ihn letztendlich abbauen und ausscheiden zu können. Dieser Umbau erfolgt in zwei Stufen. Zunächst wird der Stoff mit sehr spezifischen Enzymen in wasserlösliche Produkte zerlegt. Diese Abbauprodukte wiederum werden an Enzyme gebunden, mit denen sie aus dem Körper ausgeschleust werden können.

HINWEIS

Der Abbauprozess kann durch mangelnde Enzymaktivität oder Überlastung langsamer ablaufen. Es kommt dann zu einer Anreicherung der Abbauprodukte, die als **Kumulation** bezeichnet wird. Dies ist bedenklich, da einerseits auch Abbauprodukte noch aktiv wirken können und sich somit auch die Dauer der Nebenwirkungen verlängert. Andererseits wirken Zwischenprodukte, die normalerweise sofort weiterverarbeitet werden, bei „Wartezeiten" teilweise toxisch.

Elimination

Ausgeschieden werden die Abbauprodukte von Arzneistoffen größtenteils über die Nieren. Liegt beim Klienten bereits eine Niereninsuffizienz vor, kann die Ausscheidung von Abbauprodukten die Niere überlasten, es kommt zu einer Kumulation. Ein geringer Teil wird über den Darm ausgeschieden. Diese Substanzen werden an Gallensäuren gebunden und gelangen so von der Leber zurück in den Darm. Bevor sie endgültig ausgeschieden werden, durchlaufen sie häufig mehrmals den enterohepatischen Kreislauf (siehe S. 10, Bild 1 Innenkreis: Rückresorption aus dem Darm – Bindung an Gallensäuren – Abgabe in den Darm usw.).

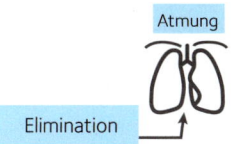

Ein kleiner Teil der Abbauprodukte wird über die Lunge abgeatmet, ähnlich den Abbauprodukten des Knoblauchs. Besonders eindrucksvoll nachzuvollziehen ist dies bei der Einnahme von Gelomyrtol® Kapseln, ein Expektoranz bei Erkältungsbeschwerden. Bereits nach kurzer Zeit atmet der Klient die enthaltenen ätherischen Eukalyptusöle über die Lunge ab.

HINWEIS

Mit der **Halbwertszeit** wird angegeben, wie schnell ein Wirkstoff abgebaut wird. In dieser Zeit reduziert sich die im Organismus vorhandene Wirkstoffmenge jeweils um die Hälfte. Bei einer Halbwertszeit von 1 h sind von 500 mg Wirkstoff nach einer Stunde noch 250 mg vorhanden, nach einer weiteren Stunde noch 125 mg, nach einer weiteren Stunde noch 62,5 mg usw.

1.1.3 Pharmakokinetische Wechselwirkungen

Als Wechselwirkung wird die gegenseitige Beeinflussung von zwei oder mehr Medikamenten oder von Medikamenten und Nahrungsmitteln bezeichnet. Auf dem Weg durch den Körper kann es in allen Abschnitten zu Wechselwirkungen mit gleichzeitig eingenommenen Arznei- oder Nahrungsmitteln kommen.

Wechselwirkung	Beschreibung
Unverträglichkeit vor der Anwendung	unerwünschte chemische Reaktionen bei Kontakt zweier Substanzen (Inkompatibilitäten) Achtung beim Zumischen von Medikamenten in Infusionslösungen Achtung beim Mörsern von Tabletten: jedes Medikament einzeln mörsern
Wechselwirkungen vor und bei der Resorption	Hemmung der Resorption durch Bildung unlöslicher Komplexe z. B.: Tetrazykline (|Antibiotika) reagieren mit Kalzium in Milchprodukten, medizinische Kohle (Aktivkohle; Mittel gegen Durchfall) bindet im Darm Flüssigkeit und alle gelösten (Wirk-)Stoffe Verzögerung der Resorption durch Veränderung des Milieus im Magen-Darm-Trakt oder der Peristaltik z. B.: |Antazida mildern den sauren pH-Wert im Magen und verzögern damit die Resorption säureabhängiger Substanzen Förderung der Resorption durch bestimmte Nahrungsmittel z. B.: Vitamin-C-haltige Nahrungsmittel verbessern die Aufnahme von Eisen, die gleichzeitige Aufnahme von etwas Öl verbessert die Resorption der fettlöslichen Vitamine
Enzymhemmung Enzyminduktion	es werden weniger Enzyme zum Abbau von Arzneistoffen in der Leber gebildet, der Abbau aller Arzneistoffe, die diese Enzyme nutzen, verzögert sich; Medikamente wirken länger und stärker z. B.: Grapefruitsaft hemmt das Enzymsystem Cytochrom P-450, das viele Arzneistoffe zum Abbau benötigen; es werden mehr Enzyme zum Abbau von Arzneistoffen in der Leber gebildet, der Abbau aller Arzneistoffe, die diese Enzyme nutzen, ist beschleunigt: Medikamente wirken kürzer und schwächer
Verdrängung aus der Plasmaproteinbindung	es steht nur eine begrenzte Anzahl an Proteinen zur Verfügung; bei Verdrängung steigt der freie Wirkstoffanteil des verdrängten Medikamentes, es wirkt stärker und kürzer z. B.: |Antirheumatika verdrängen Marcumar® (|Gerinnungshemmer), Marcumar® wirkt stärker, es besteht eine Blutungsgefahr für den Klienten
Konkurrenz um Proteine	Abbauprodukte von Wirkstoffen behindern sich gegenseitig bei der Ausscheidung, indem sie sich Transportproteine streitig machen

Tab. 1 Mögliche Wechselwirkungen auf dem Weg durch den Körper

Aufgrund der Wechselwirkungen mit Nahrungsmitteln werden spezielle Einnahmehinweise für Medikamente im Beipackzettel vermerkt, beispielsweise dass Medikamente in bestimmten Abständen zur Mahlzeiten oder auf nüchternen Magen eingenommen werden sollten.

Antibiotikum → S. 122

Antazidum → S. 71

Antirheumatikum → S. 53
Gerinnungshemmer → S. 103

1.2 Pharmakodynamik

Die Pharmokodynamik benennt den **Wirkort** für spezifische Wirkstoffe, beschreibt, mit welchen **Mechanismen** der Wirkstoff seine Wirkung entfaltet, und untersucht Zusammenhänge zwischen der Konzentration eines Wirkstoffes (**Dosis**) und der festzustellenden Wirkung.

Neben den beabsichtigten und angestrebten Wirkungen treten unweigerlich auch unerwünschte Arzneimittelwirkungen (UAW) auf. Ebenso sind pharmakodynamische Wechselwirkungen mit anderen Arzneimitteln möglich.

1.2.1 Wirkmechanismen

Es werden fünf Wirkmechanismen unterschieden:

Rezeptor-vermittelte Wirkung	Beeinflussung von Ionen-kanälen	Beeinflussung der Enzym-synthese	Beeinflussung von Transport-prozessen	Beeinflussung von Mikro-organismen

Rezeptorvermittelte Wirkung

Viele Stoffwechselprozesse laufen ab, indem Botenstoffe (Transmitter) an bestimmte Rezeptoren binden und dadurch spezifische Reaktionen auslösen. Botenstoff und Rezeptor müssen dabei exakt zueinander passen. Man spricht vom Schlüssel-Schloss-Prinzip.

Pharmakologische Wirkstoffe können ebenfalls an spezifische Rezeptoren binden. Bei der daraus folgenden Reaktion gibt es zwei Möglichkeiten:

Ob an einem Rezeptor eher der reguläre Botenstoff bindet oder der Wirkstoff bzw. ob der Wirkstoff einen Botenstoff aus der Bindung verdrängen kann, hängt von der Stärke der Bindung und der Konzentration der Stoffe ab.

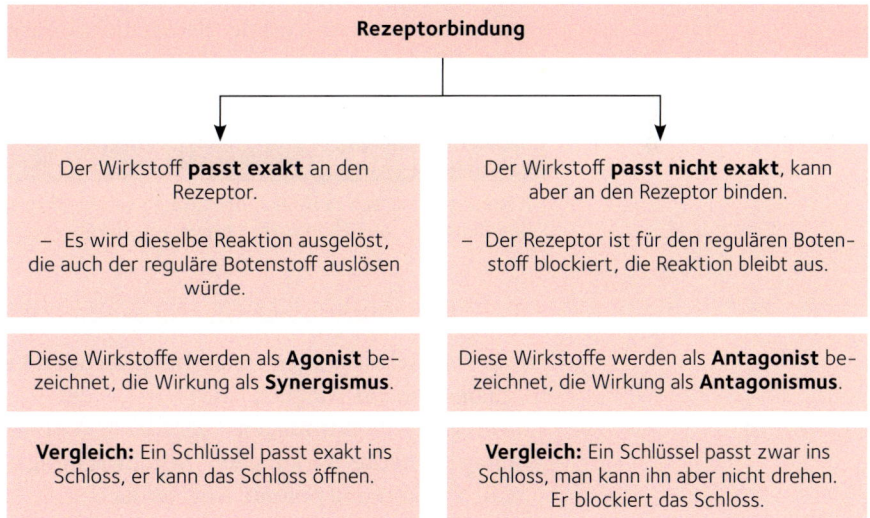

Rezeptorbindung

Der Wirkstoff **passt exakt** an den Rezeptor.	Der Wirkstoff **passt nicht exakt**, kann aber an den Rezeptor binden.
– Es wird dieselbe Reaktion ausgelöst, die auch der reguläre Botenstoff auslösen würde.	– Der Rezeptor ist für den regulären Botenstoff blockiert, die Reaktion bleibt aus.
Diese Wirkstoffe werden als **Agonist** bezeichnet, die Wirkung als **Synergismus**.	Diese Wirkstoffe werden als **Antagonist** bezeichnet, die Wirkung als **Antagonismus**.
Vergleich: Ein Schlüssel passt exakt ins Schloss, er kann das Schloss öffnen.	**Vergleich:** Ein Schlüssel passt zwar ins Schloss, man kann ihn aber nicht drehen. Er blockiert das Schloss.

HINWEIS

Kohlenmonoxid verdrängt Sauerstoff aus der Bindung an Hämoglobin, es bindet 16-mal stärker. Bei Kohlenmonoxidvergiftung, z. B. durch Rauchentwicklung bei einem Brand oder durch Autoabgase, kann Kohlenmonoxid nur mit 100 % Sauerstoffbeatmung und hohem Beatmungsdruck wieder vom Hämoglobin gelöst werden.

Beeinflussung von Ionenkanälen

Ionenkanäle werden bevorzugt dort beeinflusst, wo mittels Ionenbewegungen Aktionspotenziale an Zellmembranen weitergeleitet werden. Beispielsweise werden bei ❙Herzrhythmusstörungen Wirkstoffe eingesetzt, die entweder die Natriumkanäle, die Kaliumkanäle oder die Kalziumkanäle blockieren.

Antiarrhythmikum → S. 82

Beeinflussung der Enzymsynthese

Über eine gezielte Blockierung oder Anregung der Enzymsynthese können Stoffwechselprozesse beeinflusst werden. Periphere ❙Analgetika hemmen z. B. die Prostaglandinsynthese und verhindern damit die Weiterleitung des Schmerzreizes.

Analgetikum → S. 52

Beeinflussung von Transportprozessen

Aktive Stofftransporte an Zellmembranen können mit Arzneistoffen gefördert oder gehemmt werden. ❙Protonenpumpenhemmer blockieren den Protonentransport und verhindern so die Ansäuerung des Magensaftes. ❙Insulin fördert die Aufnahme von Glukose in die Zellen.

Protonenpumpenhemmer → S. 71

Insulin → S. 111

Beeinflussung von Mikroorganismen

Der Stoffwechsel von Mikroorganismen unterscheidet sich vom menschlichen Stoffwechsel insofern, dass Arzneimittel gezielt Mikroorganismen schädigen oder abtöten können. ❙Antibiotika hemmen z. B. die Proteinsynthese von Bakterienzellen.

Antibiotikum → S. 122

Placebowirkung

Als Placebo wird ein Medikament bezeichnet, das keinen Wirkstoff enthält. Placebos kommen bei der Entwicklung von Arzneimitteln in der Phase der klinischen Prüfung zum Einsatz. In der Arzneimitteltherapie sollten Placebos jedoch möglichst nicht angewendet werden. Wird der Klient nicht informiert, erfolgt der Einsatz ohne seine Einwilligung und er wird angelogen. Das Vertrauen in das Behandlungsteam kann dadurch nachhaltig gestört und der Therapieerfolg infrage gestellt werden.

ARBEITSVORSCHLAG

Erkundigen Sie sich in Ihrer Einrichtung nach Erfahrungen mit der Verabreichung von Placebos. Tauschen Sie sich in Ihrer Lerngruppe darüber aus.

1.2.2 Pharmakodynamische Wechselwirkungen

Diese Wechselwirkungen treten hauptsächlich bei den rezeptorvermittelten Wirkmechanismen auf. Möglich sind:

- synergistische Wirkungen – verstärkte Wirkung, z. B. Barbiturate und Alkohol
- antagonistische Wirkungen – Abschwächung oder Aufhebung der Wirkung, z. B. Naloxon und opioide Analgetika

Die gegenseitige Beeinflussung betrifft nicht nur die Wirkung, sondern z. T. auch die unerwünschten Wirkungen. So verstärkt Furosemid, ein ❙Diuretikum, den Hörverlust bei hochdosiertem Gentamicin, einem Antibiotikum.

Diuretikum → S. 74

1.2.3 Dosis-Wirkung-Beziehungen

Wie ein Wirkstoff dosiert werden muss, um zu wirken, wird bei der Entwicklung von Medikamenten getestet.

Therapeutische Breite
Als therapeutische Breite wird der Konzentrationsbereich eines Wirkstoffes bezeichnet, in dem ein Arzneimittel sicher verabreicht werden kann. Ermittelt werden die

- minimale therapeutische Wirkstoffkonzentration: mit dieser Dosis wird bereits eine erwünschte Wirkung erzielt
- minimale toxische Wirkstoffkonzentration: bei dieser Dosis treten nicht zu tolerierende unerwünschte Wirkungen auf

Ist der Abstand zwischen beiden Konzentrationen hoch, besitzt der Arzneistoff eine große therapeutische Breite.

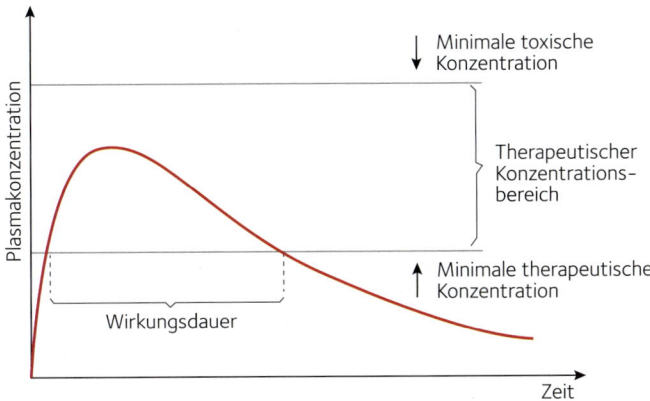

Dosierungsintervalle
Ausgehend von minimalen Wirkkonzentrationen, z. B. um reguläre Botenstoffe aus Rezeptorbindungen zu verdrängen oder um Mikroorganismen abzutöten, ergeben sich unterschiedliche Vorgehensweisen bei der Dosierung und bei Dosisintervallen. Auch die ▌Halbwertszeit spielt eine wichtige Rolle.

Halbwertszeit → S. 13

- Einige Wirkstoffe werden zunächst hochdosiert verabreicht (Initialdosis), bis die gewünschte Konzentration im Blut erreicht ist. Danach wird nur der Verlust durch Wirkstoffabbau ausgeglichen (Erhaltungsdosis). Die benötigte Erhaltungsdosis wird durch regelmäßige Laborkontrollen ermittelt, z. B. Marcumar® (Gerinnungshemmer).
- Einige Wirkstoffe benötigen ganz exakte Dosierungsintervalle, um die Wirkung aufrechtzuerhalten, z. B. Antibiotika.
- Einige Wirkstoffe dürfen nicht abrupt abgesetzt werden, die Dosis wird langsam reduziert (ausgeschlichen), um den Organismus nicht zu überlasten, z. B. ▌Betablocker.

Betablocker → S. 83

- Bei manchen Wirkstoffen genügt es, wenn sie jeden zweiten Tag oder einmal pro Woche eingenommen werden, z. B. ▌Jod bei Schilddrüsenveränderungen.

Jod → S. 110

- Werden körpereigene Stoffe als Arzneimittel verabreicht, orientiert sich die Gabe an physiologischen Ausschüttungszeiten, z. B. ▌Kortison und ▌Schilddrüsenhormone werden morgens eingenommen.

Kortison → S. 158

Schilddrüsenhormon → S. 108

Einfluss von Klientenmerkmalen

Trotz allgemeingültiger Erkenntnisse reagiert jeder Mensch individuell anders auf Medikamente und muss entsprechend beobachtet werden. Einige Einflussfaktoren können jedoch bereits bei der Dosierung berücksichtigt werden:

- **Alter:** Stoffwechselprozesse, vor allem in Leber und Niere, unterliegen im Lauf des Lebens Veränderungen, sie sind bei Neugeborenen noch langsam, im höheren Alter nimmt die Leistungsfähigkeit ebenfalls wieder ab. Die Sensibilität für Wirkstoffe variiert in unterschiedlichen Lebensphasen.
- **Körpergewicht:** Für Kinder wird die Dosis nach dem Körpergewicht berechnet. Bei stark wirksamen Arzneimitteln ist dies auch bei Erwachsenen notwendig, z. B. bei Zytostatika.

1.2.4 Toleranzentwicklung

Eine Toleranzentwicklung muss von einer Abhängigkeit abgegrenzt werden, sie ist pharmakokinetisch oder pharmakodynamisch begründet. So erfolgt z. B. bci Barbituraten (Schlafmitteln) eine Enzyminduktion, die zu einem schnelleren Abbau und damit schwächerer Wirkung führt, die Dosis muss erhöht werden.

Nitrattoleranz ➜ S. 89

Als **Tachyphylaxie** bezeichnet man eine sehr rasche Toleranzentwicklung, die dazu führt, dass das Medikament gar nicht mehr wirkt, z. B. die Nitrattoleranz. Nach einer Pause ist die Wirkung jedoch wieder vorhanden.

1.2.5 Unerwünschte Wirkungen / Nebenwirkungen

Bei jedem Medikament, das eine Wirkung zeigt, muss auch mit unerwünschten Wirkungen gerechnet werden, da der Wirkstoff im ganzen Körper verteilt wird und oft an unterschiedliche Rezeptoren passt oder sie blockieren kann. Auch Abwehrreaktionen sind möglich. Es werden zwei Kategorien von unerwünschten Reaktionen unterschieden:

Toxische Wirkungen	Allergische Wirkungen
- wirkstoffspezifisch - dosisabhängig	- nicht wirkstoffspezifisch - nicht dosisabhängig
- vom Wirkstoff ausgehend	- vom Organismus ausgehend
- treten bei allen Klienten auf, die dieses Medikament in entsprechender Dosis einnehmen - unterschiedliche Häufigkeiten ergeben sich genetisch bedingt oder durch Unterschiede bei Toleranz, Resorption, Elimination usw.	- treten nicht bei allen Klienten auf - ursächlich ist eine auf Überempfindlichkeit beruhende Antigen-Antikörper-Reaktion (Immunreaktion) - Einfluss auf das Entstehen dieser Reaktion haben die genetische Prädisposition des Klienten und die Häufigkeit der Anwendung sowie die Applikation des Wirkstoffes (lokal oder systemisch)
- sind vorhersehbar	- sind nicht vorhersehbar
Anzeichen: für jeden Wirkstoff spezifisch der Beipackzettel informiert über Art und Häufigkeit der unerwünschten Wirkungen	**Anzeichen:** allergische Reaktionen Hautreaktion (Ausschlag), Juckreiz, Übelkeit, Erbrechen, Herzrasen, Schwindel, Atemnot, Unruhe

Tab. 1 Gegenüberstellung unerwünschter toxischer und allergischer Wirkungen

HINWEIS

Allergische Reaktionen treten immer erst beim zweiten Kontakt mit dem Auslöser auf! Daher sind Klienten bei Substanzen mit erfahrungsgemäß hohem Allergiepotenzial, wie z. B. Antibiotika, immer sowohl bei der ersten als auch bei der zweiten Gabe gut zu beobachten.

Anaphylaktischer Schock = Notfall

Der anaphylaktische Schock ist die schwerste Form einer allergischen Reaktion. Der Körper toleriert den Wirkstoff überhaupt nicht und reagiert mit einer massiven, lebensbedrohlichen Abwehrreaktion. Die Symptome Blutdruckabfall, Pulsanstieg und Atemnot können sich in kürzester Zeit bis zum Kreislaufstillstand verschlechtern, der Klient wird reanimationspflichtig. Die Zufuhr der Substanz muss in diesem Fall sofort unterbrochen und mit lebensrettenden Sofortmaßnahmen begonnen werden.

Unerwünschte Wirkungen in Schwangerschaft und Stillzeit

Grundsätzlich sind in Schwangerschaft und Stillzeit Arzneimittel nur bei strenger Indikation einzunehmen. Ist eine medikamentöse Therapie notwendig, sollte wenn möglich auf eine weniger plazentagängige oder weniger schädliche Substanz zurückgegriffen werden, z. B. Paracetamol statt Acetylsalicylsäure bei Schmerzen.
Unterschieden werden embryotoxische Wirkungen, d. h. wirkstoffspezifische toxische Nebenwirkungen, die beim ungeborenen Kind ebenso auftreten können wie bei der Mutter (Tab. 1), und teratogene Wirkungen, die Missbildungen auslösen. Welche Missbildungen entstehen können, ist abhängig vom Schwangerschaftsmonat, in dem das Medikament eingenommen wird:

Einnahmezeitpunkt	Mögliche Missbildung
Beginn der Schwangerschaft	Abstoßungsreaktionen (Frühabort)
Frühschwangerschaft (bis 3. Monat = Embryopathien)	Missbildungen an Extremitäten/inneren Organen, die sich in dieser Phase entwickeln
Weitere Schwangerschaft (nach 3. Monat = Fetopathien)	funktionale Schäden an den Organen, insbesondere Gehirn (geistige Behinderung), Augen (Sehschäden) und Herz (Herzfehler) Fehlgeburten

Tab. 1 Mögliche Missbildungen in Abhängigkeit vom Einnahmezeitpunkt

Arzneimittelabhängigkeit

Eine Abhängigkeit kann mehrere Formen annehmen. Die häufige (unsachgemäße) Einnahme eines Wirkstoffes kann die körpereigenen Vorgänge bremsen, z. B. bei Abführmitteln (Laxanzien) oder Schlafmitteln. Ein Wirkstoff, der euphorisierend oder angstmindernd wirkt, kann zu einer psychischen Abhängigkeit führen, es entsteht ein Verlangen, den Stoff regelmäßig zu konsumieren. Eine körperliche (physische) Abhängigkeit liegt vor, wenn der Klient einen Zwang zur Einnahme verspürt und bei Absetzen des Stoffes Entzugserscheinungen auftreten.
Arzneimittelabhängigkeiten stehen beinahe immer im Zusammenhang mit Arzneimittelmissbrauch. Eine bestimmungsgerechte Einnahme von Medikamenten beugt einer Abhängigkeit vor. Arzneimittel mit einem höheren Potenzial für eine Abhängigkeit unterliegen der Rezeptpflicht oder dem Betäubungsmittelgesetz.

2 MEDIKAMENTE BESTELLEN UND LAGERN

2.1 Rezepte

> **HINWEIS**
>
> Ein Rezept, ob Kassenrezept, Privatrezept oder Betäubungsmittelrezept (BTM), ist immer als Dokument bzw. Urkunde zu betrachten und darf niemals verfälscht werden. Kommt es dennoch zum Missbrauch, wird dieser strafrechtlich verfolgt.

Ein Rezept beinhaltet eine schriftliche Anweisung des behandelnden Arztes an den Apotheker, ein bestimmtes Arzneimittel in einer vorgeschriebenen Menge an den Besitzer des Rezeptes abzugeben. Demnach ist es einerseits als Handlungsanweisung zu verstehen, andererseits gilt es als Abrechnungsgrundlage für die Krankenkasse. Insgesamt gibt es vier Rezeptformen.

2.1.1 Kassenrezept

Bei einem Kassenrezept handelt es sich um ein in rosa gehaltenes Formblatt, welches in ein Rezeptkopf, ein Verordnungs- sowie ein Taxationsfeld gegliedert ist. Folgende Inhalte werden notiert:

Rezeptkopf
- persönliche Daten des Versicherten
- Versicherungsstatus des Klienten
- Name der Krankenkasse
- Ausstellungsdatum (einen Monat gültig)

Verordnungsfeld
- Arzneimittel (maximal drei Arzneimittel)
- Dosierung des Arzneimittels
- Arztunterschrift und Praxisstempel

Taxationsfeld
- dient mithilfe einer Pharmazentralnummer der Abrechnung des Rezeptes mit der Krankenkasse

Ankreuzen bei besonderer Dringlichkeit, z. B. nachts; Nachtdienstgebühren entfallen

Verordnung von Hilfsmitteln

Abgabe des Originalpräparates, ein vergleichbares Präparat darf nicht herausgegeben werden

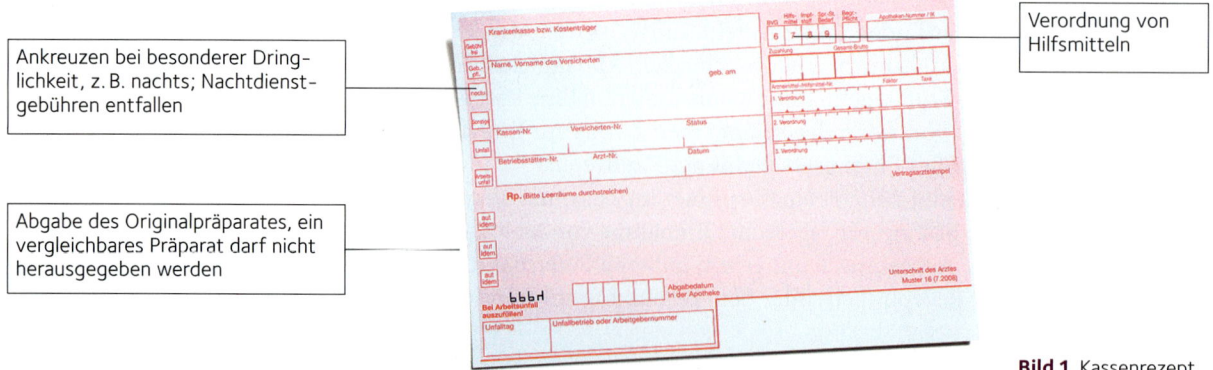

Bild 1 Kassenrezept

2.1.2 Privatrezept/grünes Rezept

Privatrezepte werden für privatversicherte Klienten ausgestellt. Sie bezahlen im Vorfeld den Gesamtbetrag des Arzneimittels und erhalten anschließend die Erstattung von der Versicherung. Zudem wird es an gesetzlich Versicherte, die ein rezeptpflichtiges Medikament benötigen, welches jedoch nicht von den Krankenversicherungen erstattet wird, ausgestellt. Dazu zählen z. B. orale ▌Kontrazeptiva.

Kontrazeptivum
empfängnisverhütendes Arzneimittel

Die Struktur bzw. der Aufbau eines Privatrezeptes entspricht dem eines Kassenrezeptes. Es unterscheidet sich einzig in der Farbgestaltung (hellblau/weiß). Folgende Angaben müssen zusätzlich vermerkt werden:

- genaue Berufsbezeichnung des Arztes
- Gebrauchsanweisungen bei Rezepturen
- Gültigkeitsdauer

Das sogenannte „grüne Rezept" wird für nicht-verschreibungspflichtige und nicht-erstattungsfähige Medikamente ausgestellt.

2.1.3 BTM- Rezept

Ein Betäubungsmittel(BTM)-Rezept ist ein separates Rezept für Arzneimittel, die unter das Betäubungsmittelgesetz fallen, wie z. B. Morphin. Diese amtliche Rezeptform besteht aus insgesamt drei zusammengehörenden Durchschriften. Teil I (das Original) ist als Bestellschein für die Krankenhausapotheke bestimmt, Teil II (1. Durchschrift) ist für die Abrechnung mit der Krankenkasse vorgesehen und Teil III (2. Durchschrift) verbleibt als Nachweis beim Arzt.

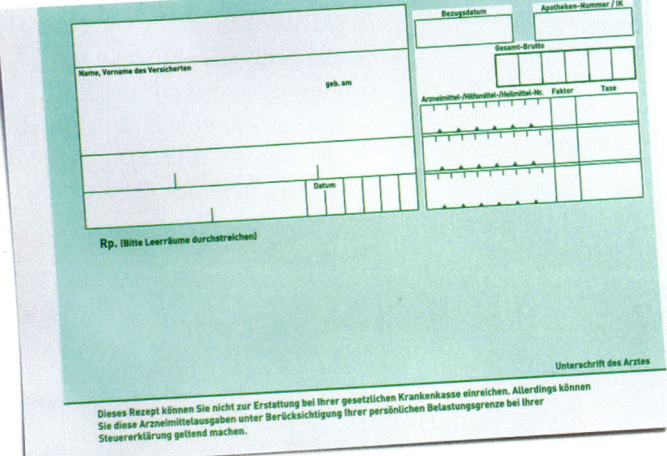

Bild 1 Grünes Rezept

Die Struktur entspricht der des Kassenrezeptes, ist farblich allerding in Rot und Gelb gehalten. Außerdem müssen zu den Standardangaben noch zusätzliche Informationen notiert werden:

- exakte Mengenangaben des Medikaments, z. B. in Gramm oder Milligramm
- Stückzahl, die mit arabischen Ziffern gekennzeichnet wird
- Gebrauchsanweisung
- Einzel- oder Tagesabgabe

Ein BTM-Rezept ist im Unterschied zum Kassenrezept nur sieben Tage ab dem Ausstellungsdatum gültig und zusätzlich mit den Buchstaben A, B oder N zu kennzeichnen.

HINWEIS

Der Buchstabe **A** wird eingesetzt, wenn mehr als die gesetzlich zulässige Höchstmenge verschrieben wird, der Buchstabe **B** wird für ein Arzneimittel für die Therapie Drogenabhängiger notiert und der Buchstabe **N** drückt eine Notfallverschreibung einer BTM-Verordnung auf einem herkömmlichen Rezept aus. Hierbei muss das BTM-Rezept binnen 24 Stunden nachgereicht werden.

2.2 Anforderungsscheine

Arzneimittel dürfen von Krankenhausapotheken nur bei schriftlicher Anforderung an die Stationen ausgehändigt werden. Dafür gibt es vorgeschriebene Arzneimittellisten, die die zuständige Krankenhausapotheke führt. Mithilfe dieser Liste werden von einer beauftragten Pflegenden die benötigten Arzneimittel bestellt. Es handelt sich dabei um eine Art Sammelbestellung, die anschließend von einem Arzt überprüft und unterschrieben wird.

HINWEIS

Neben der Arzneimittelbestellung mithilfe einer Liste ist es zudem auch möglich, eine Anforderung per Intranet zu versenden. Die Arztunterschrift ist dabei durch einen Code verschlüsselt.

BTM-Rezept → *S. 21*

Die Anforderung von Betäubungsmitteln erfolgt auf der Station mit einer dreiteiligen BTM-Bestellung, die wie ein ❚BTM-Rezept zu nutzen ist. Notiert werden:

- der Name der Einrichtung
- Ausstellungsdatum
- die verordneten Arzneimittel
- der Name des verordnenden Arztes
- Unterschrift des Arztes

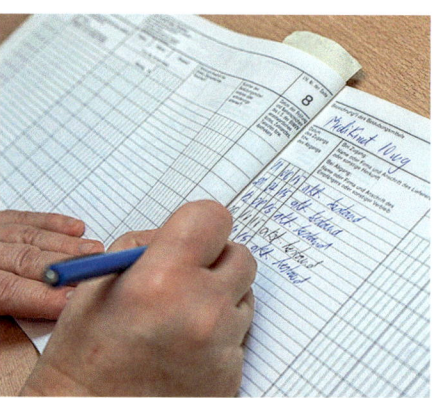

Sind die BTM auf der Station eingegangen, müssen der Verbleib und der Verbrauch in dafür existierende Betäubungsmittelbücher fortlaufend protokolliert werden. Zudem werden u. a. der Name der Einrichtung, das BTM, die Darreichungsform, die Menge, der Name des Klienten sowie das Datum des Zu- bzw. Abgangs notiert. Am Ende eines Monats werden die Eintragungen vom Stationsarzt kontrolliert und überprüft.

Bild 1 Der Verbleib und Verbrauch von Betäubungsmitteln wird genau protokolliert.

HINWEIS

Die Entsorgung verfallener BTM-Bücher erfolgt erst nach drei Jahren und geschieht entweder in Gegenwart von zwei Zeugen durch den Apotheker oder durch den Stationsarzt.

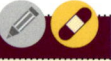

ARBEITSVORSCHLAG

Erkunden Sie, wo sich in Ihrer Einrichtung die Betäubungsmittel befinden. Welche Betäubungsmittel sind vorrätig? Überprüfen Sie den aktuellen Bestand eines Betäubungsmittels und vergleichen Sie diesen mit den Eintragungen des Betäubungsmittelbuches.

2.3 Lagerungsmöglichkeiten und –einflüsse

Bei der Lagerung von Arzneimitteln werden immer drei Grundprinzipien eingehalten: Die Qualität der Präparate darf nicht beeinflusst und Verwechslungen müssen vermieden werden. Zudem ist darauf zu achten, dass für Dritte ein Zugriff auf Arzneimittel nicht möglich ist.

Für die allgemeine Aufbewahrung von Arzneimitteln stehen insgesamt drei Möglichkeiten zur Verfügung:

Kühlschrank	Arzneimittelschrank	Betäubungsmittelschrank
• Soll-Temperatur 2–8 °C (tägliche Überprüfung und Dokumentation) • nur für geeignete Medikamente • regelmäßige Reinigung, Desinfektion und regelmäßiges Abtauen	• Raumtemperatur 14–25 °C • mit einem Schloss versehen • darf nicht dauerhaft geöffnet und unbeaufsichtigt sein • logische und nachvollziehbare Ordnung • Einsortierung erfolgt nach dem Verfallsdatum: ältere Verpackungen stehen vorne, neue hinten (First-in-/First out-Prinzip) • auf Behältern mit flüssigen Substanzen wird das Datum der Erstentnahme notiert	• Lagerung ist durch das BTM-Gesetz geregelt • Schlüssel muss für Unbefugte unzugänglich aufbewahrt werden • vor jedem Schichtwechsel muss eine Pflegende für die Zuständigkeit bestimmt werden (Schlüsselgewalt) • schriftlicher Nachweis über Zu- bzw. Abgänge anhand spezieller BTM-Bücher

Tab. 1 Aufbewahrungsorte für Arzneimittel

Da eine fehlerhafte Arzneimittellagerung einen wesentlichen Einfluss auf die Präparate haben kann, sind neben den oben dargestellten Aufbewahrungsorten zusätzliche Lagerungsbedingungen zu beachten bzw. einzuhalten. So müssen der Lichtschutz sowie der Schutz vor Feuchtigkeit stets berücksichtigt werden. Demnach sind vor Feuchtigkeit zu schützende Arzneimittel in dicht schließenden Gefäßen und vor Licht zu schützende Präparate im Umkarton oder dunkel aufzubewahren. Weiterhin ist zu beachten, dass Zäpfchen (Suppositorien), Cremes und Lotionen vor direkter Sonneneinstrahlung geschützt gelagert werden müssen, sonst zersetzen sie sich und sind unbrauchbar. Außerdem hat es sich bewährt, Antibiotika und Elektrolytlösungen in gesonderten Schränken aufzubewahren.

Zudem ist unbedingt darauf zu achten, dass die Packungsbeilage in jeder Umverpackung verbleibt und ein Um- bzw. Zusammenfüllen von identischen Präparaten untersagt ist.

Auf der Seite des Bundesgesundheitsministeriums finden Sie Hinweise zur Arzneimittelaufbewahrung:
www.bmg.bund.de/themen/
krankenversicherung/
arzneimittelversorgung/
arzneimittelaufbewahrung.html

ARBEITSVORSCHLAG

Überprüfen Sie in Ihrer Einrichtung, welche Medikamente im Kühlschrank und welche im Arzneimittelschrank gelagert sind. Wie erfolgt die Einsortierung? Wie sind angebrochene Verpackungen gekennzeichnet?

3 BEI DER MEDIKAMENTENGABE ASSISTIEREN

3.1 Verabreichung der Medikamente planen

3.1.1 Die Autonomie des Klienten berücksichtigen

Selbstbestimmungsrecht achten

Die Autonomie gilt als eines der höchsten „Patientenrechte". Die Entscheidungen der Klienten zu respektieren und nach ihrem Willen zu handeln, ist oberstes Gebot. Dennoch bedeutet dies nicht, dass Pflegende und Ärzte alle Entscheidungen nachvollziehen und gutheißen müssen (oder können). Nicht selten besteht sogar ein Konflikt zwischen dem Selbstbestimmungsrecht (der Autonomie) des Klienten und der Fürsorgepflicht des medizinischen Personals. Wie also verfahren? Grundsätzlich haben alle Klienten ein Anrecht darauf, einer medizinischen Behandlung zuzustimmen oder diese abzulehnen, nachdem sie fachgerecht |aufgeklärt wurden. Wesentlich ist das Kriterium der informierten Einwilligung des Klienten (informend consent). Sie liegt vor, wenn die Entscheidung des Klienten absichtlich, mit Verständnis und frei vom kontrollierenden Einfluss anderer erfolgt. Sie ist grundsätzlich auch zu befolgen, wenn sie der eigenen Meinung und Haltung widerstrebt.

Aufklärung →S. 32

Goldstandards und Leitlinien beachten

Als „Goldstandard" werden in der Medizin Verfahren bezeichnet, die bisher unübertroffen sind. Dabei gilt: Der „Goldstandard" ist keine dauerhafte Festlegung auf ein Diagnose- oder Therapieverfahren, sondern er bezeichnet das Verfahren, das momentan die höchsten Güte bzw. Qualität besitzt.

> **BEISPIEL**
>
> Für die Therapie der rheumatoiden Arthritis gibt es verschiedene Möglichkeiten. Die Behandlung mit Methotrexat hat sich im Laufe der Zeit als erfolgreicher herausgestellt und gilt somit als der Goldstandard.

Häufig findet sich der „Goldstandard" in den verschiedenen Diagnose- und Behandlungsleitlinien wieder. Diese werden von der Arbeitsgemeinschaft der Wissenschaftlichen Medizinischen Fachgesellschaften e. V. (AWMF) veröffentlicht und können kostenlos im Internet heruntergeladen werden. Ziel der Website ist es, Wissenschaftler im Bereich der Medizin, aber auch die Öffentlichkeit im Allgemeinen, über alle Aktivitäten der AWMF zu informieren.

Zurzeit (Stand: November 2015) sind 173 wissenschaftliche Fachgesellschaften aus allen Bereichen der Medizin zusammengeschlossen. Diese bilden die AWMF. Jede deutsche, gemeinnützige wissenschaftlich-medizinische Fachgesellschaft, die sich ausschließlich oder vorwiegend wissenschaftlichen Fragen der Medizin einschließlich ihrer praktischen Anwendungen widmet, kann Mitglied werden.

Die Homepage der AWMF finden Sie hier:
www.awmf.org

Council for International Organizations of Medical Sciences (CIOMS)
engl. = Rat für Internationale Organisationen der medizinischen Wissenschaft

> **HINWEIS**
>
> Die AWMF vertritt Deutschland im |Council for International Organizations of Medical Sciences (CIOMS).

Die folgende Übersicht stellt Leitlinien vor, die sich inhaltlich mit grundsätzlichen Fragestellungen der Arzneimitteltherapie beschäftigen:

Leitlinie	Ziel	Quelle
Umgang mit Entlassmedikation	Diese Leitlinie soll dazu beizutragen, Medikationsfehler nach der Entlassung aus der stationären Behandlung zu vermeiden. Zudem soll sie zu einer umfassenden Medikationsüberprüfung im Sinne der hausärztlichen Leitlinie „Multimedikation" anregen (s. u.).	DEGAM S-1 Handlungsempfehlung „Umgang mit Entlassmedikation" / Stand 2013 www.awmf.org/uploads/tx_szleitlinien/053-033k_S1_Umgang_mit_Entlassmedikation_2013-09.pdf
Medikamentenmonitoring	Ziel der Leitlinie ist es, Medikamente mit einem bestimmten Risikopotenzial zu benennen, die eines Monitorings auf arzneimittelbedingte Organschäden bedürfen. Neben der Erfassung klinischer Symptome werden auch regelmäßige technische und laborchemische Untersuchungen empfohlen.	DEGAM S-1 Handlungsempfehlung „Medikamentenmonitoring" / Stand 2015 www.awmf.org/uploads/tx_szleitlinien/053-037k_S1_Medikamentenmonitoring_2015-06.pdf
Hausärztliche Leitlinie: Multimedikation	Diese Leitlinie gibt dem Hausarzt eine Hilfestellung, die es ihm erlaubt, die Arzneitherapie im Rahmen der Verordnungsentscheidung systematisch zu bewerten. Zudem soll die Leitlinie dazu beitragen, die bei Multimedikation auftretenden Probleme einer Über-, Unter- und Fehlversorgung zu erkennen, zu vermeiden und zu korrigieren.	Hausärztliche Leitlinie Multimedikation – Empfehlungen zum Umgang mit Multimedikation bei Erwachsenen und geriatrischen Patienten / Stand 2014 www.awmf.org/uploads/tx_szleitlinien/053-043l_S2e_Multimedikation_2014-05.pdf

ARBEITSVORSCHLAG

Informieren Sie sich auf der Internetseite der AWMF über die Arzneimitteltherapie einer Erkrankung, deren Behandlung Sie in einem Praxiseinsatz kennengelernt haben. Gibt es schon eine Leitlinie? Inwieweit stimmt die in der Leitlinie beschriebene Therapie mit Ihren Beobachtungen aus der Praxis überein?

Patientenleitlinien finden Sie hier:
www.patientenleitlinien.de
www.leitlinien.de

Neben den Leitlinien der AWMF können sogenannte Patientenleitlinien zur Therapieplanung und -unterstützung herangezogen werden. Hierbei handelt es sich um gut verständliche, medizinische Informationen, die den Klienten helfen sollen, Krankheiten, Untersuchungs- und Behandlungsmethoden besser zu verstehen. Auch diese Leitlinien werden von Gesundheitsfachleuten erarbeitet und berücksichtigen evidenzbasierte Inhalte. Das heißt auch, sie wurden anhand von wissenschaftlichen Studien entwickelt und werden regelmäßig aktualisiert.

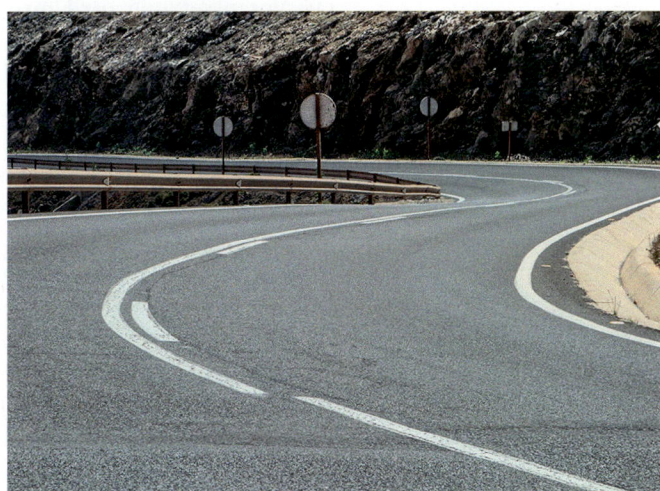

Bild 1 Leitlinien erleichtern die Orientierung bei komplexen Sachverhalten.

Adhärenz
engl. adherence = Festhalten, Befolgen

Die (englischsprachige) Veröffentlichung zum Thema Adhärenz der WHO finden Sie hier:
www.who.int/chp/knowledge/publications/adherence_report/en/

Compliance
engl. = Einhalten, Willfährigkeit, Fügsamkeit

paternalistisch
lat. pater = Vater
bevormundend

Der Dachverband Adherence e. V. informiert zum Thema:
www.dv-adherence.de

Adhärenz von Compliance abgrenzen

Bereits 2003 hat die Weltgesundheitsorganisation (WHO) den Begriff der ▌Adhärenz aufgegriffen und folgendermaßen definiert:

>> *Adherence is the extend to which a person´s behavior - taking medication, following a diet, and/or executing lifestyle changes, corresponds with agreed recommendations from a health care provider.* << (WHO 2003, S. 17)

>> *Adhärenz ist das Ausmaß, mit dem sich das Verhalten einer Person bezüglich gemeinsam gesetzter Therapieziele (Medikamenteneinnahme, Einhalten einer Diät und/ oder Verhaltensänderungen) mit den Empfehlungen einer Fachperson deckt.* <<

In der medizinisch-pflegerischen Versorgung wird weiterhin hauptsächlich der Begriff der ▌Compliance mit Blick auf den Klienten verwendet. Darunter ist die Bereitschaft des Klienten zu verstehen, ärztliche Anweisungen, beispielsweise die Medikamenteneinnahme oder das Einhalten einer Diät, konsequent zu befolgen.

Bei dem Konzept der Compliance nimmt der Klient eine äußerst passive Rolle ein, eine gemeinsame Entscheidungsfindung zwischen ihm und dem Arzt findet kaum Beachtung. Es handelt sich demnach um ein sehr ▌paternalistisches Modell, bei dem die Autorität und Entscheidungshoheit beim Arzt liegen. Hier ist somit eine Hierarchie impliziert, in der dieser den Weg vorgibt und die Voraussetzung für die Heilung seitens des Klienten lediglich in seiner Kooperationsbereitschaft besteht. An dieser Stelle gewinnt der Begriff der Therapietreue an Bedeutung: Der Klient erfüllt das, was der Arzt von ihm verlangt. Entspricht er diesen Erwartungen nicht, wird ihm ‚Non-Compliance' unterstellt. Somit liegt die Verantwortung für den Therapieerfolg allein beim Klienten.

Klienten als mündige Partner betrachten

An dieser Stelle – vor allem durch die massive Zunahme chronischer Erkrankungen – wird der Paradigmenwechsel hin zur neuen Sichtweise der Adhärenz bedeutend. Zentrale Unterschiede zwischen Compliance und Adhärenz stellen die Beziehung zwischen Klient und Behandlungsteam sowie die Gestaltung des Behandlungsprozesses dar.

Die Voraussetzung zur Umsetzung der Adhärenz ist ein enges Bündnis zwischen Klient und Ärzten bzw. Pflegenden auf Augenhöhe. Eine positive Beziehung und gegenseitige Vertrauensgrundlage sind zwingend notwendig, um eine Kooperation zwischen allen Beteiligten zu forcieren. Im Gegensatz zur Compliance gilt der Klient als mündig und hat eine aktive Rolle inne. In einem interaktiven Aushandlungsprozess zwischen beiden Seiten wird ein interdisziplinär ausgehandelter Behandlungsplan erstellt. Da der Klient an der Entscheidungsfindung beteiligt ist, muss ihn das Behandlungsteam, z. B. durch eine umfassende Information, unterstützen und zur Entscheidungsfindung befähigen. Dabei ist die Berücksichtigung des individuellen Wissensstandes und des Lebenskontextes zwingend notwendig. Je transparenter, verständlicher und nachvollziehbarer sich der Therapieplan für den Klienten gestaltet, desto größer ist die Wahrscheinlichkeit, dass das Verhalten des Klienten, z. B. im Hinblick auf die Einnahme von Medikamenten, die Einhaltung einer Diät oder das Einhalten von Terminen, durchdacht ist, den geplanten Maßnahmen entspricht und es zu einem guten Behandlungsergebnis kommen kann.

Schlussendliches Bestreben ist es, den Klienten zu möglichst viel Selbstständigkeit, Selbsthilfe und Selbstbestimmung zurückzuführen. Das alleinige Ziel ist nicht, somatische Prozesse zu beherrschen, vielmehr geht es darum, Lebensqualität, Leistungsfähigkeit und Lebensinhalt zurückzugewinnen.

Compliance	Paradigmenwechsel	Adhärenz
passive Rolle des Klienten ‚unmündiger' Klient Therapie hauptsächlich durch den Arzt festgelegt → einseitig gestalteter Behandlungsplan Informationen zur beschlossenen Therapie Hierarchie zwischen Arzt und Klient Vertrauensbasis nicht zwingend erwartete Therapietreue des Klienten → Beherrschbarkeit somatischer Prozesse		aktive Rolle des Klienten mündiger Klient Therapie durch ein interdisziplinäres Team und den Klienten ausgehandelt → gemeinsam gestalteter Behandlungsplan Informationen zur Entscheidungsfindung für die Therapie Behandlungsteam und Klient befinden sich auf Augenhöhe Vertrauensbasis beidseits notwendig erwartete Selbstbestimmung des Klienten → Rückgewinnung von Leistungsfähigkeit und Lebensqualität

Tab. 1 Paradigmenwechsel von Compliance zu Adhärenz

Adhärenz konsequent beachten und fördern

Grundlegendes Ziel im Umgang mit dem Klienten ist es, seine Fähigkeiten in der Handhabung der bestehenden Erkrankung zu steigern, damit er vorhandene Probleme erkennt und klar benennt, eigenständig Lösungsstrategien entwickelt und als letzten Schritt, in Zusammenarbeit mit dem Behandlungsteam, einen konkreten Therapieplan aufstellt. Somit erlangt der Klient ein hohes Maß an Einsicht und Akzeptanz bezüglich der Behandlung und ist in der Lage, seine Selbstpflegefähigkeit zu steigern. Um dies zu erreichen, ist es wichtig, einen Perspektivwechsel vorzunehmen und so die Ansichten der Gegenseite zu verstehen. Ein intensives Gespräch hilft dem Klienten, die Therapiemaßnahmen zu verstehen, sodass er auf dieser Basis an der Entscheidungsfindung teilhaben kann.

Mit Fokus auf eine geplante Medikamenteneinnahme benötigt der Klient Informationen über das konkrete Medikament, den Nutzen sowie die Bedingungen zur Einnahme. Je besser sich der Klient informiert fühlt und je zufriedener er mit den Informationen und letztendlich mit der Therapieentscheidung ist, desto adhärenter verhält er sich.

Folgende Grundregeln sind für das Behandlungsteam im Umgang mit dem Klienten von Bedeutung:
- den Klienten respektieren und seine Ansichten akzeptieren
- dem Klienten Empathie entgegenbringen
- Interesse am Klienten und seiner Situation signalisieren
- bei Widerständen des Klienten Ruhe und Gelassenheit ausstrahlen
- hilfreiche / offene Fragen stellen, um den Klienten zum Sprechen zu ermutigen
- dem Klienten aufmerksam zuhören
- Gesagtes wiederholen und wahrgenommene Gefühle dem Klienten zurückmelden
- Veränderungsmotivation des Klienten fördern
- Zuversicht bezüglich möglicher bevorstehender Änderungen vermitteln

HINWEIS

Pflegende nehmen eine Schlüsselposition in diesem Beratungs- und Entscheidungsprozess ein, da sie sehr nahe am Klienten sind und häufig zwischen ihm und den unterschiedlichen Beteiligten vermitteln müssen.

Probleme des Klienten erkennen und mögliche Lösungsstrategien ermitteln

Bei der Erstellung eines Behandlungsplans ist es wichtig, dass die bestehenden Probleme zunächst benannt und somit die Ursachen für die Verhaltensweisen des Klienten sichtbar werden.

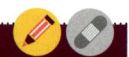

ARBEITSVORSCHLAG

Richten Sie Ihren Blick auf Ihr eigenes Verhalten bei der Medikamenteneinnahme sowie das Ihrer Angehörigen und Freunde. Welche Ursachen erkennen oder vermuten Sie, die Sie und Ihr Umfeld dazu bewegen, verordnete Medikamente nach Plan einzunehmen oder die Therapie eigenmächtig zu ändern?

Effekt:
Ich nehme die Medikamente unregelmäßig ...

Begründung:
... weil ich die Einnahme einfach vergesse.

Finden Sie die Ursachen/Begründungen für beobachtbare Verhaltensweisen. Diskutieren Sie Ihre Ergebnisse mit anderen Lernenden.

Die unterschiedlichsten Faktoren beeinflussen das Einhalten von Therapieplänen. Indem der Klient zurückblickt, wird es ihm möglich, sein bisheriges Verhalten zu beleuchten und zu reflektieren. Eruiert das Behandlungsteam mit dem Klienten die Gegebenheiten, die ihn beeinflusst haben, so wird sein Verhalten nachvollziehbar. Darüber hinaus ergeben sich Ansatzpunkte, um eine mögliche Verhaltensänderung herbeizuführen.

Einflussfaktor	Gründe
Klientenbedingt	Motivation, Erwartungen, Überzeugungen, Angst vor Auswirkungen der Therapie, Vergesslichkeit, Wissen über Erkrankung/Arzneimittel
Therapiebedingt	Komplexität des Behandlungsschemas, Behandlungsdauer, häufige Veränderungen im Therapieschema, Nebenwirkungen der Arzneimittel, früheres Therapieversagen
Krankheitsbedingt	Leidensdruck, Ausprägung der Symptome, Verfügbarkeit wirksamer Therapien, Komorbidität, Gesundheitszustand
Systembedingt	Verhältnis Arzt – Klient, Verhältnis Apotheker – Klient, Ausbildung der Ärzte/Pflegenden, Verfügbarkeit von Behandlungsterminen, Beratungsdauer, Kostenerstattung, Verteilung der Arzneimittel
Sozial-ökonomisch	finanzielle Situation, Bildungsstand, Alter, Entfernung zur behandelnden Praxis/Apotheke

Tab. 1 Einflussfaktoren, die den Klienten bei der Umsetzung von Therapieplänen beeinflussen

Nachdem die Probleme definiert sind, richten Ärzte und Pflegende gemeinsam mit dem Klienten den Blick nach vorn und erarbeiten die Ziele, die erreicht werden sollen. Diese müssen realistisch sein und dürfen nicht zu weit in die Zukunft reichen, damit der Klient rasch einen Erfolg verspürt und somit seine Motivation wächst.

Aus den Zielen ergeben sich im Gesprächsverlauf mögliche Lösungen, die in Betracht gezogen werden können. Hierbei müssen stets Alternativen in den Blick genommen und die Vor- und Nachteile der jeweiligen Vorgehensweise abgewogen werden, z. B.:

▪ Vorteile einer Medikamenteneinnahme	▪ Nachteile einer Medikamenteneinnahme
▪ Vorteile einer Verweigerung der Einnahme	▪ Nachteile einer Verweigerung der Einnahme
▪ Vorteile einer bestimmten Applikationsform	▪ Nachteile dieser Applikationsform

Nachdem die unterschiedlichen Möglichkeiten durch das Behandlungsteam und den Klienten erörtert worden sind, können beide Seiten gemeinsam einen Behandlungsplan aufsetzen. Wird der Klient in dieser Form mit in den Entscheidungsprozess eingebunden, steigen die Akzeptanz und die Bereitschaft, ein Medikament planmäßig einzunehmen.

Bei der Entwicklung der Ziele sowie potenzieller Lösungsalternativen beachten alle Beteiligten stets die Ressourcen und Wünsche des Klienten. Dieser ist durchgehend als Experte seiner eigenen Erkrankung und seiner Person anzuerkennen. Nur durch die Implementierung der Bedürfnisse und Fähigkeiten des Klienten in die Therapie ist es möglich, ein hohes Maß an Adhärenz zu erwirken. Durch das Verständnis, das dem Klienten entgegengebracht wird, und die Berücksichtigung seiner Autonomie wird die Bereitschaft zur Umsetzung des Plans gesteigert.

Beratung und Schulung des Klienten durchführen
Klienten können nur dann aktiv an der Therapie mitwirken, wenn sie ausreichend informiert, geschult und beraten werden. Zusammenfassend wird hier von ▎Patientenedukation gesprochen.

Edukation
lat. educare = erziehen
prozesshaftes, interaktives Geschehen auf den Ebenen Information und Orientierung, Klärung und Deutung, Handlung und Bewältigung

Ziel der Patientenedukation ist der größtmögliche Autonomieerhalt des Klienten. Konkret heißt das: Der Klient soll befähigt werden, bestimmte therapeutische Maßnahmen selbst auszuführen, um dadurch auch die Kontrolle über seine Lebenssituation zurückzugewinnen. Edukation wird somit im Sinne von Bildung oder Kompetenzentwicklung als ein Weg, Klienten kompetenter, selbstbewusster und selbstbestimmter im Umgang mit ihrer Erkrankung oder Einschränkung zu machen, verstanden. Der Betroffene soll dazu befähigt werden, mit seiner individuellen Situation möglichst lange und gut selbst zurechtzukommen. Im Zusammenhang mit der Arzneimitteltherapie beziehen sich die Ansätze der Patientenedukation beispielsweise auf eine Entscheidung für oder gegen ein Arzneimittel sowie die Selbstmedikation von z. B. Injektionen und Dosieraerosolen. Eine gute Patienten- und Familienedukation zeichnet sich dabei dadurch aus, dass sie sich am realen und individuellen Lebenskontext der Betroffenen orientiert. Das heißt konkret: Die Beratungs- und Schulungsangebote zielen auf den Aufbau von Alltags- und Handlungskompetenz sowie auf Symptomkontrolle (Symptommanagement) ab.

Als Adressaten rücken daher, neben dem Klienten selbst, auch (Familien-)Angehörige und sonstige Bezugspersonen in den Fokus. Dort, wo es möglich und gewünscht ist, soll die Kontrolle über das eigene gesundheitliche Schicksal an die Betroffenen „zurück"gegeben werden. Pflegebezogene Patienten- und Familienedukation will eigenes Lernen bei den Betroffenen anregen und Hinweise auf weiterführende Informationen bereitstellen. Falls erforderlich, werden Kontakte zu anderen Experten hergestellt und vermittelt.

> **HINWEIS**
>
> Der Beratungsprozess, ebenso wie der Adhärenzprozess, ist grundsätzlich ergebnisoffen, d. h. das Ergebnis könnte auch sein, dass der Klient zu der Überzeugung gelangt, dass er keine Medikamente (mehr) einnehmen möchte. In diesem Fall ist es wichtig, dass das Behandlungsteam nicht mit Beziehungsabbruch droht, sondern mit dem Klienten nach anderen Unterstützungsmöglichkeiten sucht.

Am Anfang einer Schulung und Beratung gilt es, das Vorwissen des Klienten zu ermitteln. Vom Vorwissen ausgehend kann dann „neues Wissen" ergänzt werden. Je nach Inhalt bzw. Gegenstand der Beratung ist dazu evtl. auch eine praktische Demonstration durch den Berater oder die Beraterin erforderlich. Dabei ist zu bedenken, dass jede neu erlernte Handlung ggf. korrigiert und danach mehrfach geübt werden muss. Gut aufbereitetes Informationsmaterial gibt unsicheren Klienten häufig noch mehr Sicherheit, weil im Bedarfsfall schnell nachgeschlagen werden kann.

3.1.2 Mit dem Arzt zusammenarbeiten

Die Arzneimitteltherapie gehört zu den wichtigsten therapeutischen Maßnahmen. Ob sie die gewünschte Wirkung erzielt, ist insbesondere davon abhängig, inwieweit der Klient seine individuelle Arzneimitteltherapie versteht, akzeptiert und unterstützt. Je besser der Klient über seine Therapie aufgeklärt wird, desto wirkungsvoller und auch sicherer kann die Behandlung durchgeführt werden. Des Weiteren können Ärzte und Pflegende durch die Art und Weise, wie sie die Therapie des Klienten planen und durchführen, entscheidend dazu beitragen, die oben genannten Voraussetzungen beim Klienten zu schaffen. Eine enge Zusammenarbeit und klare Kommunikationsstrukturen sind insbesondere im Zusammenhang mit der Delegation besonders wichtig, um den Therapieerfolg dauerhaft zu gewährleisten und mögliche Risiken für den Klienten frühzeitig abzuwenden.

Aufklärung und Einwilligung des Klienten
Grundsätzlich stellt jeder Eingriff in die Unversehrtheit eines Menschen eine Körperverletzung dar. Auch Arzneimittel greifen mitunter in wichtige Lebensvorgänge und Körperfunktionen ein. Die Arzneimitteltherapie bedarf daher, wie jeder ärztliche Heileingriff, zum einen einer ordnungsgemäßen Aufklärung durch den Arzt und zum anderen einer rechtswirksamen Einwilligung des Klienten, um nicht als rechtswidrig angesehen zu werden.
Damit die Einwilligung des Klienten rechtswirksam ist, müssen folgende Voraussetzungen erfüllt werden:

ärztlicher Heileingriff
therapeutische Maßnahmen, z. B. Operation, Medikamentengabe, sowie diagnostische Verfahren, z. B. Blutentnahme

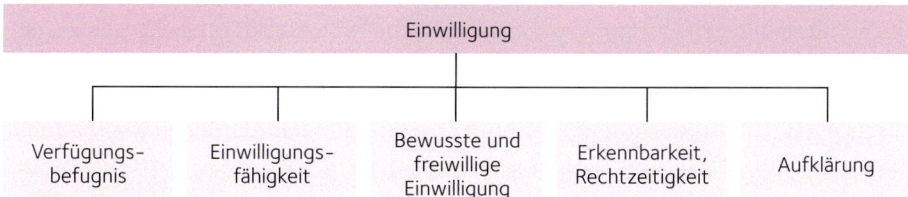

Verfügungsbefugnis

Zunächst hat der einwilligende Klient das Recht, über die Rechtsgutverletzung zu bestimmen (Verfügungsbefugnis), aber nur im Falle der Körperverletzung. Anders verhält es sich beispielsweise, wenn eine Person in die eigene Tötung oder die absichtliche Verstümmelung einwilligen will. In diesem Fall sind Klienten vom Gesetz her nicht verfügungsbefugt und dürfen somit auch nicht rechtswirksam einwilligen.

Einwilligungsfähigkeit

Eine weitere Voraussetzung ist die Einwilligungsfähigkeit. Der Einwilligende muss in der Lage sein, die Bedeutung und Tragweite des vorzunehmenden Eingriffs erkennen und einschätzen zu können. Dabei ist das Alter der Person weniger entscheidend als die tatsächliche Einsichts- und Urteilsfähigkeit. Bei Kindern unter 14 Jahren muss in der Regel die Einwilligung der Sorgeberechtigten – in den meisten Fällen der Eltern – eingeholt werden. Minderjährige zwischen dem 14. und dem vollendeten 18. Lebensjahr können rechtswirksam einwilligen, wenn der Arzt unter Berücksichtigung der Art und Schwere des konkreten Heileingriffs davon ausgehen kann, dass die erforderliche Einsichts- und Urteilsfähigkeit des minderjährigen Klienten ausreicht, um die Bedeutung und Tragweite der Behandlung abschätzen zu können. Menschen, die nicht in der Lage sind, wohlüberlegte Entscheidungen zu treffen, weil beispielsweise ihr Geisteszustand dies nicht zulässt, stehen zumeist unter rechtlicher Betreuung. In diesem Fall ist die Einwilligung des ▐Betreuers evtl. mit Genehmigung durch das Betreuungsgericht erforderlich.

Betreuer
rechtlicher Vertreter im Sinne des Betreuungsgesetzes

Bewusste und freiwillige Erklärung

Im Normalfall ist eine bewusste und freiwillige Erklärung des Klienten vor dem ärztlichen Heileingriff erforderlich. Sie muss erkennbar nach außen bekundet worden sein und auch zum Zeitpunkt des Eingriffs noch bestehen (**Erkennbarkeit** und **Rechtzeitigkeit**). So kann der Klient beispielsweise seinen Willen mündlich, schriftlich oder stillschweigend, d. h. durch übereinstimmendes Handeln, beispielsweise durch zustimmende Gestik und ohne Äußern eines Widerspruchs, erklären. Wichtig ist in diesem Zusammenhang, dass eine erklärte Einwilligung jederzeit mündlich widerrufen werden kann.

> **HINWEIS**
>
> Der Klient darf nicht gegen seinen Willen behandelt werden, auch wenn die Behandlung aus medizinischer Sicht erforderlich ist. Das Recht auf Selbstbestimmung und die Entscheidungsfreiheit garantieren sozusagen das Recht auf „Freiheit zur Krankheit".

Ein Sonderfall liegt vor, wenn keine ausdrückliche Willenserklärung abgegeben werden kann und von einer mutmaßlichen Einwilligung auszugehen ist, z. B. bei bewusstlosen und schwer verletzten Klienten. In diesen Notfällen dürfen, wenn davon auszugehen ist, dass der Klient zustimmen würde, alle erforderlichen Maßnahmen durchgeführt werden.

HINWEIS

Der mutmaßliche Wille des Klienten wird in erster Linie aus den persönlichen Umständen des Betroffenen, aus seinen individuellen Interessen, Wünschen, Bedürfnissen und Wertvorstellungen ermittelt.

Aufklärung des Klienten

Die Aufklärung nach § 630e BGB ist eine weitere wichtige Voraussetzung für die Rechtswirksamkeit der Einwilligung. Durch sie wird unter Berücksichtigung der Sichtweise und Kenntnisse des Klienten eine erforderliche Entscheidungsgrundlage geschaffen. Denn nur, wenn der Klient umfassend über die bevorstehende Behandlung informiert ist, kann er bewusst entscheiden und einwilligen.

Der Umfang der Aufklärung durch den Arzt muss sich an der Dringlichkeit der erforderlichen Arzneimitteltherapie sowie an dem Bildungs- und Wissensstand des Klienten orientieren. Generell gilt: Je dringlicher die Arzneimitteltherapie, desto eher genügt eine Aufklärung in groben Zügen.

Darüber hinaus sollte der aufklärende Arzt versuchen, den Klienten ein echtes Verständnis über die geplante Arzneimitteltherapie zu vermitteln, um die erforderliche Adhärenz sicherzustellen. Des Weiteren stehen stationär behandelten Klienten nach der Verordnung neuer Medikamente weitere Informationsquellen, z. B. die Packungsbeilage und ein Gespräch mit dem Apotheker, meist nicht zur Verfügung. Deshalb sollte auf größtmögliche Einsicht und Verständnis in Bezug auf die verordnete Medikation abgezielt werden.

Adhärenz ➔ *S. 26*

Etwa ein Drittel der Klienten macht bei der Einnahme der ihnen verordneten Arzneimittel schwerwiegende Fehler, die in der Regel auf Missverständnissen hinsichtlich der gewünschten und unerwünschten Wirkungen des Arzneimittels beruhen und durch eine angemessene Aufklärung vermieden werden können.

ARBEITSVORSCHLAG

Schauen Sie sich die Liste der die Fahreignung beeinflussenden Arzneimitteln an. Finden Sie zu jeder Medikamentengruppe heraus, welche für das Führen von Fahrzeugen wichtigen Körperfunktionen durch diese Arzneimittel beeinflusst werden.

Arzneimittel, die die Fahreignung beeinträchtigen

▪ Psychopharmaka	▪ Insulin	▪ orale Antidiabetika
▪ (Sulfonylharnstoffe)	▪ Schmerzmittel	▪ Antihypertensiva
▪ Muskelrelaxanzien	▪ Augentropfen	▪ Antiarrhythmika
▪ Tranquilizer	▪ Antiepileptika	▪ Antihistaminika
▪ Schlafmittel	▪ Narkosemittel	▪ Lokalanästhetika

Die Pflegenden haben meist einen intensiven Kontakt zum Klienten und nehmen dessen Emotionen und Reaktionen daher häufig als Erste wahr. Daraus ergeben sich gute Voraussetzungen für ein Gespräch. Aufgabe der Pflegenden ist es deshalb, weitere Informations- und Beratungsbedarfe zu erkennen und ggf. ein erneutes Aufklärungsgespräch mit dem behandelnden Arzt zu organisieren.

> **HINWEIS**
>
> Ziel der Aufklärung ist das informierte Einverständnis (informed consent) des Klienten zur Therapie.

Die nachfolgende Abbildung fasst die Anforderungen an die ärztliche Aufklärung in einer Übersicht zusammen:

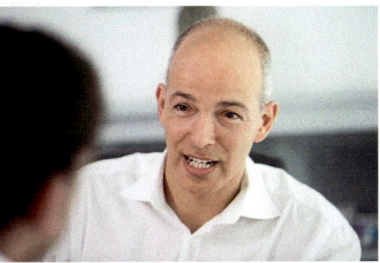

Aufklärung durch den Arzt
Grundsatz: Schonende Aufklärung nach dem Humanitätsprinzip

| **Zeitpunkt der Aufklärung** | **Inhalt der Aufklärung** | **Gestaltung der Aufklärung** |
Grundsatz: Rechtzeitigkeit	Grundsatz: Vollständigkeit	Grundsatz: Individualität
Eine rechtzeitige Aufklärung ist erforderlich, um dem Klienten Gelegenheit zu geben, das Für und Wider der Behandlung abzuwägen und sich frei zu entscheiden.	Art und Umfang der geplanten Arzneimitteltherapie, z.B. Dosis, Behandlungszyklen Behandlungsalternativen, z.B. nicht-medikamentöse Therapie, andere Medikamente Folgen der Behandlung, z.B. Auswirkungen im Alltag (Fahruntüchtigkeit), Möglichkeiten, an der Genesung mitzuwirken (z.B. körperliche Anstrengung vermeiden) Risiken und unerwünschte Wirkungen, z.B. Unverträglichkeiten, Neben- und Wechselwirkungen, Anzeichen einer Überdosierung wirtschaftliche Folgen, z.B. Kostenbeteiligung	persönliche Aufklärung Aufklärung im Gespräch, Aufklärung allein durch Broschüre, Formblatt oder Film ist in der Regel nicht zulässig klientenzentrierte Aufklärung Berücksichtigung des Einzelfalls, ggf. mit Übersetzer, keine pauschale Aufklärung

Verantwortung für ärztliche Heileingriffe

Eine rechtliche Regelung ist ebenfalls gegeben bei der Delegation, Anordnungs-, Übernahme- und Durchführungsverordnung ärztlicher Heileingriffe.

Delegation

Die Delegation ärztlicher Aufgaben auf das Pflegepersonal ist nur unter bestimmten Voraussetzungen zulässig und insbesondere wegen möglicher haftungsrechtlicher, strafrechtlicher und arbeitsrechtlicher Verantwortlichkeiten lebhaft umstritten.

Delegation
lat. delegare = hinschicken, übertragen, anvertrauen
rechtliches Konzept der Arbeitsteilung durch Übertragung von Arbeitsaufgaben des Arztes an professionell Pflegende

Im Folgenden wird die Delegation ärztlicher Aufgaben an das Pflegepersonal am Beispiel der Subkutan-Injektion erläutert und beschrieben:

Zunächst ist zu betonen, dass es keine gesetzlichen oder tarifvertraglichen Vorschriften über die Zulässigkeit des Verabreichens von Injektionen durch das Pflegepersonal gibt. Dennoch finden sich in der Rechtsprechung verschiedene Grundsätze, die es zu beachten gilt.

Jede Injektion stellt grundsätzlich einen Eingriff in die körperliche Unversehrtheit des Klienten dar. Nach Ansicht der Rechtsprechung fällt daher die Verabreichung einer Injektion in den Aufgaben- und Verantwortungsbereich des Arztes. Dementsprechend trägt dieser die Gesamtverantwortung, d. h. er ist trotz Delegation weiter verantwortlich für die Anordnung sowie für die Auswahl und Überwachung des Pflegepersonals. Die Durchführung der Injektion darf im Rahmen der ärztlichen Anordnung dem medizinischen Assistenzpersonal übertragen werden, wenn es die hierfür erforderlichen theoretischen Kenntnisse und praktischen Erfahrungen besitzt und der Eingriff wegen der besonderen Gefährlichkeit im Einzelfall nicht das persönliche Handeln des Arztes erfordert. Unterschieden werden demnach drei verschiedene Verantwortungsbereiche:

Anordnungsverantwortung

Die Anordnung von Injektionen jeglicher Art liegt im alleinigen Zuständigkeitsbereich des Arztes. Dies bedeutet, der Arzt allein bestimmt, ob, wann und welche Injektion verabreicht wird. Diese Verantwortung umfasst auch eine Instruktions- und Überwachungspflicht gegenüber dem ausführenden Pflegepersonal. Der Arzt muss sich vergewissern, ob die Pflegende über die erforderlichen Qualifikationen, d. h. über die notwendigen theoretischen Kenntnisse und praktischen Erfahrungen, verfügt. Des Weiteren muss er die durchführende Pflegende überwachen.

Generell sollte die ärztliche Anordnung immer schriftlich festgehalten werden. Zur schriftlichen Fixierung ist in erster Linie der delegierende Arzt verantwortlich. Dies ergibt sich u. a. aus:
- dem ärztlichen Standesrecht (§ 15 MBÖ-Ä)
- dem Krankenhausvertragsrecht
- dem Deliktsrecht (§ 810 BGB)
- der Dokumentationspflicht
- der ständigen Rechtsprechung des BGH
- den Empfehlungen der DKG
- dem SGB V (Krankenversicherungsrecht)

6-R-Regel → S. 37

Telefonische Anordnungen sollten somit die Ausnahme bleiben. Ist eine telefonische Anordnung im Einzelfall nicht vermeidbar, empfiehlt es sich, zur rechtlichen Absicherung der Pflegenden Aufzeichnungen über die angeordneten Maßnahmen anzufertigen. Hier kann die ▎6-R-Regel zur Dokumentation herangezogen werden. Die Aufzeichnungen müssen dann schnellstmöglich dem Anordnenden zur Gegenzeichnung vorgelegt werden.

HINWEIS

In Krankenhäusern stehen Ärzte in der Regel ständig zur Verfügung. Im Pflegeheim und in der ambulanten Pflege können Anordnungen per Fax vom behandelnden Arzt (Hausarzt) des Bewohners angefordert werden.

Eine Sonderform der ärztlichen Anordnung stellt die sogenannte Bedarfsmedikation dar. Sie muss die Kriterien der 6-W-Regeln berücksichtigen, um zulässig zu sein:

- **W**elcher Klient erhält
- **w**elches Medikament, in
- **w**elcher Dosierung, um
- **w**ie viel Uhr, in
- **w**elcher Applikationsform, in
- **w**elcher konkreten Situation.

Ist der Bedarf nicht schriftlich korrekt fixiert, dürfen Pflegende keine Bedarfsmedikation durchführen, da die Anordnung von Medikamenten grundsätzlich dem Arzt vorbehalten ist. Das bedeutet: Eine Anordnung, die nicht schriftlich dokumentiert und nicht unterschrieben ist, existiert nicht!

Übernahmeverantwortung

Die Pflegende trifft die Übernahmeverantwortung. Dies bedeutet, dass sie nach gesunder Selbsteinschätzung zu prüfen hat, ob sie sich im Moment der Übernahme der Tätigkeit in der Lage fühlt, die ihr übertragene Aufgabe auszuführen. Ansonsten darf sie die Tätigkeit nicht übernehmen. Sie darf und muss sich sogar weigern, die Anordnung auszuführen, sollte dies jedoch sofort dem anordnenden Arzt gegenüber mitteilen. Neben dieser Weigerungspflicht besteht parallel die Pflicht zur ▮Remonstration. Diese beinhaltet die Pflicht, auftretende Bedenken gegen die ärztliche Anordnung dem Arzt gegenüber mitzuteilen. Wird die Anordnung trotzdem aufrechterhalten, muss diese allerdings ausgeführt werden, es sei denn, es läge eine Straftat vor.

Remonstration
lat. remonstrare = wieder zeigen
Einwand, Einspruch

Durchführungsverantwortung

Für die Durchführung der Maßnahme ist derjenige verantwortlich, der eigenständig die delegierte Tätigkeit ausführt. Die Durchführungsverantwortung umfasst die korrekte Vorbereitung, wie z. B. Desinfektion, sowie die technisch richtige Durchführung der Injektion. Auch muss die Pflegende auftretende Komplikationen beherrschen bzw. solche erkennen und in der Lage sein, die erforderlichen Maßnahmen zu treffen, um diesen entgegenzuwirken. Grundsätzlich ist Folgendes festzuhalten: Je höher die Qualifikation des Assistenzpersonals ist, desto eher darf es zur Injektion herangezogen werden und desto geringer sind die Anforderungen des Arztes an die Pflicht der Überwachung. Je geringer die Qualifikation, desto weniger darf der Betroffene mit den hier fraglichen Eingriffen betraut werden und desto höhere Anforderungen sind an die Kontroll- und Überwachungspflicht zu stellen.

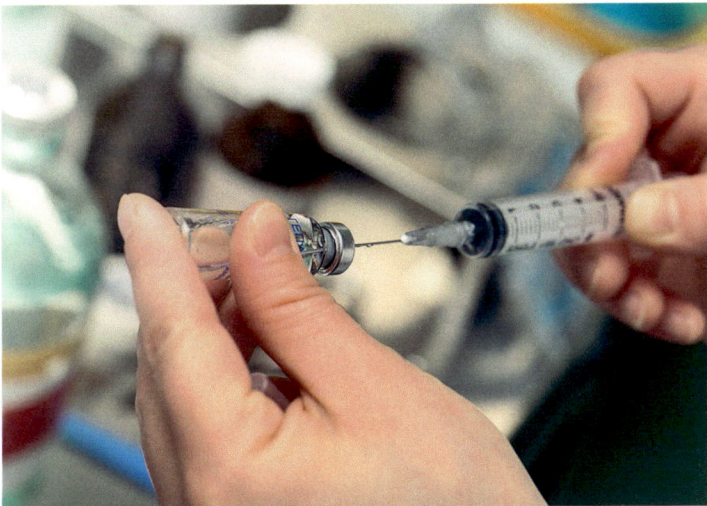

Bild 1 Wer die Tätigkeit ausführt, ist auch für die korrekte Durchführung der einzelnen Schritte verantwortlich.

> **HINWEIS**
>
> Die Aufklärung über die Arzneimitteltherapie muss immer durch den behandelnden Arzt erfolgen und darf nicht an Pflegende delegiert werden.

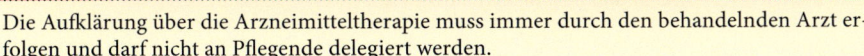

3.2 Medikamentengabe vorbereiten

Nach einer gemeinsamen Planung mit dem Klienten und dem Arzt sowie der daraus resultierenden Anordnung ist es die Aufgabe der Pflegenden, die korrekte Bereitstellung der Medikamente zu ermöglichen. Hierbei sind verschiedene Aspekte von grundlegender Bedeutung.

3.2.1 Fehlerpotenziale bei der Vorbereitung der Medikamentengabe erkennen

BEISPIEL

Die Gesundheits- und Krankenpflegerin Sabrina Leistikow beschreibt ihre Sorgen mit Blick auf das Richten der Arzneimittel auf ihrer Station:
„Bei uns stellen wir die Medikamente nachts und ab und an wirklich zwischen Tür und Angel. Ständig wird man unterbrochen und im Endeffekt brauchen wir manchmal zwei Stunden dafür. Da passieren Fehler ... das lässt sich kaum vermeiden. Davor habe ich natürlich Angst."

Solche brisanten Situationen sowie die alltäglichen Arbeitsroutinen in den unterschiedlichen Settings gilt es immer wieder zu beleuchten, um möglichst viele Stör- und Fehlerquellen zu eruieren und auszuschalten. Folgende Ursachen tragen in häufigen Fällen zu einer potenziellen Fehlerentstehung bei:

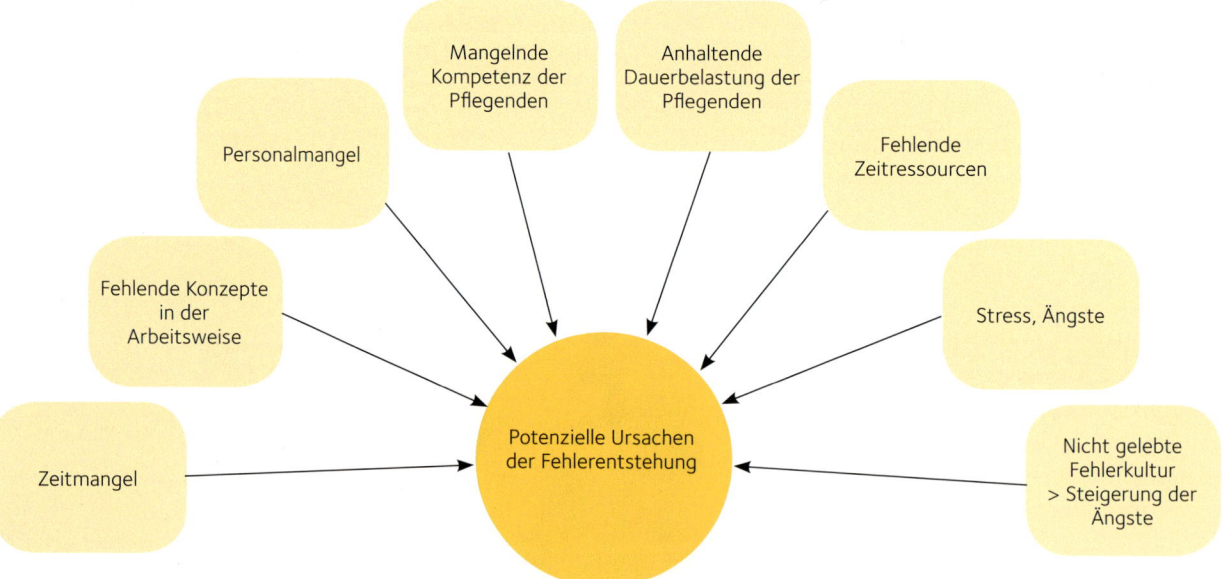

Bild 1 Mögliche Ursachen, die eine Fehlerentstehung begünstigen

ARBEITSVORSCHLAG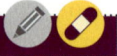

Beobachten Sie über einen längeren Zeitraum in Ihrem Arbeitsalltag, welche Umstände zu einer fehlerhaften Verabreichung eines Medikamentes führen können. Um Ihre Beobachtungen schriftlich festzuhalten, verwenden Sie das nebenstehende Ursache-Wirkungs-Modell mit angedachten Schwerpunkten und besprechen Sie dies mit Ihren Praxisanleitenden.

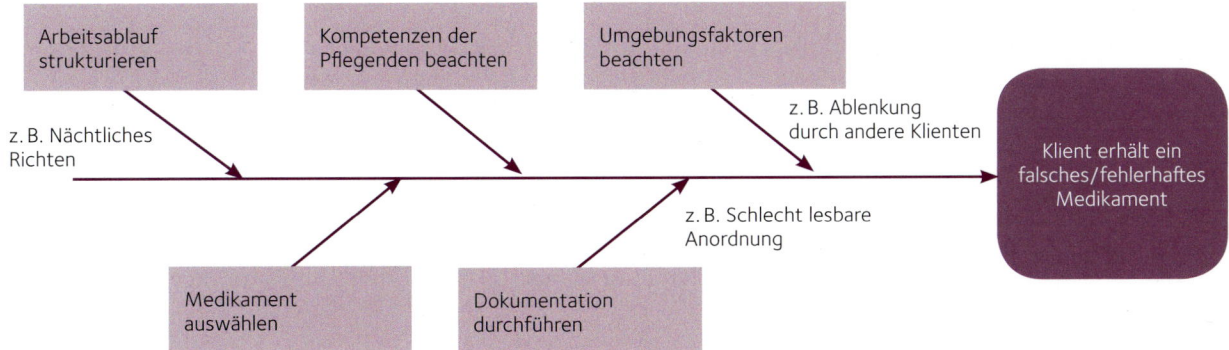

Bild 1 Ursache-Wirkungs-Modell bei der fehlerhaften Medikamentengabe (in Anlehnung an Goeke, 2013, S. 11).

3.2.2 Kontrolle innerhalb der Medikamentenvorbereitung durchführen

Eine ständige Eigenkontrolle seitens der Pflegenden, die die Medikamente vorbereiten, ist von großer Bedeutung. Vor allem müssen diese sich der Übernahmeverantwortung bewusst sein und über das notwendige Hintergrundwissen verfügen, bevor sie eine so verantwortungsvolle Aufgabe übernehmen.

Das Arbeitsbündnis Patientensicherheit informiert zum Thema Arzneimittelsicherheit:
www.aps-ev.de
› Arzneimittelsicherheit

> **HINWEIS**
>
> Im Rahmen der Ausbildung sollen Lernende in Pflegeberufen das Stellen von Medikamenten erlernen. Sie richten die Medikamente jedoch grundsätzlich unter der Aufsicht einer examinierten Pflegekraft.

Neben der Selbstreflexion muss das Medikament zwingend zu drei Zeitpunkten auf seine Richtigkeit überprüft werden:

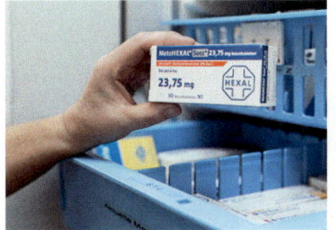 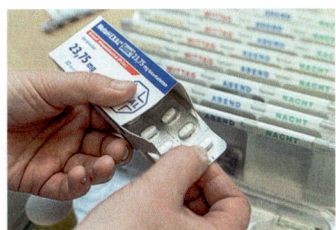 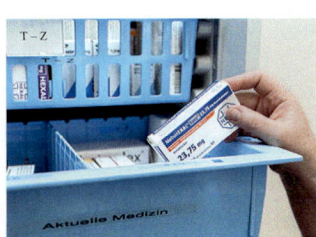

Bild 2–4 1. AZM aus dem Schrank nehmen 2. AZM aus der Verpackung nehmen 3. AZM in den Schrank zurückstellen

Ein weiteres unverzichtbares Element in der Medikamentengabe stellt die 6-R-Regel dar, die auf jeden Fall vor jeder Verabreichung überprüft werden muss:

- **R**ichtiger Klient
- **R**ichtiges Medikament
- **R**ichtige Dosierung/Konzentration
- **R**ichtige Verabreichungsform/Applikation
- **R**ichtiger Zeitpunkt
- **R**ichtige Dokumentation

Durch die Überprüfung der genannten Punkte wird das Verwechslungsrisiko mit der Folge einer falschen Medikamentenapplikation um ein hohes Maß reduziert.

3.2.3 Hygienisch arbeiten

Pflegende beobachten, ob ein Arzneimittel hygienisch einwandfrei ist. Sie beurteilen, ob das Medikament richtig gelagert wurde, die Verpackung unbeschädigt ist und ob Aufbruchfristen und Verfallsdaten nicht überschritten sind. Des Weiteren kontrollieren sie das Aussehen und den Geruch auf mögliche Veränderungen wie Ausflockungen, Trübungen, Geruchsabweichungen usw. Im Umgang mit den Arzneimitteln beachten die Pflegenden stets allgemeine Hygieneregeln der Hände- und Flächendesinfektion. Sie achten besonders darauf, die Medikamente, beispielsweise Tabletten, keinesfalls mit den Fingern zu berühren und somit möglicherweise zu kontaminieren.

3.2.4 Medikamente bereitstellen

Für das Richten der Medikamente durch Pflegende lassen sich drei Organisationsformen unterscheiden.

Dispenser
Ausgabebehälter für Medikamente (tage-/wochenweise)

Arzneimittel in ▌Dispensern oder Medikamentenbechern richten
In der herkömmlichen Variante, z. B. im Krankenhaus, stellen die Pflegenden die Medikamente maximal für einen Tag, häufig sogar für einzelne Gaben zu den unterschiedlichen Tageszeiten. Der Vorteil ist, dass ein hohes Maß an Flexibilität bei der Anordnung/ Umstellung einzelner Arzneimittel besteht. Andererseits ist es immens zeitaufwendig und birgt ein hohes Fehlerpotenzial. Deshalb sind bei dieser Form verschiedene Aspekte zu beachten:

- das Richten zu festen Zeiten einplanen
- Störquellen möglichst ausschalten
- korrekte Anordnungen bereitlegen
- klare Aufgabenverteilung nach Kompetenz beachten
- 4-Augen-Prinzip (durch zwei Pflegende) zur besseren Kontrolle anwenden
- flüssige Medikamente erst kurz vor Verabreichung zubereiten/richten
- geöffnete Packungen zuerst aufbrauchen
- Beipackzettel stets beim Medikament belassen
- Medikamente korrekt beschriften: Daten des Klienten, Dosierung, Anbruchsdatum, ggf. Lösungsmittel und Menge, Kürzel Pflegende
- gerichtete Medikamente bis zur Verabreichung sicher aufbewahren

Der Bundesverband Patientenindividueller Arzneimittelverblisterer e. V. (BPAV) liefert umfangreiche Informationen zum Verblistern: www.blisterverband.de

> **HINWEIS**
>
> Orientierungshilfen beim Ablesen der Anordnung, wie beispielsweise ein auf die Dokumentation aufgelegtes Lineal oder das Abstellen des Dispensers auf dem Dokumentenblatt, verhindern ein versehentliches Verrutschen innerhalb der Zeilen.

verblistern
engl. blister = Blase, Beule
Verpacken von Medikamenten in Einzeldosen

Arzneimittel verblistern
Bei der ▌Verblisterung werden die Medikamente hauptsächlich maschinell, teils auch manuell, von einer Apotheke oder einem sogenannten Blisterzentrum individuell für jeden Klienten portioniert verpackt und an die Einrichtungen/Klienten geliefert.

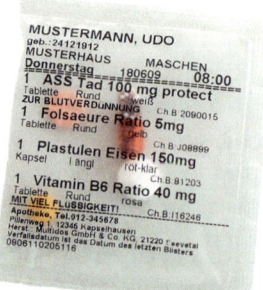

Bild 1 Medikamentenportionsbeutel

Die einzelnen Portionsbeutel sind deutlich mit folgenden Angaben gekennzeichnet:

- Name/Geburtsdatum des Klienten
- Medikamente (Dosierung, Aussehen)
- Einnahmetag/-uhrzeit
- evtl. Einnahmehinweise

Sie können nacheinander von den Klienten selbst oder den Pflegenden aus praktischen Spenderboxen entnommen werden.

Nicht verblisterungsfähig sind Säfte, Tropfen, Brausetabletten, Bedarfsmedikationen, Betäubungsmittel und alle nicht oralen Arzneimittel.

Die Pflegenden gleichen bei der Abgabe der Blisterverpackung die Daten der Aufschrift und des Klienten mit der ärztlichen Anordnung ab. Wenn der Blister mehr, weniger oder andere Medikamente als angeordnet enthält, ist der Pflegende in der Nachforschungsverantwortung, um Verwechslungen zu vermeiden.

Arzneimittel aus elektronischen Schranksystemen entnehmen

Das elektronische Schranksystem beinhaltet die für das Setting notwendigen Medikamente – nahezu unabhängig von der Darreichungsform des Arzneimittels. Der Arzt verordnet ein Medikament und die Pflegende entnimmt dieses entsprechend der ärztlichen Anordnung. Bei Bedarf werden fehlende Präparate erneut angefordert. Durch eine überwachte Medikamentenverwaltung sowie eine computergestützte Freigabe der klientenbezogenen Medikamente wird das Fehlerrisiko bei der Vergabe deutlich verringert. Diese Form der Bereitstellung ist jedoch bisher nur selten zu finden.

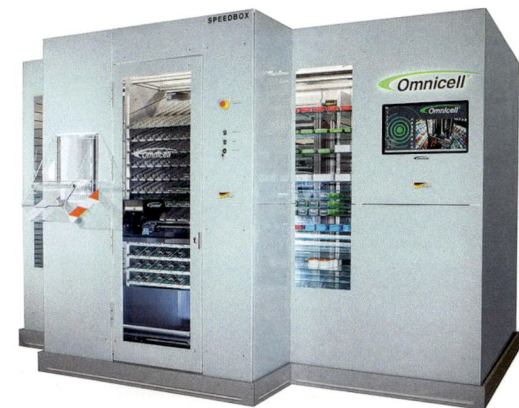

Bild 1 Computergestützte Medikamentenvergabe

HINWEIS

Grundsätzlich ist es wichtig, dass in den unterschiedlichen Settings einheitliche Arbeitsabläufe zur Medikamentenbereitstellung – unabhängig von der Organisationsform – bestehen. Dadurch kann das Fehlerrisiko reduziert werden.

3.2.5 Klienten vorbereiten und Sicherheit gewährleisten

Klienten aufklären

Die grundlegende |Aufklärung über eine bevorstehende Medikamentenapplikation erfolgt durch den Arzt. Die Aufgabe der Pflegenden besteht darin, den Klienten dahingehend vorzubereiten, dass er über die Art der Applikation und die genaue Vorgehensweise informiert ist. So lässt sich eingrenzen, welche Schritte der Klient eigenständig durchführen kann oder in welchen Handlungen Unterstützungsbedarf besteht.

Aufklärung →S. 32

BEISPIEL

Der 76-jährige Herr Ranz hat einen ausgeprägten Pilzbefall in den Zehenzwischenräumen. Durch starke Rückenschmerzen ist er nicht in der Lage, sich bis zu seinen Füßen hinunterzubeugen, um diese mit einer |antimykotischen Salbe einzucremen. Somit wartet er mit der Behandlung, bis seine Tochter alle zwei Tage zu Besuch kommt, obwohl er die Salbe eigentlich zweimal täglich dünn auftragen soll.

antimykotische Salbe
griech. anti = gegen, mykes = Pilz
Salbe gegen einen Pilzbefall

Nur durch eine korrekte Anwendung eines Arzneimittels kann die Wirkung voll zum Tragen kommen. Die Pflegenden sind dafür verantwortlich, die Verabreichung mit dem Klienten hinreichend zu planen.

Nötige Zugänge legen

parenterale Applikation → S. 44

Für eine ▌parenterale Applikation eines Wirkstoffes ist es notwendig, dass der Arzt dem Klienten einen passenden Zugang legt:

- intravenös: (zentral-)venöser Zugang
- intraarteriell: arterieller Zugang
- intraossär: Zugang in den Knochen

Die Auswahl und Anlage erfolgten je nach verordneter Arzneimittelgabe durch den Arzt. Der Pflegende assistiert und hat den Klienten dabei im Blick.

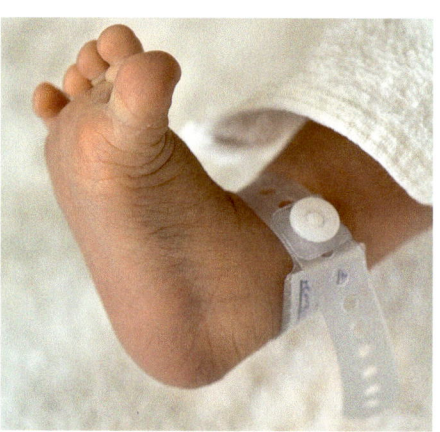

Bild 1 Identifikationssystem am Fuß eines Neugeborenen

Klienten identifizieren

Die korrekte Identifikation des Klienten ist vor der Verabreichung von Arzneimitteln unverzichtbar. Diese erfolgt im Normalfall durch die direkte Kommunikation mit dem Klienten. Ist diese jedoch eingeschränkt, z. B. bei fremdsprachigen Klienten, Menschen mit einer Demenz, einer geistigen Behinderung oder einer Wahrnehmungsbeeinträchtigung oder auch bei Kindern, können automatisierte Identifikationssysteme, wie Patientenarmbänder oder Barcodes, für Klienten hilfreich sein. So lässt sich die geplante Arzneimittelgabe dem richtigen Klienten zuordnen.

Das Arbeitsbündnis Patientensicherheit informiert zum Thema Patientenidentifikation:
www.aps-ev.de/

› Patientenidentifikation

Medikamenteneigenschaften beachten

Ein weiterer wichtiger Aspekt ist die Beachtung spezifischer Eigenschaften für die jeweiligen Medikamente, die für den Einnahmezeitpunkt wichtig sind. Beispielsweise muss der Klient über mögliche Wechselwirkungen mit Nahrungsmitteln aufgeklärt werden, damit eine gleichzeitige Einnahme nicht die Wirkung des Arzneistoffes beeinflusst. Weitere Varianten des möglichen Einnahmezeitpunktes:

- vor dem Essen: ca. eine Stunde vor dem Essen
- nach dem Essen: ca. zwei Stunden nach dem Essen
- vor dem Schlafengehen
- morgens/mittags/abends

3.2.6 Besonderheiten in der ambulanten Pflege beachten

BEISPIEL

Die Altenpflegerin Kim Kwon betreut seit einigen Monaten ambulant die 85-jährige Frau Dietz. Dieser ist es sehr wichtig, dass sie ihre Medikamente eigenständig verwaltet. Diese Selbstständigkeit möchte sie sich auf keinen Fall nehmen lassen. Die Vorratshaltung der notwendigen Medikamente war teilweise schwierig, mal fehlten Präparate, mal hatte Frau Dietz zu häufig Rezepte nachgeordert. Inzwischen schaut Kim Kwon gemeinsam mit Frau Dietz, dass die Arzneimittel in angemessenem Umfang vorrätig sind und der Einnahmeplan übersichtlich ist. So geht Frau Dietz das Richten ihrer Medikamente wieder leichter von der Hand.

So lange es möglich und vertretbar ist, sollen Klienten ihre Medikamente eigenständig einnehmen. Zeichnet sich ab, dass in diesem Bereich ein Selbstversorgungsdefizit besteht, müssen unterstützende Maßnahmen ergriffen werden, um einen möglichen Schaden abzuwenden. Diese Schritte können sowohl durch pflegende Angehörige als auch durch ambulante Pflegedienste übernommen werden. Potenzielle Unterstützungsmaßnahmen sind:

- bei der Bestellung, Lagerung und Entsorgung der notwendigen Medikamente helfen
- bei der Gestaltung/Aktualisierung des Einnahmeplans unterstützen
- bei der Bereitstellung der Arzneimittel, z. B. für einen Tag bzw. eine Woche, assistieren
- die Bereitstellung der Medikamente übernehmen und durchführen
- bei der Einnahme der Arzneimittel unterstützen und diese sicherstellen
- die angeordneten Medikamente verabreichen

3.2.7   Im Notfall handeln

In eintretenden Notfallsituationen, die häufig mit einer vitalen Bedrohung des Klienten einhergehen, ist es in der Regel nicht möglich, eine schriftliche Anordnung abzuwarten. Vielmehr richten Pflegende Arzneimittel auf Zuruf der Ärzte und verabreichen im Anschluss die angeordneten Präparate. Um Fehlmedikationen zu vermeiden, ist eine eindeutige Kommunikation notwendig.

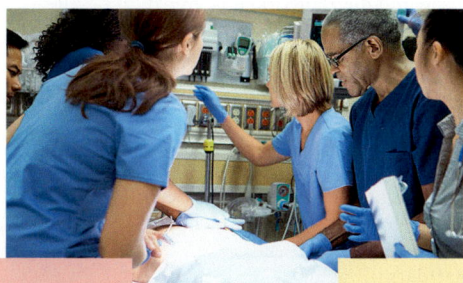

Sender: Arzt	Empfänger: Pflegende
– zuständige Pflegende direkt ansprechen – laut und deutlich sprechen – klare Angaben zu Klient, Präparat, Verdünnung, Applikationsart, Dosierung etc. machen – sicherstellen, dass Informationen korrekt verstanden wurden – Anordnungen ggf. wiederholen lassen	– sicherstellen, dass von dem gleichen Klienten gesprochen wird – Angaben zu Präparat, Verdünnung, Applikationsart, Dosierung etc. wiederholen – im Zweifelsfall erneut nachfragen – vor der konkreten Applikation nochmals das Präparat und beabsichtigte Dosierung nennen und bestätigen lassen

Um im Anschluss an die Notfallsituation eine korrekte Dokumentation durchführen zu können, ist es hilfreich, wenn eine separate Person alle Anordnungen und Applikationen notiert, sodass nachvollziehbar ist, wann und in welcher Dosierung welches Präparat verabreicht wurde. Die durchführenden Ärzte und Pflegenden behalten so den Überblick über ihre Medikamentenapplikation.

3.3 Medikamente verabreichen

3.3.1 Applikationsformen

Applikationsform
lat. applicare = anwenden, verabreichen
Art und Weise, wie ein Arzneimittel verabreicht wird

Um eine optimale Wirkung eines Arzneimittels zu erreichen, stehen unterschiedliche Dosierungen und |Applikationsformen zur Verfügung. Man unterscheidet feste, halbfeste und flüssige Formen sowie sogenannte therapeutische Systeme.

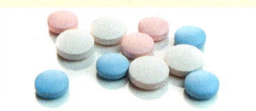	Eine **Tablette** besteht aus dem Wirkstoff und verschiedenen Hilfsstoffen (z. B. Milchzucker). Die Substanzen werden zu einer festen Form gepresst. Tabletten sind gut dosierbar und meist problemlos teilbar. Nachteilig ist, dass sie häufig schlecht schmecken bzw. schwer zu schlucken sind. **Applikation:** oral
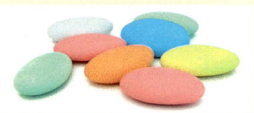	Ein **Dragee** ist eine Tablette mit einem Überzug aus Wachs oder Zucker. Dieser Überzug erleichtert das Schlucken, schützt den Wirkstoff vor dem Zerfall oder überdeckt einen schlechten Geschmack. Eine Teilung des Dragees ist schwer möglich. **Applikation:** oral
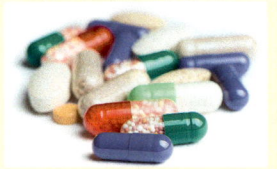	Für eine **Kapsel** wird ein flüssiger oder pulverförmiger Arzneistoff von einer Gelatinehülle ummantelt, die sich erst im Magen oder Darm auflöst. Kapseln können nicht geteilt, aber dafür geöffnet werden (Pulverinhalat, Flüssigkeit der Kapsel sublingual). **Applikation:** in den meisten Fällen oral, selten inhalativ
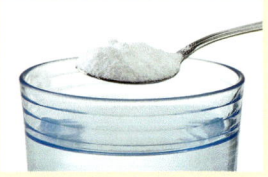	Bei **Pulver** handelt es sich um feste Substanzen, die sehr fein zerkleinert wurden. Eine genaue Dosierung ist oft schwierig und die Haltbarkeit begrenzt. **Applikation:** am häufigsten zur lokalen Anwendung als Puder auf der Haut, manchmal auch zur oralen Anwendung, aufgelöst in einer Flüssigkeit
	Für ein **Granulat** werden feste Substanzen zerkleinert. Der Nachteil ist, dass eine exakte Dosierung schwer möglich ist. **Applikation:** oral, in Flüssigkeit aufgelöst
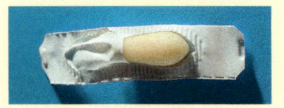	**Zäpfchen** werden aus Fett hergestellt, in das der Wirkstoff eingebettet ist. Sie schmelzen bei Körpertemperatur. Der Nachteil ist, dass die tatsächlich wirksame Menge des Wirkstoffes pro Zäpfchen variiert. **Applikation:** rektal (Mastdarm); vaginal
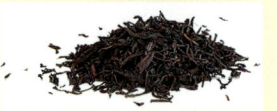	Für **Tees** werden Teile (Blüten, Blätter, Wurzeln, Samen) von Heilpflanzen getrocknet und häufig auch zerkleinert. **Applikation:** oral als Kräutertee oder als Wirksubstanz für eine Auflage

Tab. 1 Feste Arzneimittelformen

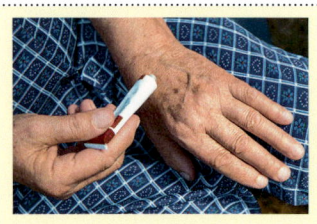	Bei einem **Gel** ist die Wirksubstanz in eine hydrophile (wasserlösliche) Grundlage eingebettet. Wenn es auf die Haut aufgetragen wird, hat es einen kühlenden Effekt. Der Wirkstoff wird über die Haut resorbiert. **Applikation:** kutan
	Bei einer **Salbe** ist die Wirksubstanz in eine lipophile (fettlösliche) Grundlage eingebettet. Das Fett in der Salbe legt sich wie ein Schutzfilm über die Haut und sie erwärmt sich. Dadurch können die Wirkstoffe leichter resorbiert werden. **Applikation:** kutan
	Im Vergleich zu einer Salbe hat die **Creme** einen höheren Anteil an Wasser in der Grundlage. **Applikation:** sehr häufig kutan, manchmal auch vaginal oder konjunktival (Augensalbe)
	Im Vergleich zu einer Salbe hat eine **Paste** einen höheren Anteil an Pulver und ist dadurch ausgesprochen fest. **Applikation:** kutan

Tab. 2 Halbfeste Arzneimittelformen

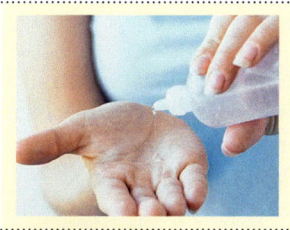

Bei einer **Emulsion** handelt es sich entweder um ein Öl-in-Wasser-Gemisch oder ein Wasser-in-Öl-Gemisch. Beide müssen vor Gebrauch geschüttelt werden, da Öl und Wasser nicht ineinander lösbar sind.
Applikation: kutan

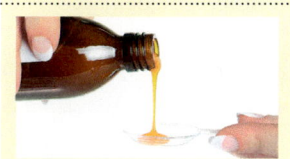

Bei einer **Suspension** wurden kleinste, nicht lösliche Substanzen in eine Flüssigkeit eingebracht. Da sich die festen Stoffe bei der Lagerung absetzen, muss eine Suspension vor Gebrauch geschüttelt werden.
Applikation: meistens kutan, aber auch oral

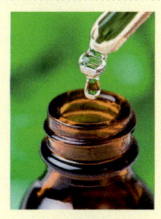

Die Grundlage einer **Tinktur** besteht aus Alkohol. Darin gelöst befindet sich ein Auszug von Substanzen pflanzlicher oder tierischer Herkunft.
Applikation: oral, kutan

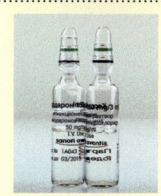

Bei einer **Lösung** wurde eine normalerweise feste Substanz vollständig in einem Lösungsmittel, wie z. B. Alkohol oder Wasser, aufgelöst.
Applikation: oral, intrakutan, subkutan, intramuskulär, intravenös, intraarteriell, kutan

Tab. 1 Flüssige Arzneimittelformen

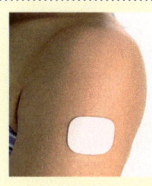

Bei einem **transdermalen therapeutischen System** (z. B. einem Schmerzpflaster) befindet sich der Wirkstoff in einem Depot. Das Arzneimittel wird kontinuierlich an die Haut abgegeben und von dort resorbiert.
Applikation: kutan

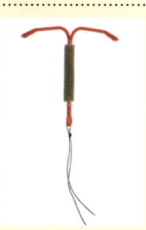

Bei einer **Spirale** mit einem Hormondepot wird der Wirkstoff kontinuierlich abgegeben und somit der Hormonspiegel verändert. Es gibt auch Spiralen aus Kupfer. Beide Formen werden in die Gebärmutterhöhle eingebracht.
Applikation: intrauterin

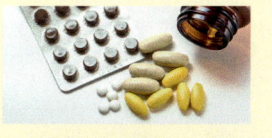

Ein orales **osmotisches therapeutisches System** sieht aus wie eine normale Tablette. Die äußere Schicht ist mit kleinen Poren durchsetzt, durch die nach der Einnahme Wasser eindringen kann. Durch das Wasser wird der Wirkstoff im Inneren der Tablette aufgelöst. Der Innendruck steigt dadurch und die Lösung dringt nach außen.
Applikation: oral

Ein **Implantat** wird operativ in den Körper eingebracht (in ein Organ oder eine Körperhöhle), z. B. ein Hormonimplantat.
Applikation: operativ

Tab. 2 Therapeutische Systeme

3.3.2 Verabreichungsarten

Der Zeitpunkt, wie und wo welches Medikament verabreicht (appliziert) wird, ist von der Eigenschaft des Arzneimittels (z. B. Resorbierbarkeit), vom erwünschten Wirkungsort (lokal oder systematisch) und Wirkungseintritt (sofortige bzw. lang anhaltende Wirkung) sowie vom Gesundheitszustand des Klienten abhängig.

Grundsätzlich werden jedoch zwei Verabreichungsformen unterschieden:

enterale Verabreichung
griech. énteron = Darm, Eingeweide
Verabreichung über den Magen-Darm-Trakt

parenterale Verabreichung
altgriech. pará = neben, énteron = Darm
Verabreichung unter Umgehung des Magen-Darm-Trakts direkt ins Blut

Verabreichung auf die Haut und Schleimhaut		Verabreichung in das Körperinnere (**l**enteral/**l**parenteral)	
Perkutan	Resorption durch die Haut	intravenös (i. v.)	in eine Vene
Bukkal	in der Wangentasche	intraarteriell (i. a.)	in eine Arterie
Sublingual	unter der Zunge zergehen lassen	intrakardial (i. c.)	in das Herz
Peroral (p. o.)	Anwendung oder Resorption über die Schleimhäute von Magen u. Darm	intramuskulär (i. m.)	in einen Muskel
Nasal	auf der Nasenschleimhaut anwenden	subkutan (s. c.)	unter die Haut
Konjunktival	auf der Bindehaut des Auges anwenden	intrakutan (i. c.)	in die Haut
Otal	am und im Ohr anwenden	intraperitoneal	in die Bauchhöhle
Pulmonal	auf der Bronchial- u. Alveolarschleimhaut	intraartikulär	in ein Gelenk
Vaginal	in die Scheide einführen	intralumbal	in das Rückenmark
Rektal	in den Enddarm (Rektum) einführen	intrathekal	in den Liquorraum

Tab.1 Arzneimittelverabreichung

3.3.3 Pflegerische Aufgaben bei der Verabreichung

BEISPIEL

Frau Kolbe ist 84 Jahre alt und leidet unter einer ausgeprägten Hypertonie. Sie wird nun stationär mit Medikamenten gegen ihren Bluthochdruck eingestellt. Nach zwei Tagen meldet sich jedoch die Tochter der Klientin bei Pfleger Axel Wiebe und berichtet entsetzt, dass sie alle Tabletten im Nachtschrank ihrer Mutter gefunden habe. Nach einem Gespräch mit Frau Kolbe wird deutlich, dass sie vergessen hat, ihre Medikamente einzunehmen und sich im Nachhinein nicht getraut hat, den Pflegenden Bescheid zu sagen.

Neben Vergesslichkeit gibt es noch weitere Gründe, weshalb die Einnahme von Medikamenten nicht immer gewährleistet ist. So können schlechtes Sehen, körperliche Schwäche, ein reduzierter Allgemeinzustand sowie eine verminderte Feinmotorik ebenfalls Faktoren sein, die die selbstständige Applikation von Medikamenten beeinflussen. Es ist deshalb nicht nur die Aufgabe der Pflegenden, bei der Bereitstellung bzw. vor der Verabreichung der Arzneimittel erneut die ▌6-R-Regel und ▌Hygienemaßnahmen anzuwenden, sondern die Medikamenteneinnahme stets zu kontrollieren und den Klienten währenddessen nicht unbeaufsichtigt zu lassen.

6-R-Regel →S. 37

Hygienemaßnahmen →S. 38

Zudem ist es unverzichtbar, den Klienten über den Zeitpunkt der Einnahme, über die Verabreichungsart sowie über die Wirkung bzw. über unerwünschte Wirkungen zu informieren. Aber auch der Klient steht in der Verantwortung, die angereichten Präparate kritisch zu prüfen und bei Abweichungen noch einmal bei den Pflegenden nachzufragen, sofern sein Gesundheitszustand und seine kognitiven Fähigkeiten dies zulassen. Somit ist der Klient vollwertig in seine Behandlung involviert, was letztlich auch seine ▌Adhärenz steigert.

Adhärenz →S. 26

Darüber hinaus bieten Pflegende den Klienten an, sich bei Unklarheiten oder Besonderheiten nach der Applikation unverzüglich zu melden. Reagiert der Klient mit Unverträglichkeiten, so kann die Dosierung nur angepasst werden, wenn der Klient diese adäquat äußert.

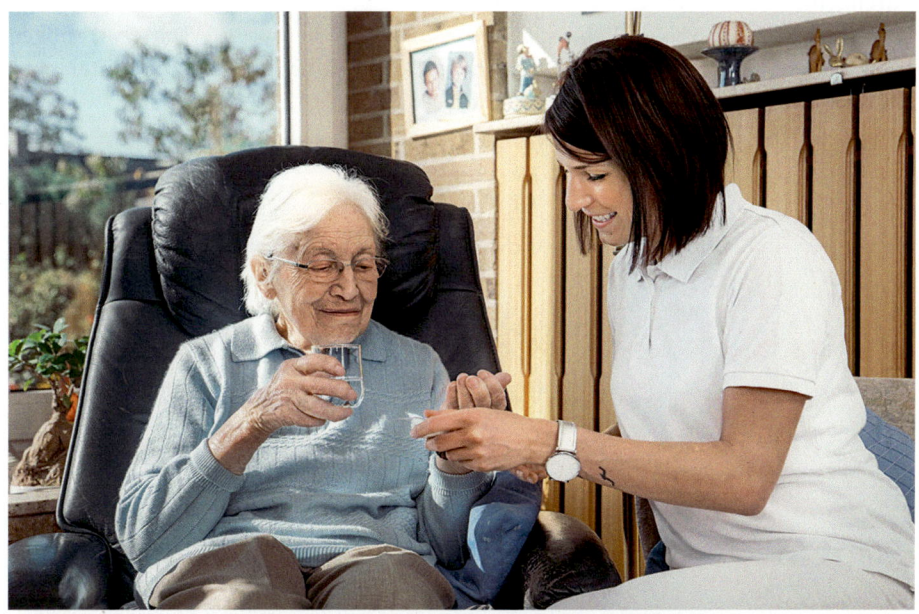

Bild 1 Pflegende unterstützen Klienten bei der Medikamenteneinnahme.

ARBEITSVORSCHLAG

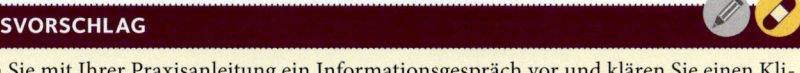

Bereiten Sie mit Ihrer Praxisanleitung ein Informationsgespräch vor und klären Sie einen Klienten über seine angeordneten Arzneimittel, die möglicherweise zu beachtenden Einnahmehinweise oder ähnliche Besonderheiten auf. Beantworten Sie dabei auch Verständnisfragen des Klienten und machen Sie ihn darauf aufmerksam, dass er sich bei Auffälligkeiten sofort bei Ihnen melden soll.

3.4 Medikamentengabe nachbereiten und bewerten

3.4.1 Klienten verantwortungsbewusst beobachten

Hauptsächlich beobachten Pflegende die Klienten nach der Verabreichung der Medikamente, um mögliche Komplikationen im Verlauf frühzeitig zu erkennen und eine adäquate Reaktion zu gewährleisten. Deshalb ist es unverzichtbar, dass sie über folgende Kenntnisse – vor allem zu dem jeweiligen Präparat – verfügen:

- Wirkmechanismen
- mögliche Nebenwirkungen bzw. unerwünschte Wirkungen
- mögliche Wechselwirkungen
- Schwerpunkte der Klientenbeobachtung
- Gegenmaßnahmen
- notwendige Schritte der Ersten Hilfe

Antibiotikum → S. 122

Zytostatikum → S. 172

anaphylaktischer Schock
akut lebensbedrohliche Überempfindlichkeitsreaktion des Klienten auf bestimmte Substanzen

Delegation → S. 33

Die intravenöse Applikation von ▌Antibiotika und ▌Zytostatika fordert aufgrund der Risikoträchtigkeit – massive Unverträglichkeiten bis hin zum ▌anaphylaktischen Schock können auftreten – bei der ersten Gabe ein besonderes Augenmerk auf die Beobachtung des Klienten. Deshalb kann diese Tätigkeit nicht von Ärzten an Pflegende ▌delegiert werden. Die Gabe von Zytostatika wird sogar stets durch den Arzt durchgeführt.

Um mögliche Überempfindlichkeitsreaktionen oder Neben- bzw. Wechselwirkungen zu erkennen, beobachten die Pflegenden den Klienten nach der Arzneimittelapplikation auf folgende Probleme:

Die Arbeitsgemeinschaft der Wissenschaftlichen Medizinischen Fachgesellschaften e. V. veröffentlicht eine Leitlinie zu Akuttherapie und Management der Anaphylaxie:
www.awmf.org

› Leitlinien

› Leitliniensuche

Stichwort: Anaphylaxie

ZNS	– Unruhe, Angst, Rückzugsverhalten – Orientierungslosigkeit – Kopfschmerzen – Bewusstseinseinschränkung bis Bewusstlosigkeit
Haut	– Juckreiz – „flush": anfallsweise Rötung (Erythem), Blässe – „Angio-(Quincke-)Ödem": starke Schwellung der Subkutis beispielsweise im Gesicht – generalisierte Ödembildung
Abdomen	– krampfartige Bauchschmerzen – Übelkeit, Erbrechen – Diarrhö bis hin zu unwillkürlicher Stuhlentleerung (Defäkation) – massiver Harndrang
Respirationstrakt	– Brennen/Kribbeln der Zunge und des Gaumens – Ödembildung im Mund-Rachen-Raum mit kloßiger Sprache und Schluckbeschwerden – inspiratorischer Stridor – Tachydyspnoe – Larynxödem mit Zyanose und akuter Atemnot – Atemstillstand
Herz-Kreislauf-System	– Tachykardie/Bradykardie – starke Gefäßerweiterung (Vasodilatation) – ausgeprägte Hypotonie – Arrhythmien – starker Flüssigkeitsverlust (Hypovolämie) bis hin zum Schock – Herz-Kreislauf-Stillstand

HINWEIS

Beobachten Pflegende mögliche Auffälligkeiten, so unterbrechen sie die Applikation umgehend und verständigen sofort einen Arzt. In Kooperation werden die notwendigen Handlungsschritte eingeleitet.

3.4.2 Verantwortungsbewusst mit Fehlern umgehen

BEISPIEL

Der Gesundheits- und Krankenpfleger Kai Dovric verabreicht dem fünfjährigen Tim am Nachmittag die Novalgintropfen, die auf seinem Medikamentenplan notiert sind. Als er die Gabe in der Kurve dokumentieren möchte, fällt ihm auf, dass die Schmerzmedikation vormittags bereits durch den Arzt abgesetzt wurde. Die Änderung wurde nicht auf den Plan übertragen.

❚Fehler bei der Arzneimittelgabe lassen sich nicht vollkommen ausschließen, da es eine von Personen durchgeführte Handlung darstellt. Hat sich ein Zwischenfall ereignet, handeln die Pflegenden in Kooperation mit dem interdisziplinären Team folgendermaßen:

- die Medikamentengabe wenn möglich direkt unterbrechen
- umgehend einen Arzt verständigen
- bei Bedarf Gegenmaßnahmen durchführen (evtl. Gabe eines ❚Antidots)
- den Klienten auf mögliche Auswirkungen beobachten
- die Leitung/ das Team informieren
- den Klienten/ die Angehörigen informieren (erfolgt durch den Arzt)
- Fehler, Vorgehen und Umstände möglichst objektiv in der Akte des Klienten dokumentieren
- zusätzlich für die persönlichen Unterlagen ein Gedächtnisprotokoll über den Vorfall anfertigen

Fehler bei der
Arzneimittelgabe ➜ S. 36

Antidot
griech : Antidotum = Gegenmittel, Gegengift
Substanz, die ein Gift/ eine Vergiftung in der Wirkung herabsetzen oder aufheben kann

Klient erhält ein falsches/ fehlerhaftes Medikament	Fehler kommunizieren	Arzt
		Klient/Angehörige
		Leitung
		Kollegen
	Auswirkungen beobachten	Vitalzeichen
		Bewusstseinslage
		Verhalten
		Ausscheidungen
		Aussehen
	Fehler dokumentieren	Kurve des Klienten
		Enrichtungsinterne/übergreifende Meldesysteme

Im Internet finden Sie Ereignismeldesysteme, wie z. B. pasis:
www.medsis.de/pasis_v5/index.php

Hier können Sie u. a. Fallberichte zur fehlerhaften Medikamentengabe nachlesen.

Weitere Berichte finden Sie z. B. hier:
www.kritische-ereignisse.de

Suchbegriff: Medikamentengabe

HINWEIS

Wird ein einschneidendes Ereignis und dessen Folgen nicht in vollem Umfang dokumentiert, kann dies juristische Konsequenzen nach sich ziehen.

Gut ist es, wenn in einer Gesundheitseinrichtung eine offene Fehlerkultur vorherrscht, d. h. ein unbelasteter Umgang mit potenziellen Risiken, (Beinahe-)Zwischenfällen und tatsächlichen Fehlern besteht. Somit reduziert sich die Angst vor negativen Konsequenzen, die Durchführenden erlangen mehr Sicherheit im Umgang mit Arzneimitteln und aus den beschriebenen, analysierten Vorfällen können Strategien zur Fehlervermeidung entwickelt werden.

HINWEIS

Man muss nicht jeden Fehler selbst machen, um daraus zu lernen!

Neben der sachgerechten Dokumentation in der Akte des Klienten ist es in einigen Einrichtungen bereits üblich, interne oder übergreifende Fehlermeldesysteme zu nutzen, um eine Weiterentwicklung in der eigenen Organisation bzw. für die jeweiligen Berufsgruppen anzuwenden.

3.4.3 Arzneimittel entsorgen

Allgemeine Entsorgung von Medikamenten

Die Apotheken sind nicht verpflichtet, Altmedikamente, beispielsweise nach dem Verfall, entgegenzunehmen, um sie zu entsorgen. Vielmehr ist dies als Serviceleistung für die Kunden zu sehen.

Ein Faltblatt des Umweltministeriums NRW zur Arzneimittelentsorgung finden Sie hier:
www.umwelt.nrw.de/fileadmin/redaktion/PDFs/umwelt/arzneimittelabfall.pdf

Klienten werden dahingehend beraten, dass sie Medikamente im häuslichen Umfeld im Hausmüll entsorgen können. Dabei ist der Ausschluss der weiteren Verwendung von großer Bedeutung. Dies gilt insbesondere für Haushalte mit Kindern, die Tabletten oder Dragees versehentlich als Süßigkeiten fehldeuten können. Tabletten sollen somit nicht aus den Blistern entfernt und möglichst nicht direkt ersichtlich, z. B. verpackt in eine Plastiktüte, verworfen werden. Flüssigkeiten lassen sich in saugfähiges Material, wie z. B. Zellstoff, entleeren und anschließend im Restmüll entsorgen. Entscheidend ist, dass Altmedikamente nicht über die Toilette oder den Ausguss beseitigt werden. Dies stellt eine große Belastung für die Umwelt dar. Das Wasser als Lebensraum für Tiere und Pflanzen sowie die Trinkwasseraufbereitung werden durch Arzneimittelrückstände immens belastet.

Im stationären Bereich gelten die gleichen Grundsätze. Hier werden oftmals aussortierte Medikamente an die Lieferapotheke zurückgeschickt. Angebrochene Präparate werden wie oben beschrieben behandelt.

Entsorgung von Betäubungsmitteln

Betäubungsmittel ➔ *S. 21*

Bei der Entsorgung von ▌Betäubungsmitteln sind besondere Vorsichtsmaßnahmen einzuhalten. In stationären Einrichtungen erfolgt die Vernichtung von Ampullen, Tabletten usw. in Gegenwart von zwei Zeugen in einer Weise, die eine Wiedergewinnung der Betäubungsmittel ausschließt. Betäubungsmittelhaltige Pflaster sind in möglichst kleine Stücke zu zerschneiden und zu verwerfen.

HINWEIS

Abgelaufene oder nicht mehr benötigte Betäubungsmittel (BtM) werden möglichst zur korrekten Entsorgung an die Lieferapotheke zurückgeschickt. Der Vorgang wird gewissenhaft im BtM-Buch dokumentiert.

ARBEITSVORSCHLAG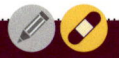

Lassen Sie sich von Ihrer Praxisanleitung den BtM-Schrank auf Ihrer Station zeigen und detailliert erklären. Kontrollieren Sie gemeinsam den Bestand. Notieren Sie, wie die Bestandskontrolle erfolgt und Zu- und Abgänge im BtM-Buch dokumentiert werden.

Entsorgung von Zytostatika

Restmengen von Zytostatika sind aufgrund des Arbeitsschutzes gesondert zu entsorgen. Der Abfallbehälter muss fest verschließbar und mit der Aufschrift „Zytostatika-Abfälle" versehen sein. Kontaminiertes Material wird ebenfalls in diese Behälter gegeben. Läuft ein Zytostatikum aus oder wird verschüttet, so erfolgt die Reinigung mit einem speziellen Notfallset, das alle Vorkehrungen des Arbeitsschutzes beinhaltet.

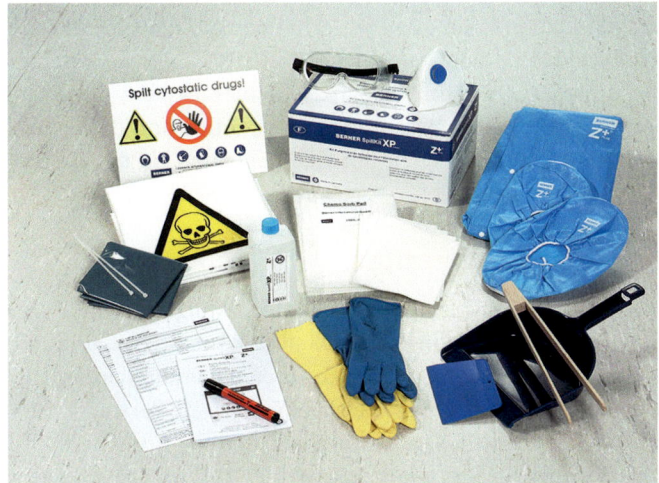

Bild 1 Zytostatika-Notfall- und Reinigungsset

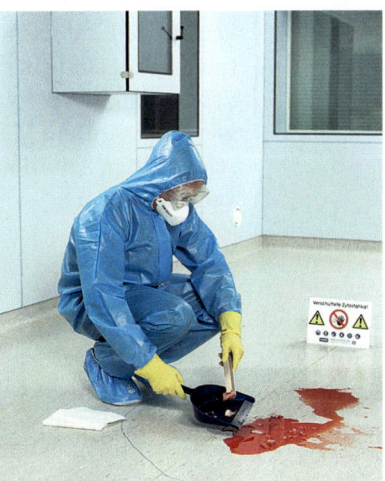

Bild 2 Entfernung verschütteter Zytostatika

Entsorgung von Hilfsmitteln

Scharfkantige oder spitze Hilfsmittel wie Spritzen oder Kanülen werden separat in stich- und bruchfesten Einwegbehältern gesammelt und entsorgt. Die Klienten sollten dies ebenso für das häusliche Umfeld übernehmen, um potenziellen Stichverletzungen anderer Menschen vorzubeugen.

3.4.4 Arzneimittelgabe korrekt dokumentieren

Der durchführende Pflegende zeichnet per Handzeichen nach erfolgter Applikation die Medikamente in der Dokumentation des Klienten ab. Dies erfolgt möglichst zeitnah, um Dopplungen der Verabreichung zu vermeiden. Ist eine Bedarfsmedikation erfolgt, wird diese mit exakter Uhrzeit und verabreichter Menge dokumentiert. In diesem Fall beschreibt der Pflegende die Notwendigkeit der Medikamentengabe zu dem genannten Zeitpunkt.

Besonderheiten im Verhalten des Klienten bei der Verabreichung werden ebenso beschrieben. Verweigert der Klient die Medikamenteneinnahme, so meldet der Pflegende dies an den zuständigen Arzt zurück und dokumentiert das Aussetzen der Applikation sowie die möglichen Beweggründe des Klienten.

> **HINWEIS**
>
> Sind Lernende in Pflegeberufen an der Medikamentenapplikation beteiligt, so bestätigen sie mit ihrem Handzeichen die Durchführung der Medikamentengabe. Zusätzlich muss der zuständige Pflegende dies gegenzeichnen, da diesem letztendlich die Durchführungsverantwortung obliegt.

Die Verwendung von Betäubungsmitteln wird zum einen als erfolgte Gabe in der Dokumentation des Klienten abgezeichnet. Zum anderen wird die Nutzung im BtM-Buch klientenbezogen als Abgang durch die Unterschrift des Pflegenden festgehalten.

Im Umgang mit Arzneimitteln besteht die Gefahr einer sogenannten Überdokumentation. An unterschiedlichen Stellen werden die angeordneten Medikamentengaben eines Klienten notiert. Vor allem durch Übertragungsfehler oder fehlende Änderungen auf den unterschiedlichen Plänen kann es zu fehlerhaften Applikationen kommen. Somit sind eine klare Struktur und bei verschiedenen Übersichten ein effektives System zur Kontrolle erforderlich, damit mögliche Fehler rasch aufgedeckt werden. Wird die Medikamentenverordnung aufgrund der Menge und der unterschiedlichen Anordnungen zu unübersichtlich, legen die Pflegenden ein neues Kurvenblatt o. Ä. an.

3.4.5 Eine Notfallsituation nachbereiten

Im Anschluss an ein Notfallgeschehen müssen sowohl Ärzte als auch Pflegende alle angeordneten und applizierten Medikamente gewissenhaft dokumentieren und mit ihrem Handzeichen bestätigen. Sind parallel zu der konkreten Verabreichung alle Medikamente mit Menge und Zeitpunkt der Gabe durch eine separate Person notiert worden, fällt es den durchführenden Personen deutlich leichter, ihr Vorgehen korrekt und in der zeitlichen Abfolge nachzuhalten und in der Dokumentation des Klienten zu vermerken.

Durch den raschen Handlungsbedarf in der vorangegangenen Stresssituation fehlte den behandelnden Personen in dem konkreten Moment die Zeit, ihr Vorgehen intensiv zu überdenken. Deshalb ist es sinnvoll, dass innerhalb des interdisziplinären Teams im Nachhinein eine Reflexion bezüglich der getätigten Maßnahmen erfolgt. Mit Blick auf den Schwerpunkt der medikamentösen Behandlung können die Indikation der verschiedenen Medikamente sowie die Wirkung auf den Klienten thematisiert werden. Außerdem kann die Organisationsstruktur in dem jeweiligen Arbeitsbereich, z. B. in Bezug auf Verfügbarkeit der notwendigen Medikamente und Hilfsmittel, Zusammenarbeit im Team bei der Zubereitung sowie der Verabreichung, Dokumentation innerhalb der Situation, zum Thema der Reflexion gemacht werden. Durch eine kritische Rückschau kann sich das komplette Team weiterentwickeln und auf kommende Notfallsituationen besser vorbereiten.

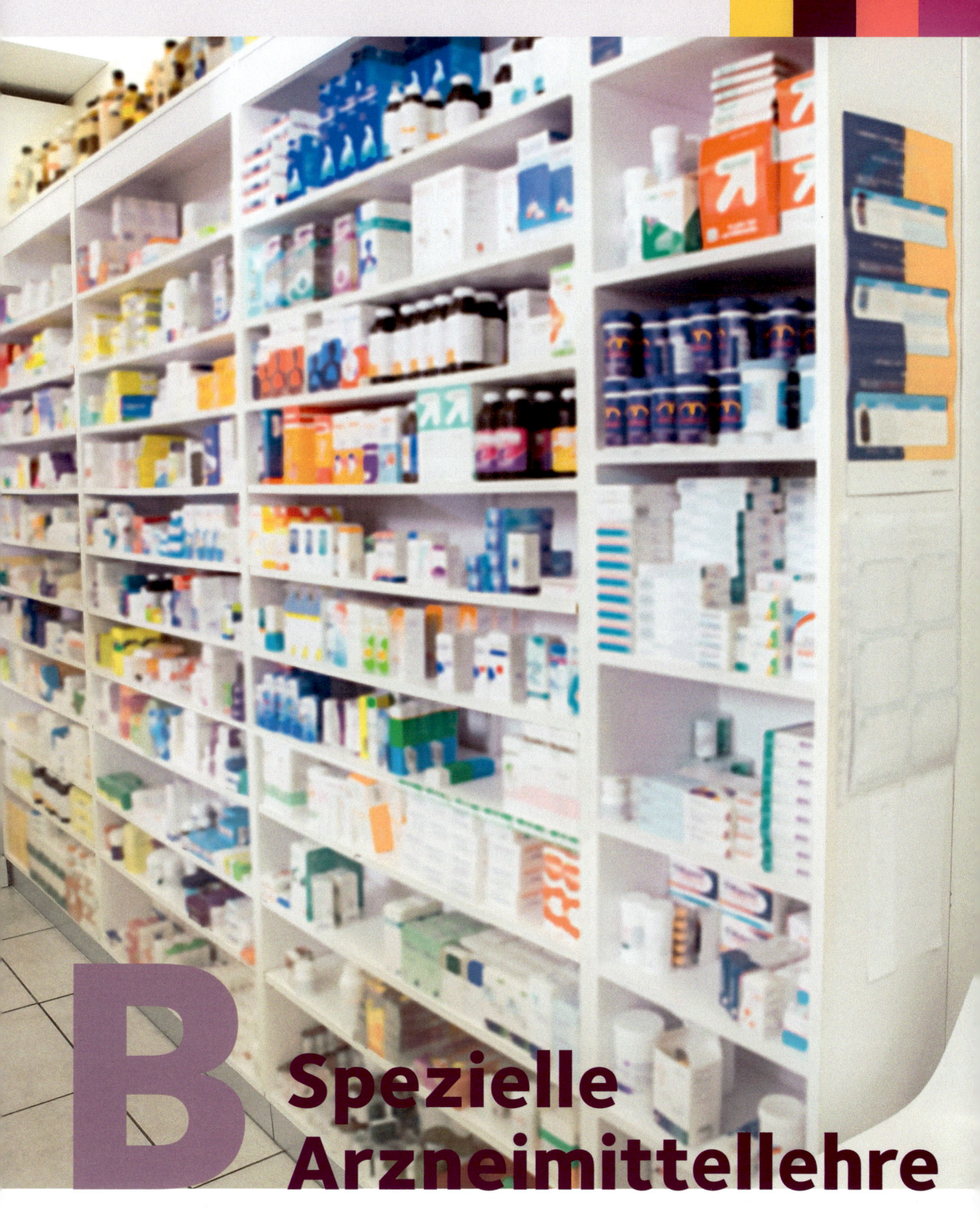

B Spezielle Arzneimittellehre

1 SCHMERZ UND FIEBER

Analgetikum
griech. a(n) = ohne; algos = Schmerz

Antipyretikum
griech. anti = gegen; pyr = Feuer

Schmerz und Fieber sind zunächst – wie auch die Entzündung – physiologische Reaktionen des Körpers auf schädliche Einwirkungen und wichtige Schutzmechanismen. Aufgrund ähnlicher zugrunde liegender Mechanismen sind einige Medikamente, die Schmerzen lindern (nichtopioide ▌Analgetika), auch fiebersenkend wirksam. Sie werden dann als ▌Antipyretika bezeichnet.

Schmerz lenkt die Aufmerksamkeit auf eine drohende oder bereits eingetretene (Zell-)Schädigung. Er ermöglicht eine unter Umständen lebensrettende schnelle Reaktion. Lokalisation, Intensität und Qualität des Schmerzes geben wichtige Hinweise zu Ort und möglichem Auslöser der Schädigung. Sobald der Schmerz seine Warnfunktion erfüllt hat, ist er dagegen eher hinderlich.

BEISPIEL

Frau Meier hatte eine OP mit Bauchschnitt. Postoperativ bewegt sie sich aufgrund der Schmerzen im Wundgebiet nur sehr wenig und atmet eher flach, sie vermeidet es zu husten. Dies begünstigt eine Sekretansammlung in nicht gut belüfteten Lungenbezirken und eine Keimvermehrung Frau Meier ist stark pneumoniegefährdet.

Deutsches Netzwerk für Qualitätsentwicklung in der Pflege (Hrsg.) (2011): Expertenstandard Schmerzmanagement in der Pflege bei akuten Schmerzen. 1. Aktualisierung. Osnabrück: DNQP

Prostaglandine → S. 53

nichtopioide Analgetika → S. 53

opioide Analgetika → S. 59

Folgen bei nicht ausreichend behandeltem Schmerz

Postoperativer Schmerz in Thorax oder Abdomen beeinträchtigt z. B. das tiefe Durchatmen oder Abhusten und begünstigt so eine Pneumonie. Der Klient bewegt sich zudem eher zögerlich und ist dadurch thrombose- und dekubitusgefährdet. Anhaltender Schmerz in Muskeln oder Gelenken führt zu Schonhaltungen oder Fehlbelastungen und in der Folge zu weiteren Schädigungen. Nicht behandelte akute Schmerzen begünstigen die Entstehung eines Schmerzgedächtnisses und können sich zu chronischen Schmerzen entwickeln.

HINWEIS

Bei Kindern können nicht angemessen behandelte Schmerzen zu einer veränderten Schmerzwahrnehmung im ganzen weiteren Leben führen. Besonderes Augenmerk sollte daher bereits bei Neugeborenen auf die Schmerzprävention gerichtet werden.

Ansatzpunkte der Analgetika

Der am Ort der Schädigung entstandene Schmerzreiz kann auf dem Weg ins Gehirn und damit ins Bewusstsein an drei unterschiedlichen Stellen durch Medikamente gemindert oder gestoppt werden:

1. direkt am Ort der Entstehung durch eine Hemmung der ▌Prostaglandinsynthese (▌nichtopioide Analgetika)
2. an der Synapse im Rückenmark, wo der Reiz vom peripheren Nerv auf einen Rückenmarksnerv übertragen wird (▌opioide Analgetika)
3. direkt am Nerv durch ein Blockieren der elektrischen Weiterleitung der Aktionspotenziale (Lokalanästhetika; sie werden in diesem Buch nicht thematisiert)

1.1 Nichtopioide Analgetika (Prostaglandinsynthesehemmer)

Analgetika sind Medikamente, die den Schmerz lindern oder unterbinden, ohne – im Gegensatz zu Narkotika – das Bewusstsein zu beeinflussen. Nichtopioide Analgetika werden in Bezug zu ihrem Wirkort/Wirkmechanismus auch als „periphere" Analgetika bezeichnet. Sie sind die am häufigsten zur Selbstmedikation verwendeten Arzneimittel.

1.1.1 Wirkweise der nichtopioiden Analgetika

Nichtopioide Analgetika hemmen bzw. unterbinden die Prostaglandinsynthese. Prostaglandine sind Substanzen, die bei einer Verletzung oder Entzündung im Gewebe freigesetzt werden und die Nervenenden des schmerzleitenden Systems (Nozizeptoren) sensibilisieren. Werden keine Prostaglandine synthetisiert, können sie bei einer Schädigung nur begrenzt oder gar nicht ausgeschüttet werden. Es erfolgt keine Sensibilisierung der Nozizeptoren, also kein Schmerzreiz.

Synthese
Zusammenfügen bzw. Herstellen

Zwei Arzneimittelgruppen werden unterschieden: Substanzen, die chemisch gesehen Säuren sind, z. B. Acetylsalicylsäure (Aspirin®, ASS ratiopharm®), und solche Substanzen, die keine Säuren sind, z. B. Paracetamol.

Nichtopioide Analgetika	
„Saure" Wirkstoffe	**„Nichtsaure" Wirkstoffe**
Hemmen die Prostaglandinsynthese in der Peripherie	Passieren die Blut-Hirn-Schranke und hemmen die Prostaglandinsynthese vorwiegend auf Rückenmarksebene (zentral)
Wirken zusätzlich • antipyretisch • antientzündlich	Wirken zusätzlich • antipyretisch Hinweis: nicht antientzündlich
Beispiele: Acetylsalicylsäure, Ibuprofen, Diclofenac	Beispiele: Paracetamol, Metamizol

Tab. 1 Einteilung der nichtopioiden Analgetika

HINWEIS

Aufgrund ihrer antientzündlichen Eigenschaften werden die Substanzen der „sauren" Gruppe auch bei Rheuma eingesetzt, vor allem Ibuprofen. In Abgrenzung zu anderen Rheumamedikamenten werden sie als **n**icht**s**teroidale **A**nti**r**heumatika bezeichnet, abgekürzt NSAR.

1.1.2 Unerwünschte Wirkungen und Wechselwirkungen

Viele unerwünschte Wirkungen der peripheren Analgetika haben ihren Ursprung in den vielfältigen physiologischen Wirkungen der Prostaglandine im Organismus.

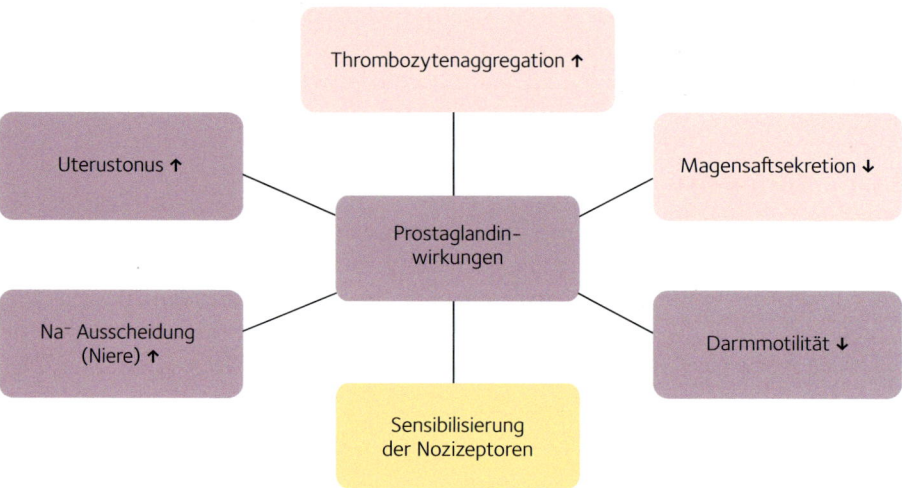

Eine generelle Hemmung der peripheren Prostaglandinsynthese führt dazu, dass Prostaglandine auch für wichtige physiologische Prozesse nicht ausreichend zur Verfügung stehen. Die daraus resultierenden unerwünschten Wirkungen (UAW) treten insbesondere bei Substanzen der sauren Gruppe auf (NSAR).

Wichtigste unerwünschte Wirkungen der NSAR

- Schleimhautläsionen und Mikroblutungen im Magen-Darm-Trakt:
  Bei einer Hemmung der Prostaglandine werden Verdauungssäfte, vor allem Magensaft, auch dann vermehrt ausgeschüttet, wenn keine Nahrung im Magen ist. Die Schleimhäute sind aufgrund des dauerhaft stark sauren Milieus anfälliger. Bei häufiger oder dauerhafter Einnahme der Analgetika entstehen dadurch unweigerlich Schleimhautläsionen und Mikroblutungen. Die unerwünschten Auswirkungen werden gemildert, wenn der Klient gleichzeitig einen ❙Protonenpumpenhemmer bekommt. Der pH-Wert des Magensaftes wird dadurch erhöht (= weniger sauer).

Protonenpumpenhemmer → S. 71

- Beeinträchtigung der Blutstillung:
  Fehlen Prostaglandine, sind auch die Mechanismen der ❙Blutstillung beeinträchtigt. Wunden bluten länger und stärker. Bereits die Einnahme einer Tablette Acetylsalicylsäure 500 mg erschwert die Blutstillung in den folgenden zehn bis 14 Tagen. Dies ist in der Notfallmedizin und im OP eine gravierende unerwünschte Wirkung. Gleichzeitig nutzt man diese Wirkung zur Thromboseprophylaxe.

Blutstillung → S. 98

- Weitere unerwünschte Wirkungen:
  - Schädigung der Nieren bis zu Funktionsstörungen, die eine Dialyse erfordern
  - Auslösung von Asthmaanfälle bei ❙Prädisposition
  - Ohrensausen bis zu ernsthaften, aber reversiblen Hörstörungen
  - Juckreiz, Hautausschlag, Schwellungen im Gesicht, z. B. Lidödeme (v. a. bei Diclofenac)
  - bei parenteraler Gabe Gefahr eines anaphylaktischen Schocks (v. a. bei Diclofenac)

Prädisposition
genetische Vorbelastung, Neigung

> **HINWEIS**
>
> Acetylsalicylsäure (ASS, z. B. Aspirin®) ist für Kinder nicht zugelassen. Sie sind besonders gefährdet, bei viralen Infekten und gleichzeitiger Gabe von ASS eine besondere Form der Enzephalopathie (Hirnschädigung), das Reye-Syndrom, zu entwickeln. Dieses Syndrom ist sehr selten, aber häufig tödlich. Für Eltern ist eine Unterscheidung zwischen viralem und bakteriellem Infekt nicht leicht möglich, daher muss bei Bedarf, z. B. Schmerzen oder Fieber, auf andere Medikamente zurückgegriffen werden. Bei Kindern werden vorwiegend die Wirkstoffe Ibuprofen oder Paracetamol eingesetzt. Grundsätzlich sollten aber auch diese nur auf ärztlichen Rat bzw. auf Anordnung hin verabreicht werden. Eltern sind dahingehend zu beraten.

Bei Acetylsalicylsäure treten die UAW am stärksten auf. Deutlich besser verträglich ist Ibuprofen, es gibt inzwischen zahlreiche Zubereitungen, u. a. als Fiebersaft für Kinder.

Wichtigste unerwünschte Wirkungen der „nichtsauren" Substanzen

Die nichtsauren Substanzen hemmen die Prostaglandinsynthese eher zentral, daher ist das Nebenwirkungsprofil anders.

Paracetamol wirkt oral verabreicht weniger gut als die NSAR, ist aber als Kurzinfusion vor allem postoperativ sehr gut wirksam.

Bei sehr hoher Dosierung besteht die Gefahr einer Vergiftung durch die Auslösung von Leberzellnekrosen. Im Notfall kann hier mit dem Sekretolytikum ▌Acetylcystein (ACC) gegengesteuert werden. ACC schützt die Leber.

Acetylcystein → S. 96

> **HINWEIS**
>
> Die Dosierung von Paracetamol muss aufgrund der Vergiftungsgefahr bei Kindern streng nach kg/Körpergewicht berechnet werden. Es sollte Kindern nicht ohne ärztliche Anordnung verabreicht werden. In Fachkreisen wird seit Längerem eine Rezeptpflicht für Paracetamol diskutiert.

Metamizol wirkt auch vasodilatatorisch. Folgen können Hypotonie oder orthostatische Reaktionen sein, bei parenteraler Gabe auch eine Schocksymptomatik.

Harmlos, aber für Klienten irritierend, ist der rot verfärbte Urin. Der Farbstoff ist ein Abbauprodukt.

> **HINWEIS**
>
> Eine sehr seltene, aber schwere Nebenwirkung ist die Agranulozytose, eine Blutbildveränderung im Bereich der weißen Blutkörperchen, die tödlich verlaufen kann. Aufgrund dieser Nebenwirkung ist Metamizol in einigen Ländern nicht zugelassen.

Metamizol sollte wegen seines Nebenwirkungsprofils nur bei Unverträglichkeit der anderen Medikamente verabreicht werden. Es ist rezeptpflichtig.

Wichtige Wechselwirkungen bei allen nichtopioiden Analgetika

- ▌Glukokortikiode verstärken die Magen-Darm-Symptomatik.
- ▌Gerinnungshemmende Medikamente erhöhen das Risiko von Blutungen.
- ▌Orale Antidiabetika wirken stärker (Blutzucker sinkt).
- ▌ACE-Hemmer wirken schwächer (geringere Blutdrucksenkung).

Glukokortikoide → S.158

gerinnungshemmende Medikamente → S. 103

orale Antidiabetika → S. 118

ACE–Hemmer → S. 79

Hier finden Sie die Homepage der DGSS:
www.dgss.org

1.1.3 Pflegerische Konsequenzen

Schmerzen sind neben den physischen Einschränkungen zudem unangenehm bis unerträglich, reduzieren die Konzentrationsfähigkeit, verengen die Wahrnehmung und hindern Menschen daran, aktiv am Alltagsleben oder Genesungsprozess teilzunehmen. Nach der Ethik-Charta der Deutschen Schmerzgesellschaft e.V. (DGSS) haben alle Menschen ein Recht auf angemessene Schmerzlinderung.

ARBEITSVORSCHLAG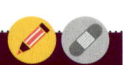

Erinnern Sie sich an eine Situation, in der Sie Schmerzen hatten. Welche Auswirkungen hatte der Schmerz auf Ihren Alltag, Ihre Leistungsfähigkeit oder Ihre sozialen Interaktionen? Tauschen Sie sich in der Lerngruppe darüber aus.

Objektiver Schmerzreiz und subjektive individuelle Bewertung

Während Reizentstehung und -weiterleitung objektiv sind, ist die Bewertung des Reizes, die **Schmerzempfindung**, individuell sehr unterschiedlich. Sie wird beeinflusst von bisherigen Erfahrungen oder der Einschätzung, wie bedrohlich die Schädigung ist. Der Ausdruck von Schmerzen wiederum wird beispielsweise geprägt vom gesellschaftlich akzeptierten oder familiär gelernten Umgang mit Schmerzen. Die Schmerzempfindung ist von Mensch zu Mensch anders. Nur der Klient selbst kann den Schmerz beschreiben und eine Aussage zu dessen Intensität treffen.

HINWEIS

Wir hören einen Ton, wenn Schallwellen auf das Trommelfell treffen und über den Hörnerv weitergeleitet werden. Dies ist objektiv. Ob wir diesen Ton als Musik oder Lärm bewerten, entspannend oder nervtötend, angenehm oder zu laut, ist individuell sehr unterschiedlich. Auch bei der Sinneswahrnehmung „Schmerz" ist diese Unterscheidung notwendig.

NRS
Numerische Rangskala

VAS
Visuelle Analogskala, auch als Smiley-Analogskala (SAS) verfügbar

Oberstes Gebot für Pflegende ist es, die Aussagen des Klienten zum Vorhandensein und der Intensität von Schmerzen zu respektieren. Die Selbsteinschätzung des Klienten hat Vorrang vor der Fremdeinschätzung durch Pflegende. Mittels standardisierter Skalen wie ❙NRS oder ❙VAS lassen sich die Aussagen objektivieren.

Kein Schmerz

Schwacher, dennoch belastender Schmerz

Stechender, sehr unangenehmer Schmerz

Schrecklicher Schmerz

Nicht mehr aushaltbarer Schmerz

Schlimmster vorstellbarer Schmerz

NRS 0   1   2   3   4   5   6   7   8   9   10

Bild 1 Smiley-Analogskala (SAS), mit deren Hilfe Kinder ab ca. drei Jahren die Schmerzintensität einschätzen können

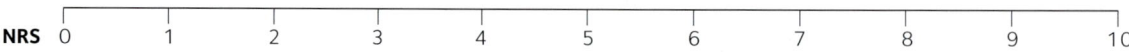

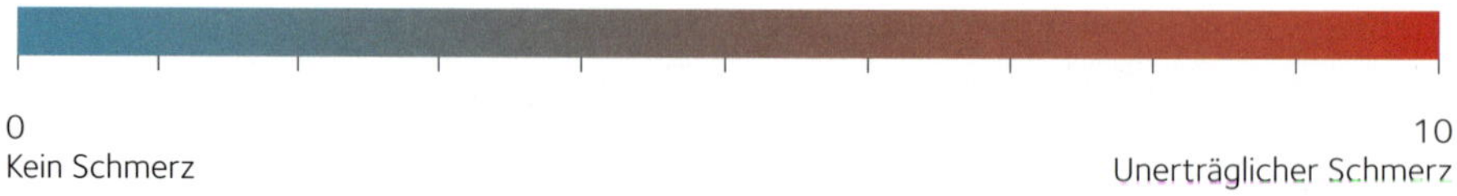

0
Kein Schmerz

10
Unerträglicher Schmerz

Bild 2 Verknüpfung einer Numerischen Rangskala mit einer Visuellen Analogskala. Klienten, die mit Zahlen nicht gut zurechtkommen und für die Smileys unangemessen sind, können anhand der Farben die Schmerzintensität ausdrücken.

Zeitpunkt der Verabreichung

Nimmt der Klient erst bei spürbaren Schmerzen ein Analgetikum, setzt die Schmerz-linderung auch erst ein, wenn die bereits ausgeschütteten Prostaglandine aufge-braucht sind. Zudem muss der Klient die Medikation einfordern. Dies bringt ihn in eine Position der Abhängigkeit vom Personal.

Bei bekannten Schmerzen, z. B. postoperativ, ist eine Analgetikagabe nach festem Zeitschema einer bedarfsorientierten Gabe vorzuziehen. Die nächste Dosis wird verabreicht, bevor die Wirkung nachlässt und der Klient erneut Schmerzen spürt.

↓ Schmerzmittelgabe

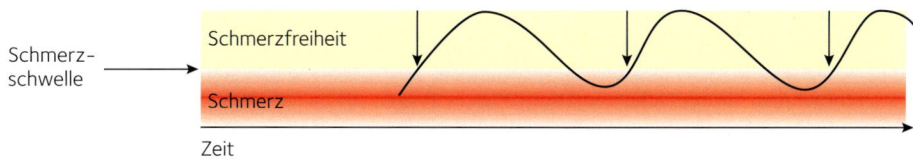

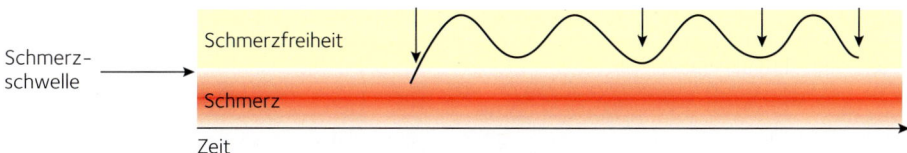

Bild 1 Medikamentenspiegel im Blut des Klienten und Schmerzempfinden bei bedarfsorientierter Schmerztherapie (oben) und Therapie nach Zeitschema (unten)

Weiterhin ist es sinnvoll, zur Schmerzprävention Analgetika bereits vor geplanten Interventionen, die erfahrungsgemäß schmerzhaft sind, zu verabreichen, z. B. vor Mobilisation, Lagerung, Atemtherapie oder Verbandwechsel. Die dafür nötige ▌Be-darfsanordnung ist vom Arzt einzuholen und entsprechend zu dokumentieren.

Bedarfsmedikation → *S. 35*

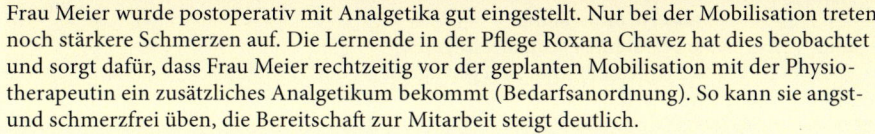

BEISPIEL

Frau Meier wurde postoperativ mit Analgetika gut eingestellt. Nur bei der Mobilisation treten noch stärkere Schmerzen auf. Die Lernende in der Pflege Roxana Chavez hat dies beobachtet und sorgt dafür, dass Frau Meier rechtzeitig vor der geplanten Mobilisation mit der Physio-therapeutin ein zusätzliches Analgetikum bekommt (Bedarfsanordnung). So kann sie angst- und schmerzfrei üben, die Bereitschaft zur Mitarbeit steigt deutlich.

Umsetzung der Therapie und Überwachung der Wirkung

Pflegende sind verantwortlich für die Umsetzung der angeordneten Therapie. Sie achten auf eine rechtzeitige Gabe der Medikamente und schätzen deren Wirksamkeit in Abhängigkeit der ▌Applikationsform ein. Bei der enteralen Applikation muss der Wirkstoff verschiedene Resorptionsbarrieren überwinden und wird durch die Leber bereits metabolisiert, bevor er über das Blut den Wirkort erreicht. Ein Überprüfen der Wirksamkeit der Medikation ist erst nach geraumer Zeit sinnvoll, laut Expertenstandard sollte es nach 60 Minuten erfolgen. Wird das Analgetikum parenteral verabreicht, ist mit dem Einsetzen der Wirkung früher zu rechnen. Eine Überprüfung ist laut ▌Expertenstandard bereits nach 30 Minuten möglich.

Applikationsformen ➜ *S. 44*

Expertenstandard
Schmerzmanagement ➜ *S. 52*

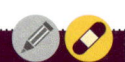

ARBEITSVORSCHLAG

Analysieren Sie in Ihrem Praxiseinsatz bei mehreren Klienten die Dokumentation hinsichtlich der Erfassung der Schmerzintensität, der angeordneten Schmerztherapie (festes Zeitschema/Bedarfsmedikation) und der Überprüfung der Wirksamkeit der verabreichten Analgetika. Was entnehmen Sie der Dokumentation? Welche Fragen stellen sich Ihnen? Welche Schlussfolgerungen ziehen Sie? Besprechen Sie Ihre Überlegungen mit Ihrer Praxisanleitung.

HINWEIS

Manche Klienten bringen den Schmerz nicht verbal zum Ausdruck. In diesem Fall benötigen Pflegende eine gute Beobachtungsfähigkeit, um Anzeichen von Schmerz erkennen zu können. Für Säuglinge und Klienten mit einer demenziellen Veränderung gibt es angepasste Assessmentinstrumente, die u. a. Gesichtsausdruck, Motorik, Weinen oder Jammern, die Körperhaltung und Aktivität einbeziehen.

Handlungsbedarf erkennen

Anzeichen für Therapiebedarf

Schmerzen:
- in Ruhe > 3/10
- in Bewegung > 5/10
  auf der NRS/VAS

Durch Schmerz:
- beeinträchtigte Mobilisation
- beeinträchtigte Atmung
- beeinträchtigter Schlaf

Nonverbale Hinweise auf Schmerzen unter anderem:
- Gesichtsausdruck, Schonhaltungen
- Schreien bei Kindern/Säuglingen
- Stressrektion (RR hoch, Puls hoch)

Anzeichen für zu hohe Dosierung/UAW

Schleimhautläsionen/Mikroblutungen:
- Sodbrennen
- Magendrücken
- blutiges Erbrechen
- positiver Haemoccult-Test®
- Teerstuhl

Verzögerte Blutstillung:
- ungewöhnlich schnelle/ausgeprägte Hämatombildung bei geringem Anlass

Asthmatische Beschwerden:
- Dyspnoe
- exspiratorischer Stridor

Anzeichen für zu niedrige Dosierung

Weiterhin Schmerzwerte > 3 auf der NRS/VAS

Durch Schmerz:
- Mobilisation beeinträchtigt
- Atmung beeinträchtigt
- Schlaf beeinträchtigt

1.2 Opioide Analgetika

1.2.1 Wirkweise der opioiden Analgetika

Opioide wirken auf Rückenmarksebene an der Synapse zwischen peripherem Nerv und Rückenmarksnerv. Sie hemmen die Übertragung und Weiterleitung des Schmerzreizes, indem sie an dieselben Rezeptoren binden wie die köpereigenen Endorphine des schmerzhemmenden Systems.

Außerdem wird das Schmerzerlebnis im Unterbewusstsein positiv beeinflusst: Schmerzen werden als weniger bedrohlich oder unangenehm erlebt.

> **HINWEIS**
>
> Ursprünglich wurden alle opioiden Wirkstoffe aus dem Grundstoff Opium, extrahiert aus Mohnsamen, entwickelt. Dazu gehörte auch Heroin, welches kurzzeitig als Analgetikum weit weitverbreitet war. Mit Bekanntwerden der stark süchtig machenden Wirkung wurde die Substanz Anfang des letzten Jahrhunderts als Droge eingestuft und verboten.

Wie stark Opioide wirken, wird im Vergleich zu Morphium (= 1) dargestellt. So ist Tramadol nur 0,006-mal so stark wie Morphin, Fentanyl dagegen 100-mal so stark. Dies muss bei der Dosierung bedacht werden. Zu beachten ist, dass die stark wirksamen Opioide den Bestimmungen des Betäubungsmittelgesetzes unterliegen, sie sind unter Verschluss zu halten und der Verbrauch ist lückenlos nachzuweisen.

Opioide werden in zahlreichen Applikationsformen angeboten. Im klinischen Kontext überwiegen parenterale Applikationen in Form von i. v. Gabe oder ❘peridualer Gabe sowie die orale Applikation. In der Langzeittherapie, z. B. bei Tumortherapie, ist eine gute Handhabbarkeit auch im ambulanten Bereich wichtig. Hier kommen bei einigen Wirkstoffen neben Zubereitungen zur oralen Applikation auch transdermale Systeme (TTS-Pflaster, z. B. Durogesic®) oder Nasensprays sowie Lutschtabletten zum Einsatz.

peridurale Gabe
griech. peri = neben, drumherum; lat. dura (mater) = harte (Hirnhaut) Medikamentengabe in den rückenmarksnahen Periduralraum

Analgetika bei der Tumorschmerztherapie
Für die Tumorschmerztherapie wurde das WHO-Stufenschema entwickelt. Es visualisiert ein Therapiekonzept bei vorhersehbar zunehmenden Schmerzen:

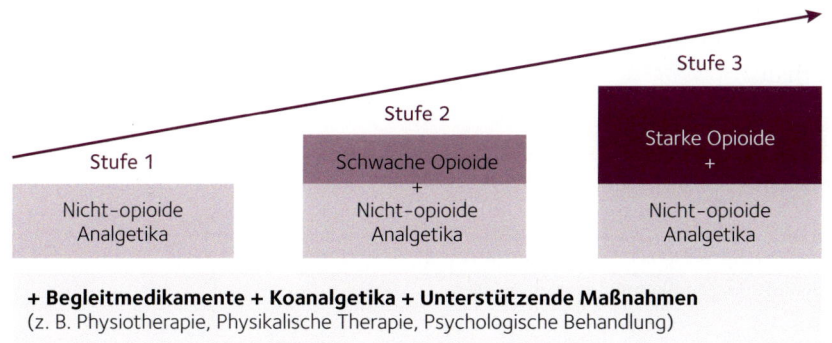

Bild 1 Stufenschema der Tumorschmerztherapie nach WHO

HINWEIS

In Stufe 3 werden die starken Opioide nicht zusätzlich gegeben, sondern sie ersetzen die schwach wirksamen Opioide.

Ergänzt werden die Analgetika in allen Stufen durch sogenannte **Koanalgetika**. Dies sind Medikamente, die eigentlich für andere Indikationen eingesetzt werden, z. B. Antidepressiva. Werden Analgetika mit diesen Arzneistoffen kombiniert, kann eine deutlich bessere Schmerzlinderung erreicht werden. Als **Begleitmedikamente** werden Wirkstoffe bezeichnet, die die unerwünschten Wirkungen mildern, z. B. Laxanzien.

HINWEIS

In der Therapie akuter postoperativer Schmerzen wird das Stufenschema teilweise umgekehrt genutzt. Direkt im Anschluss an die OP bekommt der Patient Opioide, kombiniert mit Nichtopioiden (Stufe 3 oder 2). Wenn die Schmerzen im Heilungsverlauf schwächer werden, kann auf Opioide verzichtet werden (Stufe 1).

1.2.2   Unerwünschte Wirkungen und Wechselwirkungen

Während die körpereigenen Endorphine nur direkt an der Synapse ausgeschüttet und wieder aufgenommen werden, erreichen die als Medikament verabreichten Opioide den Wirkort in der Regel über das Blut. Sie können so überall im Organismus an passende Rezeptoren (Opioidrezeptoren) binden. Daraus ergeben sich zahlreiche unerwünschte Wirkungen, die vorhersehbar sind. Keinesfalls sollte aufgrund dieser Wirkungen auf die Gabe von opioiden Analgetika verzichtet werden. Vielmehr werden die unerwünschten Wirkungen durch die Verabreichung von Begleitmedikamenten verhindert oder gemindert.

Für die Betreuung von Klienten, die Opioidanalgetika einnehmen, sind insbesondere die folgenden UAW von Bedeutung:

- Blutdrucksenkung durch ❘Vasodilatation
- Dämpfung des Atemzentrums – Achtung: ohne Atemnot!
- Übelkeit/Erbrechen – zu Beginn der Therapie
- Sedierung/Müdigkeit – zu Beginn der Therapie
- spastische Obstipation – immer präventive Intervention notwendig
- Harnverhalt

Vasodilatation
Gefäßerweiterung

patientenkontrollierte
Analgesie ➔ S. 61

HINWEIS

Eine (psychische) Abhängigkeit ist möglich, bei korrekter therapeutischer Anwendung von Opioiden jedoch sehr unwahrscheinlich. Sie kann vermieden werden, indem das Analgetikum nach festem Schema oder ❘patientenkontrolliert verabreicht wird und Schmerzzustände durch ungenügende Wirkung verhindert werden. Auf keinen Fall sollte der Klient bei Schmerzen auf sein Medikament warten müssen.

1.2.3   Pflegerische Konsequenzen

Alle bei den nichtopioiden Analgetika genannten pflegerischen Konsequenzen treffen auch auf die opioiden Analgetika zu. Die folgenden Aspekte sind als Ergänzung zu sehen.

Selbstbestimmung

Der Klient sollte bei der Schmerztherapie so viel Eigenverantwortung wie möglich bekommen. Im postoperativen Bereich wird dies durch eine patientenkontrollierte Analgesie (PCA) ermöglicht. Der Klient bekommt mittels Perfusor eine fest eingestellte Opiatdosis in 3 ml/h angegeben. Bei stärkeren Schmerzen, z. B. bei Mobilisation, kann er eine zusätzliche Bedarfsdosis per Knopfdruck abrufen. Bereits Vorschulkinder können damit gut umgehen. Klienten mit einer PCA-Pumpe werden vom Akutschmerzdienst betreut.

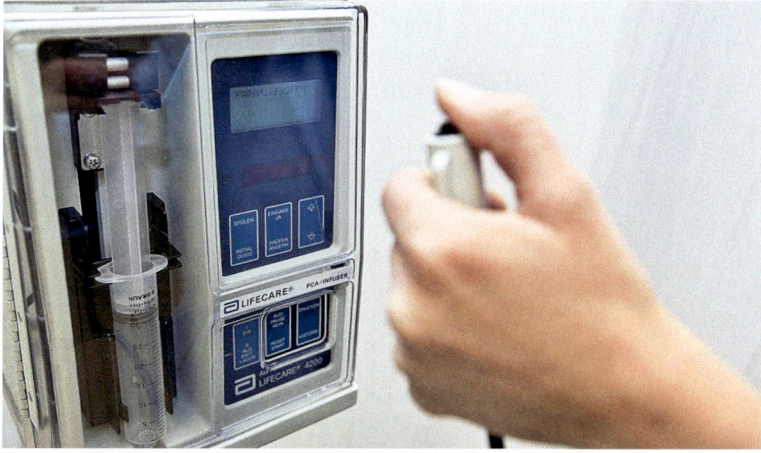

Bild 1 PCA-Pumpe

Bei der Behandlung von chronischen Schmerzen/Tumorschmerzen werden Applikationsformen gewählt, die der Klient ambulant selbstständig anwenden kann. Klienten mit Tumorschmerzen erhalten zusätzlich sogenannte Standby-Medikamente zur eigenständigen Anwendung bei Schmerzspitzen.

HINWEIS

Im Rahmen der Anästhesie erhalten Patienten in der Regel auch Opioide. Daher ist bei Patienten, die postoperativ aus dem Aufwachraum übernommen werden, auf die Nebenwirkungen der Opioide zu achten. Insbesondere Atmung, Blutdruck und Ausscheidung müssen beobachtet werden, auch dann, wenn die Patienten auf der Station keine Opioide mehr erhalten.

Anzeichen für unerwünschte Wirkungen

Anzeichen für unerwünschte Wirkungen sind nicht grundsätzlich als Zeichen einer zu hohen Dosierung zu werten. Sie zeigen nur, dass die Opioide wirken. Eine engmaschige Beobachtung des Klienten ermöglicht in Absprache mit dem Arzt eine angemessene Behandlung der unerwünschten Wirkungen durch Begleitmedikamente (siehe ▎WHO-Stufenschema).

WHO-Stufenschema → S. 59

Vasodilatation: Sie führt insbesondere im Zusammenhang mit Flüssigkeits- und/oder Blutverlusten zu einem Blutdruckabfall. Der Klient sollte ausreichend Zeit zur Mobilisation bekommen, um ▎orthostatischen Reaktionen vorzubeugen.

orthostatische Reaktion
Reaktion auf Regulationsstörung des Blutdrucks bei Wechsel in die aufrechte Körperposition, z. B. Schwindel, Kollaps

Spastische Obstipation: Die Obstipation entsteht durch eine verlangsamte Peristaltik im Magen-Darm-Trakt, während gleichzeitig die Muskulatur angespannt wird. Da sich in der Folge schnell ein sehr unangenehmer und bedrohlicher Darmverschluss (Ileus) entwickeln kann, ist eine medikamentöse Obstipationsprophylaxe obligatorisch. Pflegende müssen auf eine entsprechende Anordnung achten oder sie einholen.

Dämpfung des Atemzentrums: Trotz ansteigender pCO_2-Werte und niedriger pO_2-Werte erfolgt kein Atemreiz. Der Klient verspürt keine Atemnot, Atemfrequenz und Atemzugvolumen sinken. Auf Aufforderung atmet der Klient jedoch gut durch. Ventilationsvertiefende Maßnahmen, wie z. B. eine Kontaktatmung, sind angebracht.

Sedierung/Müdigkeit: Klienten fühlen sich zu Beginn der Therapie träge, schlapp und müde, sie können sich nicht konzentrieren. Dies ist insbesondere bei der Kommunikation mit dem Klienten zu berücksichtigen: Aufforderungen werden vielleicht verzögert oder verlangsamt umgesetzt, Informationen müssen unter Umständen mehrfach wiederholt werden.

Harnverhalt: Die Muskulatur der Harnblase und des Schließmuskels wird angespannt. Der Klient kann bei voller Blase keinen Urin ausscheiden. Daher ist der Blasenstand zu kontrollieren.

HINWEIS

Unter ethischen Gesichtspunkten ist der Einsatz von Placebos (Medikamente ohne Wirkstoff) in der Schmerztherapie unangemessen. Gerade Schmerzpatienten haben häufig einen langen Weg hinter sich, bis sie die richtige Diagnose bekommen. Für eine langfristig zufriedenstellende Therapie ist eine vertrauensvolle Zusammenarbeit von Arzt und Patient wichtig. Mit einer Placebo-Gabe wird der Patient jedoch hintergangen.

Nichtmedikamentöse Maßnahmen bei Schmerzen

Unterstützend zur medikamentösen Therapie sind insbesondere bei Klienten mit chronischen Schmerzen nichtmedikamentöse Maßnahmen zur Schmerzlinderung sinnvoll, z. B. Wärme oder Kälte, Massagen oder Entspannungsübungen. Mehr Informationen hierzu finden Sie im Expertenstandard.

Handlungsbedarf erkennen

Anzeichen für Therapiebedarf

Trotz nichtopioider Analgetika:
- Schmerzen in Ruhe > 3/10
- Schmerzen in Bewegung > 5/10 auf der NRS/VAS, insbesondere Tumorschmerzen

Durch Schmerz:
- beeinträchtigte Mobilisation
- beeinträchtigte Atmung
- beeinträchtigter Schlaf

Nonverbale Hinweise auf Schmerzen unter anderem:
- Gesichtsausdruck, Schonhaltungen
- Schreien bei Kindern/Säuglingen
- Stressrektion (RR hoch, Puls hoch)
- vegetative Reaktionen: Schweißausbruch, Übelkeit, Blutdruckabfall, hoher Puls

Anzeichen für UAW

- orthostatischen Reaktionen, Blutdruckabfall
- niedrige Stuhlfrequenzen, Stuhlverhalt, Bauchschmerzen
- niedrige Atemfrequenz, flache Atmung
- Benommenheit, Müdigkeit
- Harnverhalt, hoher Blasenstand

Anzeichen für zu niedrige Dosierung

Weiterhin Schmerzwerte > 3 auf der NRS/VAS
- beeinträchtigte Mobilisation
- beeinträchtigte Atmung
- beeinträchtigter Schlaf

1.3 Antipyretika

Fieber ist eine Reaktion des Organismus auf Fremdstoffe oder schädigende Einflüsse. Früher wurden Infektionskrankheiten, wie z. B. Malaria oder Typhus, u. a. anhand des Fieberverlaufs diagnostiziert.

1.3.1 Wirkweise der Antipyretika

Temperaturregulation

Die Temperaturregulation des Organismus unterliegt einem Regelkreis. Im Hypothalamus wird ein Temperatur-Sollwert eingestellt (Kerntemperatur 37 °C). Rezeptoren in der Peripherie überprüfen regelmäßig die Körpertemperatur (Istwert) und melden diese an den Hypothalamus zurück. Bei Abweichungen vom Sollwert wird entweder die Wärmeproduktion oder die Wärmeabgabe in Gang gesetzt.

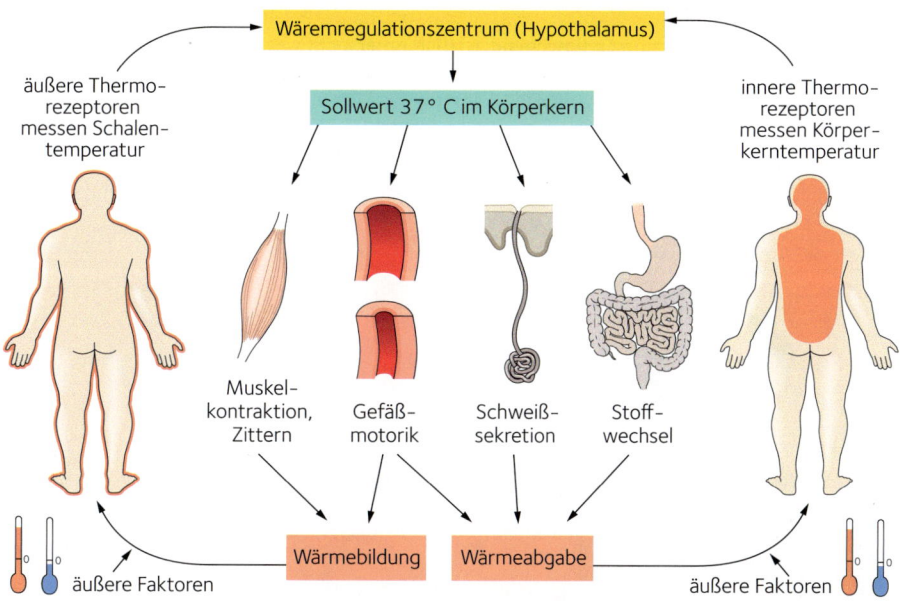

HINWEIS

Dies ist mit einer Heizung vergleichbar, an der die gewünschte Soll-Temperatur für die Wohnung erhöht wird. Daraufhin springt die Heizung an und produziert mehr Wärme, die dann durch die Heizkörper geleitet wird.

Entstehung von Fieber

Fieber entsteht, wenn der Sollwert im Hypothalamus höher eingestellt und damit die Wärmeproduktion angekurbelt wird. Kerntemperaturen bis 38 °C gelten als subfebril, Werte ab 38 °C werden als Fieber bezeichnet. Auslöser für diese Sollwert-Änderung sind Prostaglandine. Sie werden vermehrt ausgeschüttet, wenn Fremdstoffe in den Organismus eindringen, z. B. Bakterien, Viren oder körperfremde Proteine. Aber auch bei Gewebeverletzungen, z. B. bei Operationen, werden Prostaglandine im Rahmen der Entzündungsreaktion freigesetzt. Die Erhöhung der Kerntemperatur unterstützt den Organismus bei der (Immun-)Abwehr oder dem Abbau von zerstörtem Zellmaterial.

Therapieansätze bei Fieber

Fieber ist zunächst ein sehr nützlicher Mechanismus. Wenn es gelingt, die Ursache des Fiebers auszuschalten, wird auch das Fieber zurückgehen. Dies ist bei der Behandlung bakterieller Infektionen mit ❙Antibiotika gut zu beobachten. Ist dies nicht möglich, z. B. bei viralen Infektionen wie Erkältungen, oder möchte der Arzt den Körper lediglich bei der Selbstheilung unterstützen, kommen physikalische Anwendungen, z. B. Wadenwickel, oder fiebersenkende Medikamente in Betracht.

Es ist jedoch zu bedenken, dass der Körper die erhöhte Temperatur für eine effektive Abwehrleistung benötigt. Eine Fiebersenkung ist dann angebracht, wenn das Fieber den Organismus sehr belastet und die Heilung eher beeinträchtigt. Sie sollte nur bei Temperaturen über 39 °C in Absprache mit dem Arzt erfolgen und lediglich zu einer mäßigen Absenkung der Temperatur führen.

Antibiotika ➔ S. 122

> **HINWEIS**
>
> Neugeborene mit Fieber müssen umgehend ärztlich untersucht werden, um mögliche ernste Erkrankungen oder Infektionen auszuschließen. Grundsätzlich sollte eine medikamentöse Fiebersenkung bei Kindern nicht ohne ärztlichen Rat erfolgen.

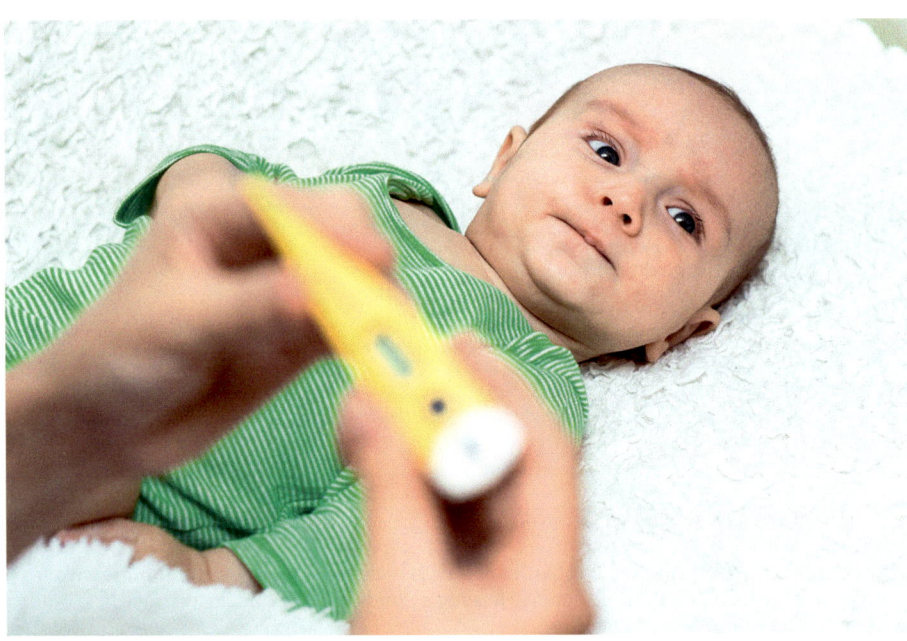

Bild 1 Bei Kindern sollte immer ein Arzt befragt werden, bevor fiebersenkende Medikamente gegeben werden.

Fiebersenkende Medikamente

Antipyretika sind Wirkstoffe, welche die Prostaglandinesynthese hemmen. Ohne Prostaglandin erfolgt keine Sollwerterhöhung im Hypothalamus und es entwickelt sich kein Fieber. Als Antipyretika kommen dieselben Wirkstoffe zur ❙Prostaglandinsynthesehemmung zum Einsatz wie bei der Schmerztherapie mit ❙nichtopioiden Analgetika.

Prostaglandinsynthese-
hemmung ➔ S. 53
nichtopioide Analgetika ➔ S. 53

1.3.2 Unerwünschte Wirkungen und Wechselwirkungen

Da die Wirkstoffe den nichtopioiden Analgetika entsprechen, sind auch die unerwünschten Wirkungen und Wechselwirkungen dieselben.

1.3.3 Pflegerische Konsequenzen

Die Hauptaufgabe Pflegender ist es, durch gute Beobachtung und Auswahl angemessener Maßnahmen die Sicherheit des fiebernden Klienten zu gewährleisten und sein Wohlbefinden zu steigern.

Während der Klient im Fieberanstieg vor allem Wärme benötigt, stehen in der Phase der Fieberhöhe eine engmaschige Beobachtung, Vitalzeichenkontrolle und Flüssigkeitszufuhr im Vordergrund. Der Klient bekommt so viel Ruhe wie nur möglich. Mit regelmäßigen Temperaturkontrollen wird die Wirksamkeit der Antipyretika überprüft. Durch Antipyretika werden auch Begleitsymptome wie Kopf- und Gliederschmerzen gemildert, daher ist darauf zu achten, dass Klienten sich schonen, auch wenn sie sich bereits besser fühlen.

Unter Umständen sinkt das Fieber sehr schnell. In dieser Phase ist es besonders wichtig, die Vitalzeichen zu beobachten und den Flüssigkeitsverlust durch das vermehrte Schwitzen auszugleichen.

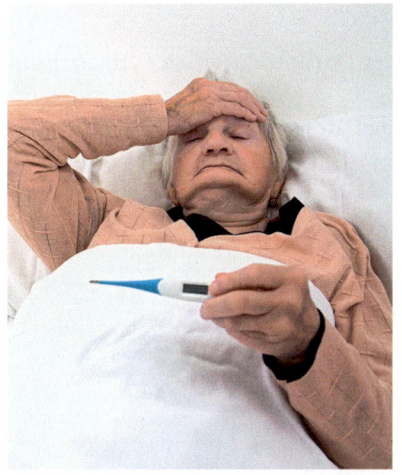 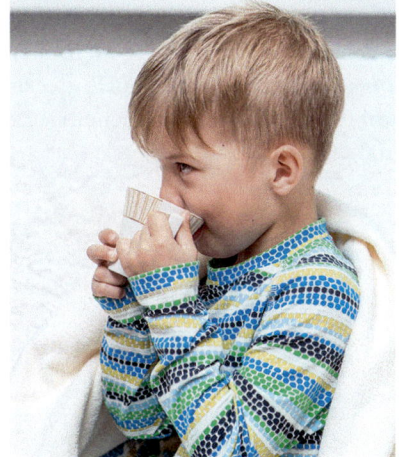 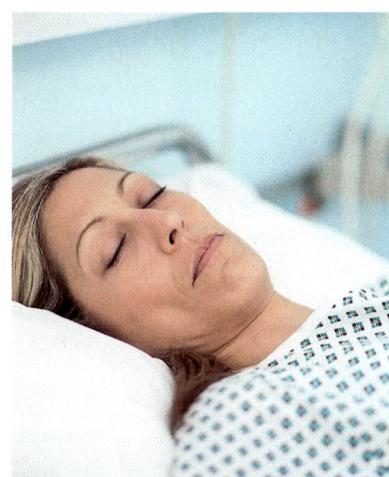

Bilder 1–3 Zu den Pflegemaßnahmen gehört es, die Temperatur zu kontrollieren, Flüssigkeitsverluste auszugleichen und ausreichend Ruhe zu ermöglichen.

Handlungsbedarf erkennen

Anzeichen für Therapiebedarf

Temperatur > 39 °C
Starkes Krankheitsgefühl mit:
- Kopf-und Gliederschmerzen
- Lichtempfindlichkeit
- Appetitlosigkeit
- Fieberdelir
- Fieberkrämpfen

Anzeichen für zu hohe Dosierung/UAW

- zu rasches Absinken der Temperatur (kritischer Fieberabfall)
- kalter klebriger Schweiß
- Butdruckabfall, hoher Puls bis Schock

Anzeichen für zu niedrige Dosierung

- Fieber besteht weiter
- Fieber steigt an

Achtung vor Dosiserhöhung, Ursache erforschen!

Fieberdelir
Bewusstseinseintrübung mit Fieberträumen, Halluzinationen, Angst und/oder Unruhe

65

2 VERDAUUNG UND AUSSCHEIDUNG

Der menschliche Organismus nimmt Nährstoffe aus der Nahrung auf, verstoffwechselt diese und transportiert die dabei entstandenen Abbauprodukte aus dem Körper heraus. Dabei können Probleme wie z. B. ein Magengeschwür (Ulcus ventriculi) oder Störungen der Stuhlausscheidung (Defäkation) und Urinausscheidung (Diurese) auftreten, die den Klienten in hohem Maße beeinträchtigen.

2.1 Laxanzien

BEISPIEL

Die 87-jährige Frau Weber ist durch einen Infekt geschwächt und hat über mehrere Tage das Bett kaum verlassen. Durch die stockende Verdauung empfindet sie starkes Unwohlsein. Die Verstopfung (Obstipation) bereitet ihr zunehmend Schmerzen und ihr Bauch (Abdomen) ist massiv gebläht.

Laxanzien
lat. laxare = erleichtern, lösen; Arzneimittel, die die Stuhlentleerung erleichtern; Abführmittel

Wie Frau Weber leiden zahlreiche Menschen unter Darmfunktionsstörungen. Eine Obstipation geht mit der seltenen Entleerung (< 3× pro Woche) von trockenem, festem Stuhl einher. Unterschiedliche Ansatzpunkte der ▌Laxanzien bewirken eine beschleunigte Defäkation:

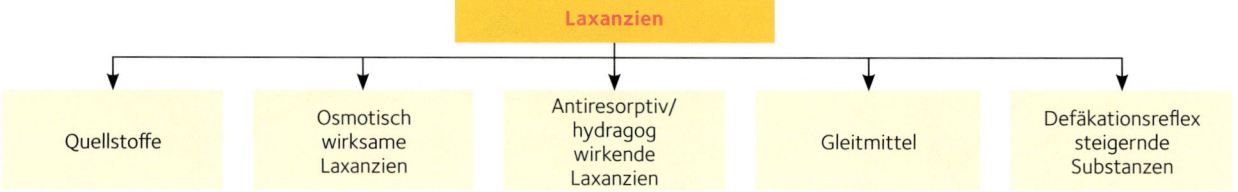

Bild 1 Unterschiedliche Ansatzpunkte der Laxanzien

2.1.1 Wirkweise von Laxanzien

Häufige Ursachen der Obstipation sind ungünstige Lebensgewohnheiten, z. B. eine ballaststoffarme Ernährung, unzureichende Flüssigkeitsaufnahme sowie ein ausgeprägter Bewegungsmangel. Eine Funktionseinschränkung kann weiterhin herbeigeführt werden durch:

- Medikamentenkonsum, z. B. Opioide oder Psychopharmaka
- Bettlägerigkeit (Immobilität)
- Verengung des Darmlumens, z. B. durch Stenosen oder Tumoren
- Störungen des Elektrolyt- bzw. Hormonhaushalts, z. B. bei Kaliummangel (▌Hypokaliämie) oder einer Schilddrüsenunterfunktion (Hypothyreose)
- Schmerzen bei der Stuhlentleerung, z. B. bei Analfissuren

Hypokaliämie
griech. hypo = wenig, niedrig; ämie = im Blut
Elektrolytstörung bei zu wenig Kalium im Blut (< 3,6 mmol/l Kalium im Blutserum)

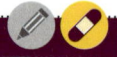

ARBEITSVORSCHLAG

Beobachten Sie, ob Ihre Klienten möglicherweise unter einer Obstipation leiden. Versuchen Sie, die Ursache für die Störung ausfindig zu machen.

Grundlegende Wirkmechanismen der Laxanzien sind die Zunahme des Stuhlvolumens und die dadurch gesteigerte Darmaktivität (Peristaltik).

Quellstoffe

Zu den Quellstoffen zählen Leinsamen, Weizenkleie und indischer Flohsamen. Als milde Laxanzien wirken sie durch die Aufnahme von Wasser im Darm. In der Folge wird der Stuhl weicher und voluminöser, die Peristaltik angeregt und somit die Darmpassage beschleunigt.

Osmotisch wirksame Laxanzien

Über ein ähnliches Wirkprinzip verfügen die osmotisch wirkenden Laxanzien. Hierzu zählen Substanzen, die im Darm nur schwer resorbiert werden können:

- Zucker/-alkohole, z. B. Lactulose und Sorbit
- osmotisch wirksame Salze, z. B. Bitter- oder Glaubersalz
- Polyethylenglycol, z. B. Macrogol

Durch die erschwerte Aufnahme der Stoffe sowie eine ❙Osmose fördernde Wirkung verbleibt das Wasser im Darmlumen und lässt das Stuhlvolumen ansteigen. Als positiv ist zu bewerten, dass die Klienten hierbei weniger über Blähungen klagen.

Antiresorptiv bzw. hydragog wirkende Laxanzien

Die Gruppe der antiresorptiv bzw. hydragog wirkenden Laxanzien (Hydragoga) verfügt über zwei Wirkmechanismen. Zum einen bewirkt die Blockade der Natrium-Kalium-Pumpe (Na^+/Ka^+-abhängige ATPase) eine erschwerte ❙Resorption von Natrium und Wasser (antiresorptive Wirkung). Zum anderen strömen Elektrolyte und Wasser durch eine erhöhte Durchlässigkeit in das Darmlumen (hydragoge Wirkung). Zu dieser Art zählen folgende Stoffe:

- Rizinusöl
- Anthraglykoside, z. B. Sennesblätter oder -früchte, Rhabarber, Faulbaumrinde
- synthetische Abführmittel der Diphenol-Reihe, z. B. Bisacodyl

Durch die Notwendigkeit der Aktivierung der Substanzen im Darm kann der Effekt bis zu zehn Stunden auf sich warten lassen.

Gleitmittel

Gleitmittel, z. B. Glycerol oder Paraffin, werden rektal appliziert und machen den Stuhl gleitfähig. Darüber hinaus verfügt Glycerol über einen osmotischen Effekt, wodurch Wasser im Enddarm gebunden wird und der Stuhl aufquillt.

Defäkationsreflex steigernde Substanzen

Osmolaxanzien sowie Bisacodyl können neben der systemischen Einnahme rektal als Zäpfchen (Suppositorien), rektale Einläufe (Klysmen) oder Mikroklysmen verwendet werden. Durch den zunehmenden Wassergehalt im Colon wird bereits nach ca. 30 Minuten der ❙Defäkationsreflex ausgelöst. Durch den geringen Resorptionsgehalt der Substanzen ist diese Form der Applikation vor allem Säuglingen, Kleinkindern und Schwangeren zu empfehlen.

2.1.2 Unerwünschte Wirkungen und Wechselwirkungen

Bei den Quellstoffen besteht die Gefahr eines Darmverschlusses (❙Ileus), wenn die Klienten eine zu geringe Flüssigkeitsmenge zu sich nehmen. Der Nahrungsbrei verklebt regelrecht, wodurch ein Weitertransport verhindert wird.

Osmose
griech. osmos = eindringen, Antrieb einseitig gerichtetes Fließen einer Flüssigkeit durch eine teilweise durchlässige Wand (Membran), die verschiedene Lösungsmittel voneinander trennt

Resorption
lat. resorbere = aufsaugen
Aufnahme von Stoffen oder Substanzen durch den Körper

Defäkationsreflex
Füllung des Enddarms mit Stuhl und die damit verbundene Spannung der Darmwand

Ileus
griech. eilein = einschließen, zusammendrängen
Unterbrechung der Darmpassage durch Darmverschluss (mechanischer Ileus) oder Darmlähmung (paralytischer Ileus)

Salzhaltige Abführmittel

Salzhaltige Abführmittel wie Glaubersalz werden inzwischen lediglich angewandt, um einen kurzfristigen Effekt zu erzielen, z. B. als Vorbereitung zu einer Fastenkur oder zur Darmreinigung vor diagnostischen Interventionen oder operativen Eingriffen. Bei einer langfristigen Einnahme können sich sowohl eine Flüssigkeitsretention, erkennbar durch eine Ödembildung, als auch ein Bluthochdruck (▌Hypertonie) ausbilden. Daher ist die Einnahme für Hypertoniker, herz- und niereninsuffiziente Klienten kontraindiziert.

Die Gefahr bei einer lang anhaltenden Einnahme laxierender Stoffe zeigt sich möglicherweise in einer ausgeprägten Hypokaliämie. Enteral wird reichlich Kalium ausgeschieden. Weiter wird durch Ausschüttung von Aldosteron der renale Verlust von Kalium begünstigt. Durch den Kaliummangel wird wiederum die Darmträgheit begünstigt und es entsteht ein Teufelskreis:

Hypertonie
altgriech. hypér = über; tónos = Spannung
Erhöhung des Drucks in den Blutgefäßen über die physiologische Norm hinaus; kann sich auch auf eine erhöhte Muskelspannung beziehen

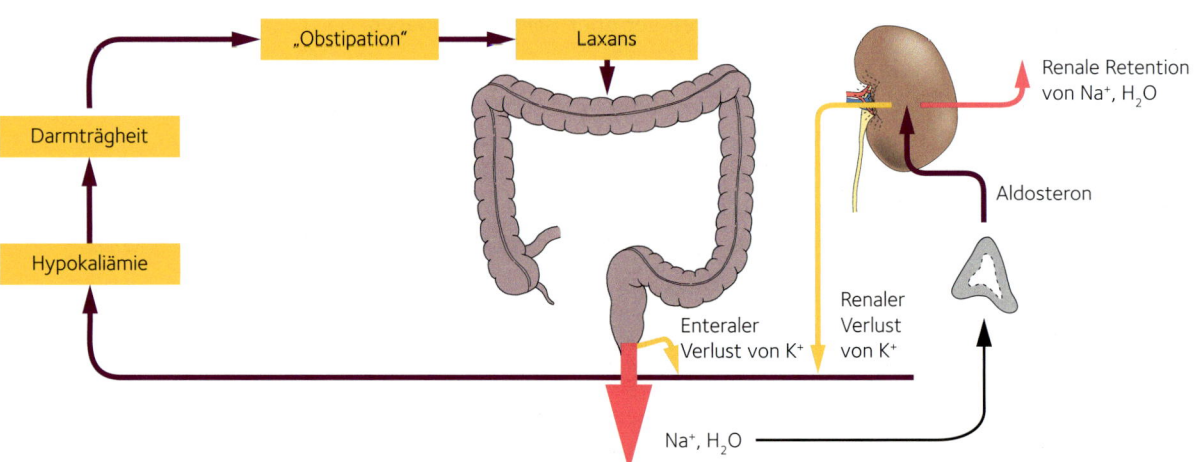

Bild 1 Potenzieller Teufelskreis bei langfristiger Laxanzieneinnahme

Zum Thema Obstipation: Pennekamp, Sigrid/ Pongrac, Lars/ Schulte, Maria (2015): Pflegecoach für Theorie und Praxis. Prophylaxen. Berlin: Cornelsen

Ausführliche Informationen zu einer ausgewogenen Ernährung bietet die Deutsche Gesellschaft für Ernährung: www.dge.de

Für Frauen im gebärfähigen Alter ist die potenzielle Wechselwirkung mit der Anti-Baby-Pille relevant. Mediziner und Pflegende müssen die Klientinnen über eine eingeschränkte Sicherheit der Verhütungsmethode informieren.

2.1.3 Konsequenzen für die Pflege

Klienten, die unter Darmfunktionsstörungen leiden, sollten die Verwendung von Laxanzien stets kritisch hinterfragen und einen vorschnellen Konsum meiden.

Aufklärung

Zunächst ist die Aufklärung der Klienten über Maßnahmen, die die Verdauungsleistung fördern, von großer Bedeutung. Hierbei spielt die Information über den Nutzen von Quellstoffen in der Ernährung eine entscheidende Rolle. In Verbindung hiermit muss die Flüssigkeitsaufnahme ausreichend angepasst werden, um Komplikationen wie einen Darmverschluss zu vermeiden. Körperliche Aktivität und Bewegung in den Alltag der Klienten zu integrieren, stellt eine weitere präventive Säule dar. Kombinieren die Klienten die unterschiedlichen Interventionen, so schaffen sie grundlegende Voraussetzungen, damit der Stuhl aufgelockert und rascher transportiert wird.

ARBEITSVORSCHLAG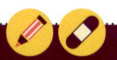

Wie aktiv ist Ihr eigener Darm? Besteht Verbesserungsbedarf bezüglich der verdauungsfördernden Maßnahmen?

Optimieren Sie für sich persönlich über einen längeren Zeitraum (ca. vier Wochen) die drei Säulen und beobachten Sie die Auswirkungen auf Ihre Verdauungsleistung.

Darmtraining

Es ist förderlich, dass die Klienten ihren Darm durch gezieltes morgendliches Training in ruhiger Atmosphäre an eine regelmäßige Stuhlentleerung gewöhnen. Dies kann durch die Aufnahme von verdauungsfördernden Getränken, z. B. kühlem Wasser oder Pflaumensaft, direkt nach dem Aufstehen zusätzlich angeregt werden. So lässt sich der Gebrauch von pharmazeutischen Laxanzien möglicherweise umgehen.

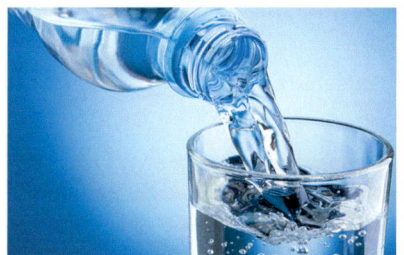 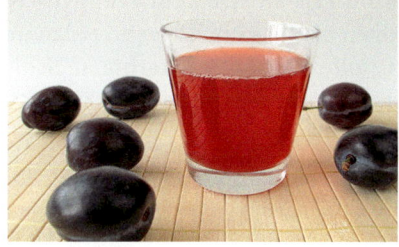 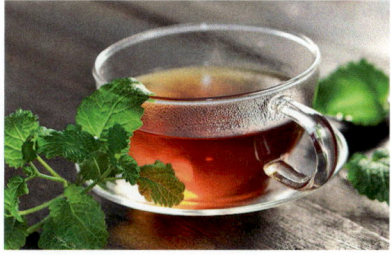

Bilder 1–3 Verdauungsfördernde Getränke

Beobachtung der Defäkation

Ist der Gebrauch von Abführmittel dennoch indiziert, beachten die Pflegenden die ausgelöste Stuhlfrequenz bzw. Dauer des Stuhlverhalts (Stuhlretention). Der Dickdarm (Colon) benötigt mehrere Tage, um sich von Neuem zu füllen. Klienten verkennen dieses Phänomen häufig als eine wiederkehrende Obstipation. Eine zu rasche erneute Verabreichung eines Laxans begünstigt jedoch die Entwicklung einer Hypokaliämie, die die beschriebenen Folgen nach sich zieht.

Handlungsbedarf erkennen

Notwendigkeit der Applikation

- Stuhlfrequenz < 3×/ Woche
- fester, knubbeliger Stuhl
- häufige Entleerung kleiner Stuhlmengen
- Völlegefühl
- Appetitlosigkeit
- Bauchschmerzen
- geblähtes Abdomen (Meteorismus)
- Blähungen (Flatulenz)
- Unwohlsein bzw. Schmerzen bei der Defäkation
- starkes Pressen bei Defäkation notwendig
- Gefühl der unvollständigen Darmentleerung
- mangelnde Flüssigkeitszufuhr
- Fehlernährung

Anzeichen für zu hohe Dosierung

- Diarrhö
- Bauchschmerzen, Darmkrämpfe
- Blähungen
- Dehydratation
- Hypokaliämie mit Darmatonie, Herzrhythmusstörungen, Wadenkrämpfen
- Wirkverluste anderer Medikamente, z. B. Antibiotika, Anti-Baby-Pille
- Wirkungssteigerung anderer Medikamente, z. B. Digitalis und Kortikoide
- starker Gewöhnungseffekt

Anzeichen für zu niedrige Dosierung

- weiterhin geringe Stuhlfrequenz
- weiterhin fester, knubbeliger Stuhl
- zunehmende Schmerzen
- zunehmende Bauchproblematik
- Schmerzen/Hautreizungen im Analbereich

2.2 Magenschutzmittel

Unter Magenschutzmitteln werden Präparate zusammengefasst, die den oberen Verdauungstrakt vor Substanzen schützen, die in diesem Bereich Schäden wie eine Entzündung der Magenschleimhaut (Gastritis), ein Magengeschwür (❙Ulcus ventriculi), ein Geschwür im Zwöffingerdarm (Ulcus duodeni) sowie Reizungen in der Speiseröhre (Ösophagus), z. B. bei einem gastroösophagealen Reflux, begünstigen.

Ursachen für Defekte

Zu den Hauptverursachern zählt ein übermäßiger Säureanteil im Magensaft. Dieser wird von den Zellen der Magenschleimhaut produziert und erfüllt physiologisch folgende Funktionen:

- Salzsäure: Abtöten von Mikroorganismen durch Salzsäure, Aktivierung des Pepsinogens in Pepsin, ❙Denaturierung des Nahrungsproteins
- Pepsinogen bzw. Pepsin: Proteinverdauung
- Schleimstoffe (Muzine)/ Bikarbonat: Schleimhautschutz
- Intrinsic Factor: Resorption von Vitamin B_{12}

Ulcus/Ulkus
lat. ulcus = Geschwür
Defekt der Haut oder Schleimhaut durch eine Infektion oder Minderdurchblutung (Ischämie)

Denaturierung
Zerstörung von Strukturen durch chemische, z. B. Säure, oder physikalische Einflüsse, z. B. Hitze

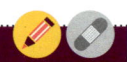

ARBEITSVORSCHLAG

Um die denaturierende Wirkung der Säure zu veranschaulichen, mischen Sie in einem Glas etwas Milch mit einem Schluck Zitronensaft. Was passiert mit der Milch? Was können Sie beobachten?

Gerät das Verhältnis zwischen schleimhautschädigenden (Salzsäure, Pepsinogen) und schleimhautschützenden (Muzine, Bikarbonat) Substanzen aus dem Gleichgewicht oder kommen weitere Risikofaktoren hinzu, entsteht der Schleimhautdefekt. „Ohne Säure kein Ulkus!" Dieser Satz ist somit zutreffend.

Negative Einflüsse		**Positive Einflüsse**
- Besiedelung mit *Helicobacter pylori* - Magensekret - Gallensäurehaltiger Duodenalsaft - Nikotin - Kaffee-/Alkoholkonsum - Physischer und psychischer Stress - Familiäre Veranlagung - Bestimmte Arzneistoffe, z. B. ASS, NSAR, Glukokortikoide	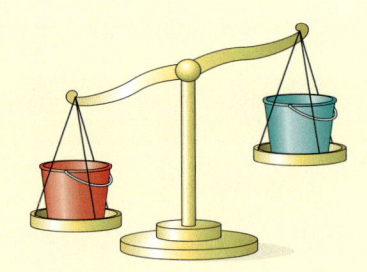	- Ruhe, Entspannung - Nikotinentwöhnung - Leichte Vollkost - Steigerung der Bikarbonatsekretion durch Geruch, Geschmack und Kauen von Speisen - Gut durchblutete Magenschleimhaut - Ulkusprophylaxe mit Präparaten zum Magenschutz - Leichte Oberkörperhochlagerung

Bild 1 Schädigende und schützende Faktoren mit Blick auf die Ulzeration

BEISPIEL

Frau Gerdes ist 46 Jahre alt und als Altenpflegerin in einem Pflegeheim beschäftigt. Durch starke Rückenschmerzen fällt ihr die Versorgung der geriatrischen Patienten immer schwerer. Da sie jedoch nicht andauernd krankfeiern möchte, unterdrückt sie ihre Schmerzen seit Wochen durch die Einnahme der Schmerzmittel Ibuprofen und Diclofenac. Aufgrund ihrer Appetitlosigkeit sucht sie einen Arzt auf. Dieser diagnostiziert ein Ulcus ventriculi, das durch die Einnahme der Schmerzmittel (❙NSAR) verursacht wurde.

nichtsteroidale Antirheumatika
(NSAR) → S. 53

Eine konservative sowie medikamentöse Behandlung müssen frühzeitig einsetzen, um Komplikationen wie Blutungen oder einem Durchbruch der Schleimhaut (Perforation) im Magen-Darm-Trakt (Gastrointestinaltrakt) vorzubeugen.

2.2.1 Wirkweise von Magenschutzmitteln

Um eine intakte Schleimhaut im Magen-Darm-Trakt zu erhalten oder wieder herzustellen, besteht die Möglichkeit, die Magensäure zu neutralisieren, die Sekretproduktion zu hemmen oder die Schleimhautprotektion zu fördern.

Antazida

Eine kurzfristige Linderung der Beschwerden lässt sich durch lokal wirkende Präparate, die die Säure direkt im Magen abpuffern, erzielen. Die in diesen ❚Antazida enthaltenen Basen bzw. basischen Salze binden die Säuren und steigern den pH-Wert im Magen für kurze Zeit (ein bis zwei Stunden). Sie werden vorzugsweise ein bis drei Stunden nach einer Mahlzeit gegeben, wenn der natürliche Puffereffekt der Nahrung abklingt. Da diese Substanzen lediglich über eine kurze Wirkdauer und einen im Verhältnis zu den Nebenwirkungen geringen Nutzen verfügen, spielen sie in der tatsächlichen Therapie eines Ulkus nur noch eine untergeordnete Rolle.

Antazidum
Mehrzahl: Antazida
Medikament zur Neutralisierung der Magensäure; beinhaltet basische Salze bzw. Verbindungen: Magnesium–Aluminium–Verbindungen, Kalziumkarbonat, Nartriumkarbonat

Protonenpumpeninhibitoren (PPI)

Entscheidend bei der Einnahme von ❚Protonenpumpeninhibitoren ist, dass die Säurereproduktion direkt in den Belegzellen der Magenschleimhaut durch die Blockade der H^+/K^+-ATPase (Protonenpumpe) unterdrückt wird. Der Wirkstoff wird in magensaftresistenter Form verabreicht, im Dünndarm resorbiert und gelangt so zu seinem Wirkort. Dort erfolgt die Umwandlung des ❚Prodrugs in seine aktive Form und die Säureproduktion kann nahezu vollständig unterbunden werden. Erst durch eine erneute Synthese der H^+/K^+-ATPase setzt die Bildung wieder ein. Da dies bis zu 24 Stunden dauern kann, hält die Wirkung der PPI dementsprechend lang an. Durch eine gute Verträglichkeit sowie eine lange anhaltende Wirkung zählen die PPI inzwischen zu den Mitteln der ersten Wahl.

Inhibitor
lat. inhibere = anhalten, unterbinden
Hemmstoff

Prodrug
inaktive bzw. wenig aktive Vorstufe eines Arzneistoffes, der durch Verstoffwechselung innerhalb des Körpers in seine aktive Form überführt wird

Histamin$_2$-Rezeptor-❚Antagonisten (H$_2$-Blocker)

Endokrine Zellen der Magenschleimhaut schütten Histamin aus, das die Magensäurereprodukion der Belegzellen forciert, indem es nach dem Schlüssel-Schloss-Prinzip an dem H_2-Rezeptor andockt. Die Blockade der Rezeptoren durch H_2-Blocker verhindert, dass Histamin wirken kann. Dadurch, dass das Histamin vor allem nachts (zwischen 20 und 24 Uhr) seine maximale Wirkung entfaltet, wird diese Substanz bevorzugt abends verabreicht. Durch die kurze Wirkdauer ist es jedoch nur Mittel der zweiten Wahl.

Antagonist → S. 15

> **HINWEIS**
>
> Die morgendliche Gabe von PPI in Kombination mit einer abendlichen Einnahme von H$_2$-Blockern stellt für viele Klienten ein gutes Schema dar, da so ein möglichst breites Wirkspektrum abgedeckt wird.

Schleimhautprotektiva

Die Wirkstoffe bilden einen Schutzfilm, der auf der Magenschleimhaut, vor allem auch auf dem Ulkusgrund, gut haften bleibt und somit eine Barriere zwischen Säure und Schleimhaut darstellt. Forciert die Säure im Magen die Bildung der Schutzschicht, so bleibt der Film im basischen Darmmilieu länger bestehen. Somit werden die Schleimhautprotektiva häufig zur Therapie eines Ulcus duodeni angewendet. Darüber hinhaus wird durch die Substanzen die Bildung der natürlichen Schleimstoffe im Magen angeregt.

Umfangreiche Informationen zum *Helicobacter pylori* liefert das Robert Koch-Institut:
www.rki.de
› Infektionskarankheiten A-Z
› Helicobakter pylori

Eradikation
lat. ex = heraus; radix = Wurzel
vollständige Vernichtung eines
Krankheitserregers

> **HINWEIS**
>
> Ein Magen- oder Darmulkus wird in einer großen Zahl der Fälle (70–90 %) durch das gram-
> negative Bakterium *Helicobacter pylori* verursacht, das nicht durch die Salzsäure abgetötet
> wird. Zur Vernichtung (❙Eradikation) erhält der Klient eine kombinierte Therapie aus einem
> Protonenpumpenhemmer und einer Antibiose.

2.2.2 Unerwünschte Wirkungen und Wechselwirkungen

Antazida

Bei der Einnahme isolierter Wirkstoffe treten häufig folgende Nebenwirkungen auf:

- Magnesiumverbindungen: weiche bis durchfallartige Stühle
- Aluminiumverbindungen: Obstipation
- Karbonate: Blähungen, Aufstoßen, Übelkeit

In der Kombination unterschiedlicher Wirkstoffe der Antazida ist eine deutlich bessere Verträglichkeit diesbezüglich zu beobachten. Ist jedoch beispielsweise eine
❙Antibiotikatherapie mit Tetrazyklin bzw. Chinolon oder die Anwendung eines
❙Digitalispräparates indiziert, so muss auf eine gleichzeitige Gabe der Antazida verzichtet werden, da es zu einem Wirkverlust der Substanzen führen kann.

Antibiotikatherapie → S. 122

Digitalis → S. 86

> **HINWEIS**
>
> Zwischen der Einnahme von Antazida sowie anderen Medikamenten sollen mindestens zwei
> bis drei Stunden Abstand liegen, um mögliche Wechselwirkungen zu mindern.

Protonenpumpeninhibitoren (PPI)

Durch die Anhebung des pH-Wertes im Magen ist bei den PPI (beginnend auch bei
den Antazida) die desinfizierende Schutzfunktion gegenüber einer Keimbelastung
herabgesetzt. Es kommt daher vermehrt zu gastrointestinalen, z. B. Durchfall (Diarrhö), und pulmonalen Infekten, z. B. Lungenentzündung (Pneumonie).

> **HINWEIS**
>
> Wichtig ist, dass die Magensäure zwischen den Applikationen kurzzeitig ein saures Milieu er-
> reicht, um eine nachhaltige Desinfektion zu erzielen.

H$_2$-Blocker

Die Anwendung von Cimetidin bringt zahlreiche Nebenwirkungen mit sich, z. B.:

- Kopfschmerz
- Schwindel
- Geschmacksveränderungen
- Hautausschlag bzw. Juckreiz
- Gelenk- bzw. Muskelschmerzen
- Impotenz, Libidoverlust

Neuere H$_2$-Blocker sind deutlich besser verträglich und sollten bevorzugt verwendet
werden.

2.2.3 Konsequenzen für die Pflege

Die Klienten benötigen keine spezielle Diät. Vielmehr sollen sie eine leichte Vollkost zu sich nehmen, die auf mehrere kleinere Mahlzeiten in regelmäßigen Abständen aufgeteilt wird. Treten die Beschwerden vermehrt einige Zeit nach den Mahlzeiten auf, kann den Klienten etwas Brot angeboten werden. Als günstig für die Applikationen haben sich nebenstehende Zeitpunkte erwiesen.

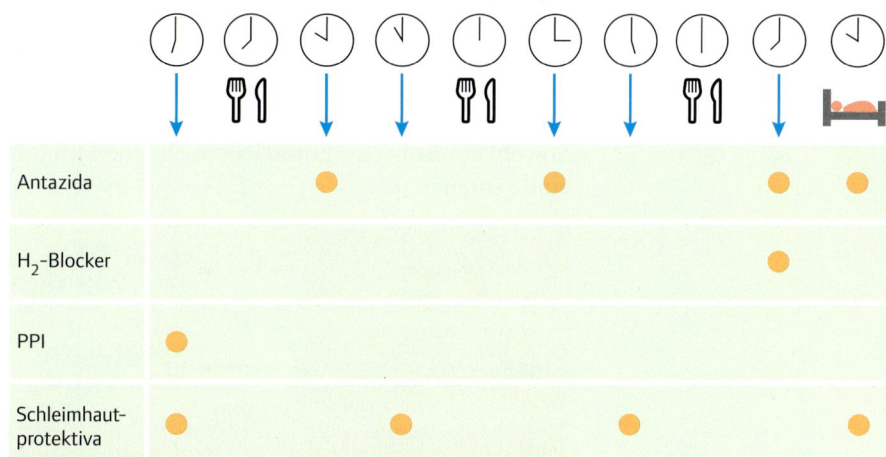

Bild 1 Applikationszeitpunkte zur Einnahme von Magenschutz-Präparaten

BEISPIEL

Seitdem Herr Koll berufsbedingt nicht mehr dazu kommt, Sport zu treiben, und sehr eingespannt ist, hat er massiv zugenommen. Seit ungefähr vier Wochen beobachtet Herr Koll, dass er unruhiger schläft und durch Schmerzen hinter seinem Brustbein aufwacht. Milderung erfährt er durch ein Glas Leitungswasser und dadurch, dass er mit hochgestelltem Kopfteil weiterschläft.

HINWEIS

Übergewicht und Adipositas begünstigen das Auftreten von Sodbrennen. Die große Körpermasse drückt vor allem im Liegen auf das Abdomen.

Die Pflegenden klären die Klienten darüber hinaus bezüglich weiterer Risikofaktoren zur Ulkusbildung, z. B. Nikotin, Kaffee, Alkohol, Stress oder Übergewicht, auf und unterstützen sie in einem Wandel der täglichen Gewohnheiten. Die Lagerung der Klienten zum Schlafen in einer leichten Oberkörperhochlage kann eine Linderung der Symptome begünstigen.

Handlungsbedarf erkennen

Notwendigkeit der Applikation	Anzeichen für zu hohe Dosierung	Anzeichen für zu niedrige Dosierung
<ul><li>Sodbrennen (brennende retrosternale Schmerzen)</li><li>häufiges Aufstoßen</li><li>Völlegefühl</li><li>Übelkeit, Erbrechen</li><li>Appetitlosigkeit, Gewichtsverlust</li><li>typischer Nüchternschmerz bei Ulcus duodeni, sistiert bei Nahrungsaufnahme</li><li>vermehrt nächtliche Schmerzen bei Ulcus ventriculi</li><li>evtl. Blutungen (sichtbar oder schwarz gefärbter Stuhl)</li></ul>	<ul><li>Kopfschmerzen</li><li>Schwindel</li><li>Durchfall, Obstipation</li><li>Flatulenz</li><li>Übelkeit</li><li>vermehrtes Auftreten von Infektionen (Gastrointestinaltrakt, Atemwege)</li></ul>	<ul><li>anhaltende Symptomatiken bezüglich des Ulkus</li></ul>

2.3 Diuretika

Diuretika dienen dazu, die Harnausscheidung im menschlichen Körper zu forcieren. Jedoch besteht darüber hinaus die Gefahr, dass es zu massiven Verlusten von Wasser sowie Salzen – vor allem Kalium – kommt. Deshalb sind die harntreibenden Mittel mit Bedacht anzuwenden und bedürfen einer klar ersichtlichen Indikation. Sowohl ein isolierter Einsatz als auch eine Kombination verschiedener Substanzen sind gebräuchlich.

Diuretika
griech. di-uretikós = den Urin befördernd
Substanzen, die zu einer vermehrten Harnausscheidung führen

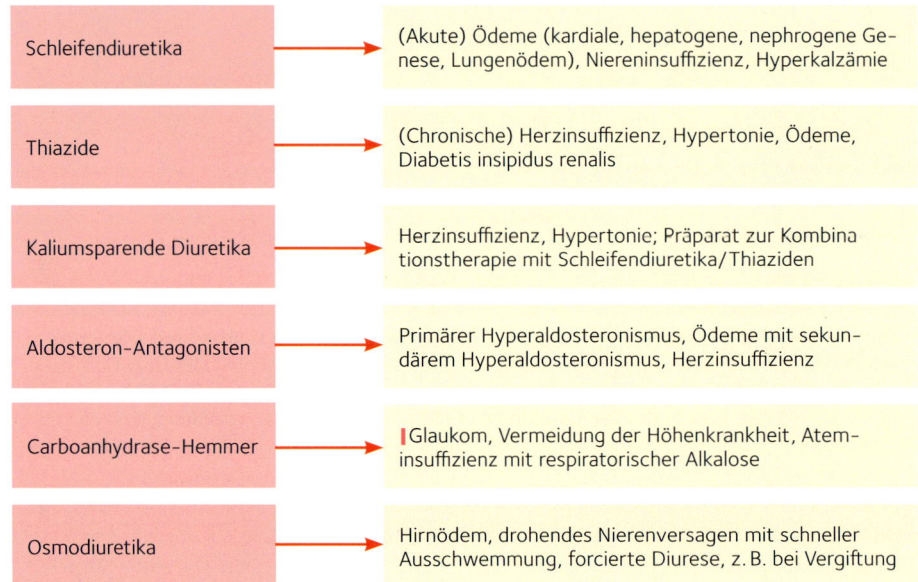

Schleifendiuretika	(Akute) Ödeme (kardiale, hepatogene, nephrogene Genese, Lungenödem), Niereninsuffizienz, Hyperkalzämie
Thiazide	(Chronische) Herzinsuffizienz, Hypertonie, Ödeme, Diabetis insipidus renalis
Kaliumsparende Diuretika	Herzinsuffizienz, Hypertonie; Präparat zur Kombinationstherapie mit Schleifendiuretika/Thiaziden
Aldosteron-Antagonisten	Primärer Hyperaldosteronismus, Ödeme mit sekundärem Hyperaldosteronismus, Herzinsuffizienz
Carboanhydrase-Hemmer	Glaukom, Vermeidung der Höhenkrankheit, Ateminsuffizienz mit respiratorischer Alkalose
Osmodiuretika	Hirnödem, drohendes Nierenversagen mit schneller Ausschwemmung, forcierte Diurese, z. B. bei Vergiftung

Bild 1 Unterschiedliche Arten der Diuretika mit dazugehöriger Indikation

Glaukom
griech. glaukós = grau, silbrig
Sammelbezeichnung für Erkrankungen des Auges, die häufig mit einer Gesichtsfeldeinschränkung aufgrund von Schäden an den Nervenzellen (Sehnerv, Netzhaut) einhergehen

Der Bundesverband Glaukom-Selbsthilfe e.V. gibt weiterführende Informationen:
www.bundesverband-glaukom.de/?getlang=de

2.3.1 Wirkweise von Diuretika

Der grundlegende Unterschied in der Wirkweise der verschiedenen Gruppen liegt in der Lokalisation des Wirkortes.

Zudem wird zwischen High-Ceiling-, z. B. Schleifendiuretika, Low-Ceiling-Diuretika, z. B. Thiazide, und kaliumsparenden Diuretika differenziert. Bei den High-Ceiling-Präparaten folgt auf eine Dosiserhöhung eine rasche Wirkungszunahme, während bei Low-Ceiling-Präparaten die Wirkung zügig abnimmt bzw. ab einer bestimmten Dosis keine Wirkungssteigerung einsetzt.

Schleifendiuretika
Die hochwirksamen Schleifendiuretika hemmen in dem aufsteigenden Arm der Henle-Schleife den $Na^+/K^+/2\,Cl^-$-Cotransporter, der für die Rückresorption von Natrium ins Blutsystem zuständig ist. Verbleibt das Natrium im Urin, so strömt nach dem Prinzip der Osmose Wasser aus dem Gefäßsystem ein und die Harnmenge wird drastisch gesteigert.

HINWEIS

Schleifendiuretika werden in der Regel erst eingesetzt, wenn die Wirksamkeit der Thiazide nachlässt oder es sich um akute Indikationen wie ein Lungenödem handelt. Sie wirken zudem bei einer bereits eingeschränkten Nierenfunktion.

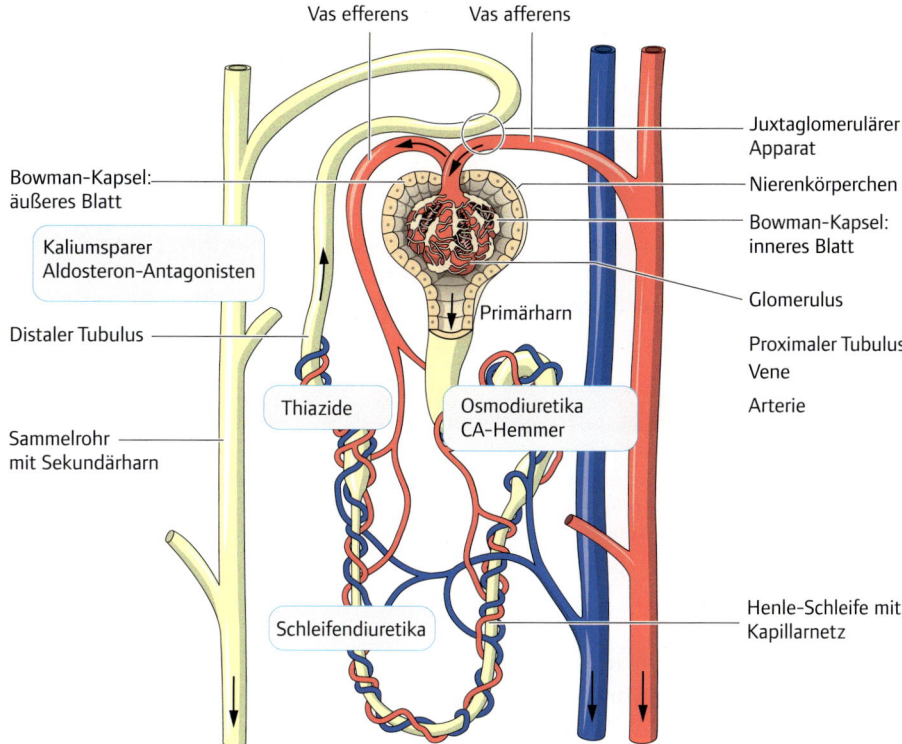

Vas efferens Vas afferens

Juxtaglomerulärer Apparat

Bowman-Kapsel: äußeres Blatt

Nierenkörperchen

Kaliumsparer Aldosteron-Antagonisten

Bowman-Kapsel: inneres Blatt

Distaler Tubulus

Glomerulus

Thiazide

Osmodiuretika CA-Hemmer

Primärharn

Proximaler Tubulus Vene

Arterie

Sammelrohr mit Sekundärharn

Schleifendiuretika

Henle-Schleife mit Kapillarnetz

Bild 1 Angriffspunkte der Diuretika

Thiazide

Thiazide beeinflussen in gleicher Weise den $Na^+/K^+/2Cl^-$-Cotransporter, jedoch nicht in so ausgeprägter Form und zu einem späteren Zeitpunkt, erst im distalen Tubulus.

Kaliumsparende Diuretika

Hierzu zählen zum einen die Aldosteron-Antagonisten. Aldosteron ist im distalen Tubulus dafür zuständig, dass Natrium rückresorbiert wird. Wird dies nun durch die Aldosteron-Antagonisten in seiner Wirkung blockiert, wird weniger Natrium wieder aufgenommen und in der Folge lediglich eine nur geringe Menge Kalium abgegeben. Bei den Cycloamidin-Derivaten kommt es zum gleichen Ergebnis, jedoch wird dies über die Blockade der Natriumkanäle im spätdistalen Tubulus erzielt. Die diuretische Wirkung beider ist recht gering, in der Kombinationstherapie mit Thiaziden und Schleifendiuretika ist die reduzierte Kaliumausscheidung zentral.

Carboanhydrase-Hemmer (CA-Hemmer)

Die Hemmung der |Carboanhydrase in der Niere führt durch eine Reduktion von H-Ionen zu einer verringerten Rückresorption von Natrium im proximalen Tubulus. In der Folge verbleiben Natrium, Kalium und Bikarbonat im Tubulussystem, erhöhen die Wasserkonzentration und führen so zu einer vermehrten Diurese.

Carboanhydrase
Enzym, das für den Säure-Basen-Haushalt eine entscheidende Rolle spielt

Informationen zur Höhenkrankheit finden Sie hier:
www.auswaertiges-amt.de

› Höhenkrankheit

> **HINWEIS**
>
> Carboanhydrase-Hemmer werden kaum noch zur Förderung der Diurese verwendet. Hauptsächlich finden sie ihren Einsatz in der Glaukomtherapie zur Reduktion des Augeninnendrucks und in der Prophylaxe der Höhenkrankheit bei Bergsteigern.

Osmodiuretika

Hierzu zählen die Substanzen Mannitol und Sorbit, die intravenös verabreicht werden müssen. Durch ihre relativ große Molekularstruktur können sie weder im Darm (daher ist die i. v. Gabe notwendig) noch im Tubulussystem resorbiert werden und erhöhen die Harnmenge über die Osmose. Die Elektrolyte werden jedoch kaum beeinflusst.

HINWEIS

Mit steigender Abnahme der Nierenfunktion verlieren die Diuretika nach und nach an Wirksamkeit.

BEISPIEL

Frau Mischke beobachtet seit einiger Zeit, dass sie vermehrt zur Toilette muss und einen übermäßigen Durst verspürt. Sie macht sich Sorgen, dass sie einen Diabetes mellitus hat. Die Blutzuckerkontrollen bei ihrem Hausarzt erweisen sich aber als unauffällig. In der Laborkontrolle wird ein Mangel von Adiuretin (ADH) sichtbar – das Krankheitsbild Diabetes insipidus centralis.

Antidiuretika

ADH ist für die Wasserrückresorption im distalen Tubulus zuständig. Die Klienten erhalten bei einem dort vorliegenden Defekt Desmopressin in Form eines Nasensprays, das die analoge Substanz zum ADH – synthetisch hergestellt – enthält. Hiermit lässt sich die Urinmenge wieder auf ein Normalmaß reduzieren.

2.3.2 Unerwünschte Wirkungen und Wechselwirkungen

Elektrolytverschiebungen

Empfehlungen zur Ernährung gibt die Deutsche Gesellschaft für Ernährung: www.dge.de

Vor allem bei den Schleifendiuretika und Thiaziden kann es zu schwerwiegenden Elektrolytverlusten (K, Na, Mg, Ca) kommen. Um bei einer langfristigen Einnahme vor allem dem Kaliumverlust entgegenzuwirken, raten Pflegende den Klienten, kaliumreiche Kost wie Kartoffeln, Bananen, Spinat und Nüsse zu verzehren.

Bei den Kaliumsparern steht eine potenzielle Hyperkaliämie im Vordergrund, da der Kaliumverlust relativ gering ist. Klienten, die diese Präparate einnehmen, sollten kaliumreiche Lebensmittel meiden.

Verlust von Flüssigkeit

Durch eine gesteigerte Harnmenge kann bei unzureichender Flüssigkeitszufuhr ein Defizit entstehen. Der Körper trocknet zunehmend aus, eine ▮Exsikkose entsteht.

Exsikkose
lat. ex = aus; siccus = trocken
Austrocknung durch Abnahme des Körperwassers

Beeinflussung des Blutzuckerspiegels

Da die Insulinfreisetzung im Pankreas gehemmt wird, kann der Blutzuckerspiegel nicht wie vorab reguliert werden. Ein Diabetes mellitus Typ I bzw. II kann sich verstärken, eine gesteigerte Insulinapplikation kann notwendig werden.

Gleichzeitige Laxanzientherapie

Die zeitgleiche Einnahme kann kritisch sein, da beide eine erhöhte Ausscheidung von Kalium, Natrium, Magnesium und Wasser herbeiführen. Eine Obstipation kann verstärkt werden, Herz-Kreislauf-Beschwerden können eintreten.

2.3.3 Konsequenzen für die Pflege

Flüssigkeitsverlust

Um einen übermäßigen Flüssigkeitsverlust zu verhindern, müssen die Ein- und Ausfuhr der Flüssigkeit beobachtet, ggf. sogar eine exakte Flüssigkeitsbilanzierung vorgenommen werden. Der Gewichtsverlust aufgrund der vermehrten Harnausscheidung soll 1 kg/Tag nicht überschreiten. Die Klienten erhalten notwendige Hilfsmittel, um im Falle der Inkontinenz versorgt zu sein. Außerdem ist es zur Beurteilung des Flüssigkeitshaushaltes von großer Bedeutung, dass die Pflegenden den Hautzustand sowie die Bewusstseinslage des Klienten überwachen.

Handlungsbedarf erkennen

Notwendigkeit der Applikation

- Ödembildung
- Bluthochdruck (Hypertonie)
- Beeinträchtigung des Herz-Kreislauf-Systems
- Oligurie bzw. Anurie
- Beeinträchtigung der Atmung, z. B. bei einem Lungenödem

Anzeichen für zu hohe Dosierung

- Polyurie
- gesteigertes Durstempfinden (Polydipsie)
- Flüssigkeitsmangel (Dehydratation)
- allgemeine Schwäche
- Müdigkeit
- stehende Hautfalten
- trockene Mundschleimhaut
- Obstipation
- Kopfschmerzen
- Krampfanfälle
- Herzrhythmusstörungen
- EKG-Veränderungen
- Elektrolytentgleisungen
- erhöhte Blutzuckerwerte

Anzeichen für zu niedrige Dosierung

- nachlassende Wirkung der Diuretika, z. B. bei der Therapie mit Thiaziden
- anhaltende Oligurie bzw. Anurie
- anhaltende Beschwerden durch Grunderkrankung, z. B. Herzinsuffizenz, Bluthochdruck

3 HERZ UND BLUTDRUCK

Das Herz als „Motor" für den Blutkreislauf ist Garant dafür, dass Sauerstoff in alle Körperzellen gelangt, und somit essenziell für das menschliche (Über-)Leben. Die kleinsten Anzeichen für ein Abweichen, z. B. Rhythmusstörungen oder Schmerzen im Thorax, führen zu einer ungleich stärkeren Unruhe und Angst, als dies bei Magenbeschwerden oder einer Blasenentzündung der Fall wäre. Herzprobleme stellen unsere Existenz infrage.

Am Herzen gibt es drei große Bereiche, die gut funktionieren müssen:

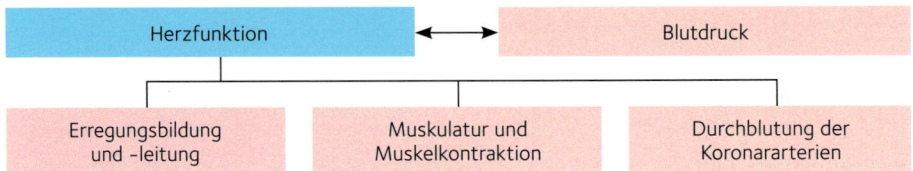

Zusätzlich hat der Blutdruck Einfluss auf die Herzfunktion und umgekehrt. Je höher der Blutdruck, umso mehr Arbeit muss das Herz bei jedem Schlag leisten.

In der Therapie von Störungen der Herzfunktion in den genannten Bereichen können aufgrund ihrer Wirkmechanismen häufig die gleichen Medikamente eingesetzt werden. Zum Einsatz kommen Medikamente, die

- an den Rezeptoren des vegetativen Nervensystems wirken, z. B. Adrenalin, Betablocker,
- Ionenkanäle an Zellmembranen blockieren, z. B. Kalziumkanalblocker (Kalzium-Antagonisten),
- die Durchblutung der Koronargefäße verbessern, z. B. Nitrate,
- die Herzkraft stärken und die Frequenz senken (Herzglykoside), z. B. Digitoxin, Digoxin,
- die Ausscheidung an der Niere verstärken, z. B. Diuretika (Furosemid),
- den Renin-Angiotensin-Aldosteron-Regelkreis beeinflussen, z. B. ACE-Hemmer, Angiotensin-II-Blocker.

Im Folgenden wird zum besseren Verständnis die medikamentöse Therapie nach genannten Bereichen der Herzfunktion systematisiert.

3.1 Antihypertensiva (Antihypertonika)

Antihypertensiva sind Medikamente, die den Blutdruck senken. Es ist davon auszugehen, dass ca. 30–45 % der Bevölkerung in Europa einen zu hohen Blutdruck haben. Ein hoher Blutdruck ist der Risikofaktor Nr. 1 für Herzerkrankungen, Gefäßschäden, Nierenschäden und Schlaganfälle.

Ausreichend Bewegung, eine ausgewogene Ernährung, der Verzicht auf Nikotin und ein angemessener Wechsel zwischen Aktivität und Entspannung tragen dazu bei, den Blutdruck niedrig zu halten und für Herzerkrankungen vorzubeugen.

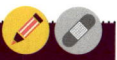

Da ein hoher Blutdruck oft ohne Symptome einhergeht, sollte er regelmäßig kontrolliert werden. Der Arzt entscheidet, wann ein erhöhter Blutdruck behandelt werden sollte. Die WHO spricht ab einem Wert von >140/>90 mmHg von einer ▌Hypertonie.

Hypertonie
griech. hyper = übermäßig; tonus = Spannung
Bluthochdruck

3.1.1 Wirkweise der Antihypertensiva

Der Blutdruck wird vor allem bestimmt durch die Blutmenge (Blutvolumen), die Wandspannung (Tonus) der Gefäße und die Kraft, mit der das Blut vom linken Herzen ausgeworfen wird. Eine Blutdrucksenkung kann entsprechend über diese drei Mechanismen erreicht werden.

Ist eine medikamentöse Therapie notwendig, wird mit einer ▌Monotherapie begonnen. Bleibt der gewünschte Erfolg aus, können Medikamente aus den unterschiedlichen Gruppen miteinander kombiniert werden.

Monotherapie
Behandlung mit Präparaten einer Medikamentengruppe

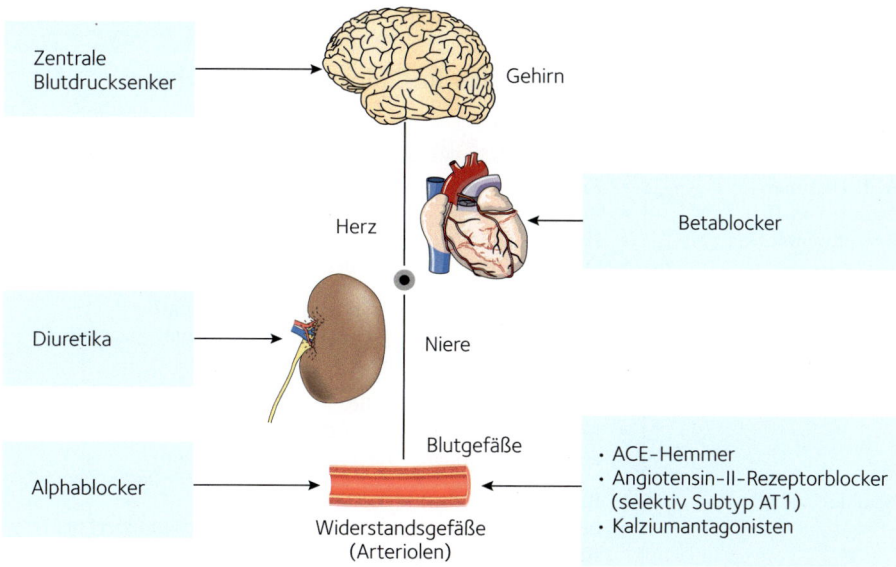

Bild 1 Angriffspunkte der Antihypertonika

ACE-Hemmer/Angiotensin-II-Rezeptorenblocker

Im Renin-Angiotensin-Aldosteron-Regelkreis wird das Angiotensin Converting Enzyme (ACE) blockiert und so die Bildung des Angiotensin II verhindert. Angiotensin II gilt als stärkste drucksteigernde Substanz, v. a. durch ▌Vasokonstriktion. Fehlt Angiotensin II, bleiben die Gefäße weitgestellt (▌Vasodilatation) und über die Niere wird mehr Natrium und Wasser ausgeschieden. Das Blutvolumen und der Blutdruck sinken. Angiotensin-II-Rezeptorenblocker (Sartane) blockieren den Rezeptortyp AT1, sie wirken spezifischer und zeigen weniger Nebenwirkungen. Medikamente dieser Gruppe werden einschleichend dosiert.

Vasokonstriktion
lat. vas = Gefäß; constringere = zusammenziehen
Gefäßverengung

Vasodilatation
lat. vas = Gefäß; dilatare = ausbreiten
Gefäßerweiterung

Diuretika → *S. 74*

Diuretika

❚Diuretika erhöhen die Natriumausscheidung (Na^+) und – osmotisch bedingt – auch die Wasserausscheidung in den Nieren. Dadurch sinkt das Blutvolumen in den Gefäßen und der Druck geht zurück. Bei Bluthochdruck werden sie niedrig dosiert.

Kalzium-Antagonisten

Kalzium-Aantagonisten blockieren den Kalziumeinstrom an der Muskelzelle, dies bedingt einen verminderten Tonus der Blutgefäße und eine Vasodilatation. Der Druck in den Gefäßen sinkt.

Betarezeptorenblocker

Betablocker mindern den Einfluss des Sympathikus auf das Herz und die Gefäßwände. Die Kontraktionskraft der Muskulatur wird vermindert und infolgedessen sinkt auch der Druck in den Blutgefäßen. Betablocker müssen langsam reduziert werden, bei abruptem Absetzen besteht die Gefahr eines Herzinfarktes!

3.1.2 Unerwünschte Wirkungen und Wechselwirkungen

Bei Therapiebeginn ist eine zu starke Blutdrucksenkung die häufigste unerwünschte Wirkung, die sich durch Schwindel, Schwäche, Müdigkeit und orthostatische Reaktionen bemerkbar macht und insbesondere bei Teilnahme am Straßenverkehr, beim Führen von Maschinen und bei gangunsicheren oder sturzgefährdeten Klienten gefährlich werden kann.

Weitere häufige Nebenwirkungen der einzelnen Medikamentengruppen:

Medikamentengruppe	Unerwünschte Wirkungen
ACE-Hemmer/ Antiotensin-II- Rezeptorenblocker	• Kopfschmerzen • Reizhusten • Hyperkaliämie/akute Niereninsuffizienz • Quincke-Ödem (Anschwellen von Zunge und Kehlkopf)
Diuretika	• Hypo-/Hyperkaliämie, Elektrolytverschiebungen • bei zu hoher Dosierung/Überdosierung Thrombosegefahr, • Dehydration mit Müdigkeit
Kalzium-Antagonisten	• Arrhythmien /Bradykardie • Kopfschmerzen, Gesichtsrötung • einige Medikamente: Verstopfung (Obstipation)
Betablocker	• Bradykardie, Schwindel, Kopfschmerz • begünstigen Bronchospasmen (folglich kontraindiziert bei Klienten mit asthmatischen Beschwerden) • Durchblutungsstörungen, Kältegefühl in den Extremitäten

Tab. 1 Unerwünschte Wirkungen der Antihypertensiva

HINWEIS

Nehmen Klienten Betablocker oder ACE-Hemmer ein, sollte der Blutzucker des Klienten kontrolliert und im Falle einer Diabetestherapie diese gegebenenfalls neu eingestellt werden. Beide Substanzgruppen begünstigen eine Hypoglykämie.

3.1.3 Konsequenzen für die Pflege

Beratung

Der Klient spürt seinen hohen Blutdruck in der Regel nicht. Ist er ohne Medikamente subjektiv beschwerdefrei, sind auftretende Nebenwirkungen unter Umständen belastender als die (noch) geringen Symptome. Mit einer Reduktion der Risikofaktoren kann die Wirkung der Medikamente verbessert und so die einzunehmende Menge unter Umständen verringert werden. Stress sollte reduziert und das Körpergewicht durch Bewegung und ausgewogene Ernährung normalisiert werden. Mit dem Klienten gemeinsam werden Möglichkeiten gesucht, wie er zusätzlich Bewegung in seinen Alltag integrieren kann. Je nach Belastbarkeit sind bereits Spaziergänge oder Ausdauersportarten wie Gehen, Joggen, Radfahren oder Schwimmen sinnvoll, bei denen die Belastung langsam gesteigert werden kann. Anzustreben ist ein konsequenter Ersatz von Kochsalz durch Gewürze und ein weitestgehender Verzicht auf Genussmittel, wie Alkohol, Nikotin und Koffein.

Viele Klienten mit Bluthochdruck fühlen sich mit niedrigeren Werten zunächst schlapp und weniger fit. Aufgabe der Pflegenden ist es, die Klienten zu motivieren, die Therapie fortzuführen, da sich dieser Zustand rasch wieder verbessert. Insgesamt fordert die ▎Therapieadhärenz sehr viel Disziplin von den Klienten, dies sollte entsprechend gewürdigt werden.

Adhärenz → *S. 26*

Vitalzeichenkontrollen

Bei einer Neueinstellung mit Medikamenten sind engmaschige Puls- und Blutdruckkontrollen notwendig, insbesondere vor einer geplanten Mobilisation des Klienten. Die Messung erfolgt in der Regel an beiden Armen. Dabei ist jedoch nicht nur auf die Werte, sondern auch auf das subjektive Befinden des Klienten zu achten.

HINWEIS

Eine hypertensive Krise liegt bei Blutdruckwerten über 220/120 mmHg vor. Vielfach tritt sie bei Bluthochdruck-Klienten symptomlos auf und wird durch eine Routinemessung festgestellt. Sie ist immer sofort behandlungsbedürftig. Folgende begleitende Symptome bedeuten einen Notfall: Kopfschmerzen, Schwindel, Übelkeit, evtl. Seh- oder Sprachstörungen, Angina-pectoris-Schmerzen.

Der Klient wird nach Möglichkeit zur eigenständigen Blutdruckmessung angeleitet. Grundsätze dabei sind:

- gleicher Zeitpunkt (z. B. immer morgens)
- in Ruhe messen
- Arm so lagern, dass die Manschette auf Herzhöhe liegt

Zeitpunkt der Medikamentengabe

Ausscheidungsfördernde Medikamente sollten spätestens am Mittag gegeben werden, um eine ungestörte Nachtruhe zu ermöglichen.

BEISPIEL

Frau Masswig hat einen bekannten Bluthochdruck. Sie beklagt, dass sie schon mehrere Nächte schlecht geschlafen hat, da sie nachts oft zur Toilette muss. In der Dokumentation sieht die Pflegende Mina Svensson, dass die Klientin die Diuretika am Abend bekommt. Sie veranlasst beim Arzt eine Änderung.

Handlungsbedarf erkennen

Notwendigkeit der Applikation

Grenzwertig normale oder wiederholt hohe Blutdrücke

Risikofaktoren:
- Übergewicht, Nikotinabusus
- salz- oder fettreiche Ernährung
- Diabetes, bekannte Nierenschäden

Symptome:
- Kopfschmerz, Gesichtsrötung, Nasenbluten , Ohrensausen

Anzeichen für zu hohe Dosierung

- starke Blutdrucksenkung
- orthostatische Reaktionen bei Lagewechsel
- Schwindel
- Schwäche, Müdigkeit
- Kopfschmerzen
- Bradykardie

Anzeichen für zu niedrige Dosierung

- anhaltend hohe Blutdrücke

3.2 Antiarrhythmika

vegetatives Nervensystem
steuert die Organfunktionen und ist willentlich nicht beeinflussbar
zwei Anteile: Sympathikus (zuständig für Aktivität, Leistungsbereitschaft) und Parasympathikus (zuständig für Erholung und Verdauung)

EKG
Elektrokardiogramm

Für eine effektive Pumpleistung des Herzens müssen die Muskelzellen koordiniert kontrahieren. Hierfür besitzt das Herz ein eigenständiges Erregungsbildungs- und Erregungsleitungssystem. Um flexibel auf den aktuellen Bedarf reagieren zu können, erhält das System Impulse vom |vegetativen Nervensystem. Der Weg der (elektrischen) Erregung durch das Herz kann im |EKG abgeleitet und grafisch dargestellt werden.

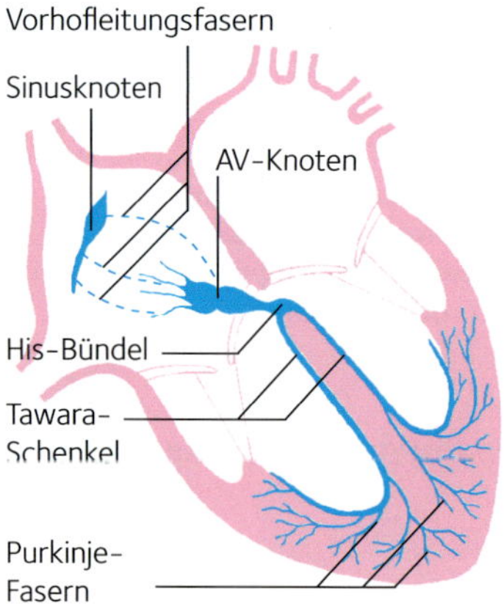

Vorhofleitungsfasern

Sinusknoten

AV-Knoten

His-Bündel

Tawara-Schenkel

Purkinje-Fasern

Bild 1 Reizleitungssystem des Herzens

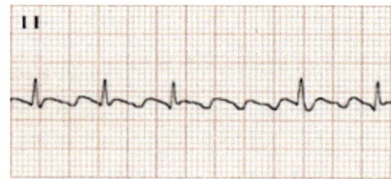

Bild 2 Arrhythmisches Vorhofflattern

Bradykardie
griech. bradykardia = Langsamherzigkeit
(zu) langsamer Herzschlag

Tachykardie
griech. tachykardia = Schnellherzigkeit
(zu) schneller Herzschlag

Störungen der Erregungsbildung und Weiterleitung werden als Herzrhythmusstörungen zusammengefasst. Sie zeigen sich in Abweichungen von der Herzfrequenz oder einem unregelmäßigen Herzschlag. Es werden |bradykarde und |tachykarde Störungen unterschieden.

3.2.1 Wirkweise der Antiarrhythmika

Um Rhythmusstörungen zu therapieren, greift man in die Erregungsbildung oder Erregungsleitung ein, indem

- Impulse des vegetativen Nervensystems (Sympathikus/Parasympathikus) verstärkt oder blockiert werden und so die Frequenz beeinflusst wird,
- Ionenkanäle an Zellmembranen blockiert werden und so die Ausbildung oder Weiterleitung eines elektrischen Impulses verzögert wird.

Bei bradykarden Rhythmusstörungen ist das therapeutische Ziel, den Sympathikus zu verstärken (Sympathomimetika, z. B. Adrenalin) bzw. den Parasympathikus zu hemmen (Parasympatholytika). Beide Gruppen erhöhen die Herzfrequenz, verbessern die Überleitung und steigern die Kontraktionskraft.

Um bei tachykarden Rhythmusstörungen die Herzfrequenz zu senken, werden sogenannte Blocker eingesetzt, nach Vaughan/Williams unterteilt in vier Klassen:

Klasse I Natriumkanalblocker	blockieren den Einstrom von Natrium in die Zelle und verringern die Leitungsgeschwindigkeit, hierzu zählt z. B. Lidocain (z. B. Xylocain®)
Klasse II Betablocker	blockieren die Sympathikuswirkung und sind die wichtigsten Antiarrhythmika für eine Dauertherapie, hierzu zählt z. B. Metoprolol (z. B. Beloc-Zoc®)
Klasse III Kaliumkanalblocker	blockieren den Ausstrom von Kalium aus der Zelle und verlängern das Aktionspotenzial; ein wichtiger Vertreter ist Amiodaron (z. B. Cordarex®)
Klasse IV Kalziumkanalblocker/ Kalzium-Antagonisten	blockieren den Kalziumeinstrom in die Zelle, sie verzögern die Erregungsbildung und Weiterleitung; zu dieser Gruppe zählt z. B. Verapamil (Isoptin®)

Tab. 1 Blockerklassen nach Vaughan/Williams

Notfall Herzstillstand

Ist an den zentralen Arterien kein Puls tastbar, spricht man im Notfall von einem Herzstillstand. Der Begriff ist jedoch irreführend. Es handelt sich zunächst um einen Kreislaufstillstand. Leitet man ein EKG ab, zeigt sich entweder tatsächlich eine ▍Asystolie oder aber – bei Erwachsenen sehr viel häufiger – ein extrem tachykarder Rhythmus mit Frequenzen von ca. 300/min (Kammertachykardie/Kammerflimmern).

Bei diesen hohen Frequenzen ist keine Pumpleistung mehr möglich, der Kreislauf steht still. Die Unterscheidung ist wesentlich, da je nach Zustand unterschiedliche Medikamente zum Einsatz kommen. Eine ▍Defibrillation ist nur bei hohen Frequenzen sinnvoll.

Asystolie
lat. a = ohne; griech. systole = Zusammenziehung
kein Herzschlag, d. h. im EKG keine QRS-Zacke, keine Kammeraktion, kein Auswurf
Herzstillstand, kein Kreislauf

Defibrillation
gezielter Stromstoß durch das Herz, um einen zu schnellen Kammerrhythmus zu stoppen und einen normalen Sinusrhythmus zu initiieren

Bild 1 EKG: Normalbefund und bei Vorhofflattern/-flimmern sowie Kammerflattern/-flimmern

3.2.2 Unerwünschte Wirkungen und Wechselwirkungen

Antiarrhythmika haben zahlreiche unerwünschte Wirkungen. Am gravierendsten ist ihr Potenzial, selbst Rhythmusstörungen hervorzurufen. Die meisten Antiarrhythmika vermindern auch die Kontraktionskraft der Herzmuskulatur. Bei bereits bestehender Herzinsuffizienz ist dies besonders kontraproduktiv.

Durch die Beeinflussung der Ionenkanäle an Nervenzellen treten bei den Klassen I, II und IV auch zentrale unerwünschte Wirkungen auf, hauptsächlich:

- Schwindel
- Seh- und Geschmacksstörungen
- Kopfschmerzen
- gastrointestinale Beschwerden

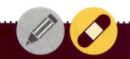

ARBEITSVORSCHLAG

Befragen Sie Klienten, die regelmäßig Antiarrhythmika einnehmen, nach ihren Erfahrungen mit unerwünschten Wirkungen. Wie gehen die Klienten mit diesen Erscheinungen um? Überlegen Sie, wie Sie die Klienten im Umgang mit diesen unerwünschten Wirkungen individuell unterstützen können.

Die Nebenwirkungen der Notfallmedikamente Adrenalin und Amiodaron sind im Falle einer Reanimation zu vernachlässigen. Bei einer kontinuierlichen i. v. Gabe im Rahmen einer Intensivtherapie, bei Amiodaron auch bei langfristiger oraler Einnahme, sind folgende unerwünschte Wirkungen zu beachten:

Adrenalin	<ul><li>Sauerstoffbedarf des Herzen steigt, Herzbelastung steigt</li><li>Vasokonstriktion mit verminderter Durchblutung der Niere und des Verdauungstraktes, Gefahr von Funktionsstörungen</li></ul>
Amiodaron	<ul><li>Fotosensibilität (erhöhte Lichtempfindlichkeit)</li><li>Schilddrüsenstörungen</li><li>Sehstörungen</li></ul>

Tab. 1 Unerwünschte Wirkungen beim langfristigen Einsatz von Adrenalin und Amiodaron

Antiarrhythmika werden aufgrund der Nebenwirkungen als Langzeittherapie sehr zurückhaltend eingesetzt. Wo es angebracht ist, kommen nichtmedikamentöse Therapien infrage, z. B. ein Herzschrittmacher oder eine ❙Kardioversion.

Kardioversion
mit dem EKG synchronisierter weniger energiereicher Stromstoß durch das Herz, um bei Vorhofflimmern einen normalen Sinusrhythmus zu initiieren; erfolgt unter Sedierung

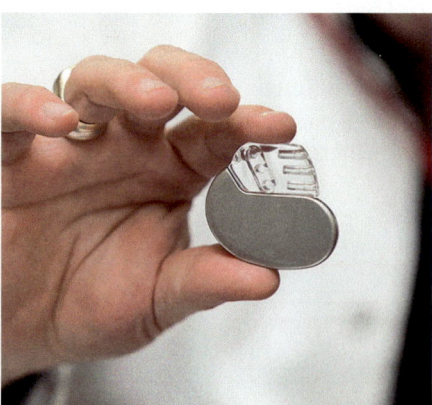

Bild 1 Herzschrittmacher

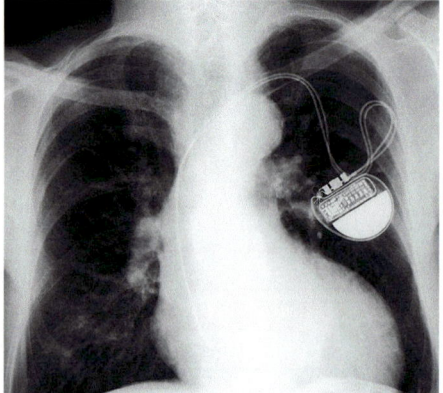

Bild 2 Herzschrittmacher im Röntgenbild

3.2.3 Konsequenzen für die Pflege

Medikamentengabe

Klienten achten in der Regel sehr genau auf die Einnahme ihrer Herzmedikamente. Sie sind leicht irritiert, wenn die medikamentöse Therapie verändert wird, sich Einnahmezeiten verschieben oder ▌Generika verabreicht werden.

Sofern es der aktuellen Therapie nicht zuwiderläuft, sollte dem Klienten ermöglicht werden, die häuslichen Einnahmezeiten beizubehalten, um seine Therapieadhärenz zu fördern. Der Einsatz von Generika wird dem Klienten mitgeteilt. Neu auftretende Beschwerden können durch die veränderte Zusammensetzung der Hilfsstoffe verursacht sein.

Generikum
Nachahmerprodukt nach Erlöschen des Patentschutzes auf einen Wirkstoff; enthält oft andere Hilfsstoffe, z. B. anderen Farbstoff

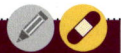

ARBEITSVORSCHLAG

Informieren Sie sich mithilfe des Beipackzettels verschiedener Präparate mit dem Wirkstoff Amiodaron, z. B. Cordarex®, Amiohexal®, oder mit dem Wirkstoff Verapamil, z. B. Isoptin®, Verapamil ratiopharm®, über die Zusammensetzung der Tablette. Gibt es Abweichungen bei den genutzten Hilfsstoffen? Wird ein anderer Farbstoff genutzt? Sieht die Tablette anders aus? Besprechen Sie Ihre Erkenntnisse mit Ihrer Praxisanleitung.

Vitalzeichen

Bei Klienten mit Rhythmusstörungen wird der Puls eine Minute lang ausgezählt. Trägt der Klient einen ständig aktiven Schrittmacher, ist dies in der Dokumentation zu vermerken. Für Klienten mit implantierten Defibrillator (ICD) ist es sehr unangenehm, wenn bei sehr hohen Frequenzen ein Stromstoß (Defibrillation) ausgelöst wird.

BEISPIEL

Bei Frau Signus zeigte sich nach einer Reanimation, dass sie ein erhöhtes Risiko hat, wieder ein Kammerflimmern zu entwickeln. Daher erhielt sie einen implantierbaren Cardioverter-Defibrillator (ICD). Frau Signus berichtet, dass der ICD seitdem einmal einen Schock ausgelöst hat. „Das war völlig unerwartet und hat mich sehr erschreckt. Ich weiß, dass mir der Stromstoß wohl das Leben gerettet hat, aber es war auch sehr schmerzhaft. Jetzt habe ich Angst vor dem nächsten Stromschlag."

Handlungsbedarf erkennen

Notwendigkeit der Applikation

Bei subjektiver Belastung des Klienten durch:
- Herzstolpern, Extrasystolen
- Bradykardie,
- geringe Belastbarkeit, Müdigkeit
- Synkopen
- Tachykardie, Herzrasen

Anzeichen für zu hohe Dosierung/Nebenwirkungen

Bei den Ionen-Kanalblockern (Klassen I, III und IV):
- gastrointestinale Beschwerden z. B. Sodbrennen, Völlegefühl, Übelkeit, Schmerzen, Appetitlosigkeit

Sonst je nach Medikament:
- ausgeprägte Bradykardie bis Herzstillstand (Notfall!)
- Tachykardie

Anzeichen für zu niedrige Dosierung

Je nach Ausgangszustand:
- weiterbestehende Rhythmusstörung
- Bradykardie oder Tachykardie

3.3 Medikamente bei Herzinsuffizienz

Die Kontraktionskraft der Herzmuskulatur bedingt das Schlagvolumen und den arteriellen Blutdruck in den herznahen Gefäßen.

Eine Herzinsuffizienz entsteht durch eine Muskelschwäche, die sich durch verminderte Kontraktionskraft des ❙Myokards und niedriges Schlagvolumen bemerkbar macht. Sie kann sich durch eine dauerhaft hohe Belastung langsam entwickeln (chronische Herzinsuffizienz, z. B. durch Bluthochdruck) oder plötzlich auftreten (akute Herzinsuffizienz, z. B. bei einer ❙Myokarditis).

Ist das rechte Herz betroffen, kommt es zu einem Rückstau in die großen venösen Gefäße und die Peripherie, es entstehen Ödeme in den Extremitäten. Bei einer Linksherzinsuffizienz wird durch die verminderte Pumpleistung der Organismus nur ungenügend mit sauerstoffreichem Blut versorgt. Gleichzeitig erfolgt ein Rückstau in den Lungenkreislauf mit der Gefahr eines Lungenödems.

3.3.1 Wirkweise der Medikamente bei Herzinsuffizienz

Bei Herzinsuffizienz werden Medikamente mit dem Ziel eingesetzt, das Herz zu entlasten. Dies geschieht am effektivsten über eine Senkung des Blutdrucks, z. B. durch ❙Antihypertensiva. Weiterhin wird angestrebt, die Kontraktionskraft zu steigern. Je nach Schweregrad bzw. Stadium der Herzinsuffizienz werden Präparate auch kombiniert. Zum Einsatz kommen:

❙**ACE-Hemmer**	senken durch Vasodilatation den Blutdruck und die Belastung des Herzens
❙**Diuretika**	senken durch vermehrte Ausscheidung den Blutdruck und die Belastung des Herzens
❙**Betablocker**	reduzieren durch blockieren des Sympathikus die Frequenz und die Belastung des Herzens
Herzglykoside	steigern die Kontraktionskraft und senken die Frequenz, z. B. Digitoxin

Tab. 1 Wirkung verschiedener Medikamentengruppen bei Herzinsuffizienz

3.3.2 Unerwünschte Wirkungen und Wechselwirkungen

Herzglykoside haben eine sehr geringe ❙therapeutische Breite und kommen nur noch nachrangig zum Einsatz. Um eine Überdosierung zu vermeiden, wird der Digitalisspiegel im Blut regelmäßig bestimmt und auf normale Werte von Kalium, Kalzium und Magnesium geachtet, da Veränderungen bei diesen Mineralstoffen die Nebenwirkungen begünstigen. Anzeichen einer Digitalisüberdosierung sind:

- verändertes Farbsehen: Patienten sehen ihre Umgebung durch eine „gelbe Brille", evtl. Augenflimmern
- Bradykardie (bis Herzstillstand), Rhythmusstörungen
- Benommenheit, Kopfschmerzen, evtl. Halluzinationen/Verwirrtheit
- Übelkeit, Erbrechen

HINWEIS

Herzglykoside sind pflanzliche Wirkstoffe, die aus dem roten Fingerhut (lat. Digitalis) gewonnen werden. Da die Pflanze genug Wirkstoff enthält, um eine Vergiftung herbeizuführen, ist sie von Kindern fernzuhalten.

Myokard
mittlere Wandschicht am Herzen, Herzmuskulatur

Myokarditis
Entzündung der Herzmuskulatur

Hier finden Sie die Pocket-Leitlinien zur Therapie der chronischen und akuten Herzinsuffizienz der Deutschen Gesellschaft für Kardiologie: http://leitlinien.dgk.org/files/2009_Pocket-Leitlinien_Chronische_Herzinsuffizienz_Update.pdf

Antihypertensiva ➔ S. 78

ACE-Hemmer ➔ S. 79

Diuretika ➔ S. 74

Betablocker ➔ S. 83

therapeutische Breite ➔ S. 17

3.3.3 Konsequenzen für die Pflege

Klienten mit Herzinsuffizienz sind je nach Stadium der Pumpschwäche des Herzens in ihrer Belastbarkeit eingeschränkt, sie leiden häufig unter einer Belastungsdyspnoe. Auch mit der medikamentösen Therapie verbessert sich die Situation nicht sofort. Daher ist es wesentlich, den Klienten für die Aktivitäten des täglichen Lebens (ATL) genügend Zeit einzuräumen. Einzelne Maßnahmen werden von Pflegenden bei Bedarf übernommen, wobei eine Nutzung der (verbliebenen) Ressourcen des Klienten jedoch immer Vorrang hat.

Flüssigkeitsbilanz

Zeigt der Klient bereits Einlagerungen von Flüssigkeit in der Lunge (Lungenödem) oder im peripheren Gewebe (Unterschenkelödeme), wird neben der medikamentösen Therapie seine tägliche Trinkmenge begrenzt. Dadurch ist der Klient stark dehydratationsgefährdet. Die Überwachung erfolgt mit einem Einfuhrplan und täglicher Gewichtskontrolle.

Die Wirkung der Therapie ist an der sichtbaren Rückbildung von Ödemen, Gewichtsverlust, Reduzierung des Beinumfangs an den Waden, Rückgang der Atemgeräusche bei Lungenödem und erleichterter Atmung zu erkennen.

Anzeichen einer Dehydratation sind stehende Hautfalten, Müdigkeit, Schwindel, niedriger Blutdruck, nachlassende Ausscheidung und beginnende Verwirrtheit insbesondere bei betagten Klienten.

Beobachtung von Vitalzeichen und Wahrnehmungsstörungen

Die Einstellung mit Digitalispräparaten erfolgt zunächst mit einer höheren Dosierung, bis der gewünschte Wirkstoffspiegel erreicht ist und die Dosis reduziert werden kann. In dieser Phase ist der Klient aufgrund der geringen therapeutischen Breite der Wirkstoffe besonders gefährdet. Sein Puls wird engmaschig kontrolliert und sein Befinden insbesondere auf Wahrnehmungsstörungen hin beobachtet und erfragt.

Diuretika ➔ *S. 74*
Antihypertensiva ➔ *S. 78*

Handlungsbedarf erkennen

Notwendigkeit der Applikation	**Anzeichen für zu hohe Dosierung/Nebenwirkungen**	**Anzeichen für zu niedrige Dosierung**
• Belastungsdyspnoe, Ruhedyspnoe, Zyanose • Rasselgeräusche beim Atmen • insgesamt geringe Belastbarkeit, Schwäche • evtl. Verwirrtheit • Unterschenkelödeme • Nykturie	▌Diuretika: • Anzeichen einer Dehydrierung (Exsikkose, Verwirrtheit, rapider Gewichtsverlust) Digitalisüberdosierung: • ausgeprägte Bradykardie bis Herzstillstand (Notfall) • Benommenheit, Kopfschmerzen • Gelbsehen, Übelkeit, Erbrechen, Elektrolytstörungen Betablocker: • siehe ▌Antihypertensiva	• Ödeme bestehen weiter • keine Verbesserung der Belastbarkeit • Belastungsdyspnoe nicht rückläufig

3.4 Koronartherapeutika

Von einer koronaren Herzkrankheit (KHK) spricht man bei einer Störung der Durchblutung der Koronargefäße. Ursache einer solchen Störung sind Gefäßverengungen durch Thrombenbildung oder Ablagerungen (Arteriosklerose).

Steigt der Sauerstoffbedarf der Herzmuskulatur an, z. B. bei Anstrengung, kann nicht mehr ausreichend mit einer erhöhten Durchblutung reagiert werden. Die Folge ist eine Minderdurchblutung des Herzmuskels und Sauerstoffmangel. Leitsymptom für diesen Zustand ist die Angina pectoris (lat. Brustenge) mit retrosternalen Schmerzen bei Belastung. Kommt es aufgrund von Arteriosklerose oder eines Thrombus zum kompletten Verschluss eines Koronargefäßes, erleidet der Klient einen Herzinfarkt.

3.4.1 Wirkweise der Koronartherapeutika

Koronartherapeutika haben zum Ziel, das Herz zu entlasten. Sie verringern die Herzarbeit und reduzieren dadurch den Sauerstoffverbrauch soweit, dass eine normale Durchblutung der Koronararterien ausreicht. Gleichzeitig wird eine Gefäßerweiterung angestrebt. Bei einer bestehenden KHK mit Angina-pectoris-Anfällen werden Nitrate eingesetzt. Die zusätzliche Gabe von Sauerstoff verbessert die Situation.

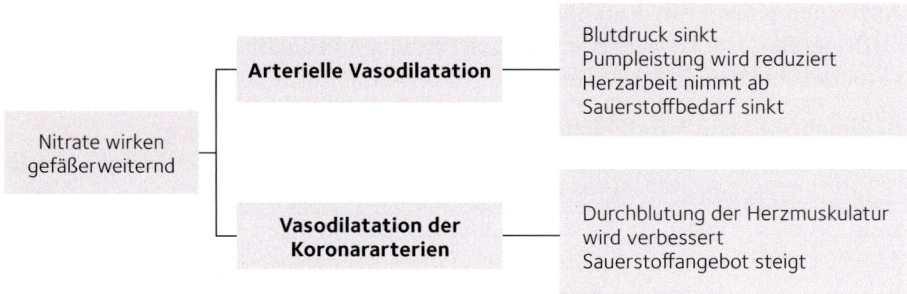

Bild 1 Wirkung der Nitrate

Zur Soforthilfe bei Angina-pectoris-Anfällen nimmt der Klient ein Nitrat in Form von Spray oder Zerbeißkapseln, z. B. Nitroglycerin, ein. Beides wird sublingual verabreicht und wirkt durch die Resorption direkt über die Mundschleimhaut sehr schnell. Eine Dauertherapie erfolgt mit Isosorbitmononitrat, z.B. Corangin®, Ismo®, als Retardtabletten.

Betablocker → S. 83
Kalziumkanalblocker → S. 83

Zur Prophylaxe der Angina pectoris werden auch ▮Betablocker und ▮Kalziumkanalblocker/Kalzium-Antagonisten eingesetzt. Beide Präparate senken die Frequenz und verringern so die Herzarbeit und den Sauerstoffbedarf.

Notfall „Herzinfarkt"
Bei Herzinfarkt ist eine schnelle Reaktion wichtig, um die Folgen möglichst gering zu halten. Die Belastung des Herzens zu senken hat oberste Priorität. Dabei muss auch die psychische Ausnahmesituation für den Klienten bedacht werden: Er hat Schmerzen, Panik und Todesangst.
Angst löst immer eine Sympathikusreaktion aus. Diese Reaktion führt zu einer Erhöhung der Herzarbeit, welche die Situation noch verschärft. Folgende Medikamente werden zur Akuttherapie eingesetzt:

Medikamentengruppe	Wirkung	Folge
▮opioide Analgetika (Morphin)	mindern Schmerzen und Angst	= Herzbelastung reduziert
▮Tranquillizer (Diazepam)	mindern Angst	= Herzbelastung reduziert
Nitrate	erweitern Koronargefäße, senken den Blutdruck	= Durchblutung verbessert = Herzbelastung reduziert
Sauerstoff	verbessert die Diffusion in den Alveolen	= O_2-Angebot erhöht
▮Antikoagulanzien (Heparin)	verhindern Gerinnung, verbessern so Fließeigenschaften des Blutes	= Herzbelastung reduziert

Tab. 1 Medikamente zur Akuttherapie bei Herzinfarkt

opioide Analhetika → S. 59

Tranquillizer → S. 150

Besteht keine Möglichkeit für eine rasche Wiedereröffnung der betroffenen Koronararterien im Herzkatheterlabor, kann innerhalb von sechs Stunden nach dem Ereignis eine ▮Lysetherapie erfolgen, um den Thrombus aufzulösen und die Durchblutung wieder sicherzustellen.

Antikoagulanzien → S. 103

Lysetherapie → S. 106

3.4.2 Unerwünschte Wirkungen und Wechselwirkungen

Nitrate können zu einer orthostatischen Blutdruckreaktion und zu Hypotonie führen. Zu Beginn der Therapie tritt evtl. ein Nitratkopfschmerz auf, der jedoch rückläufig ist. Bei kontinuierlicher Anwendung, insbesondere parenteral in der Notfallversorgung oder auf der Intensivstation, nimmt die Empfindlichkeit für den Wirkstoff ab, es entsteht eine Nitrattoleranz. In diesem Fall muss die Einnahme kurzzeitig unterbrochen werden. Bei einer oralen Einnahme einmal täglich besteht diese Gefahr der Toleranzentwicklung jedoch nicht. Weitere unerwünschte Wirkungen sind ein Schwächegefühl aufgrund des niedrigen Blutdrucks, Kopfschmerzen und Übelkeit.

3.4.3 Konsequenzen für die Pflege

Pflegende sollten sich vergewissern, dass der Klient die Anwendung der Bedarfsmedikamente versteht bzw. diese ggf. erläutern. Die Einnahme im Bedarfsfall muss in der Dokumentation vermerkt werden, um eine Verschlechterung der Situation des Klienten zeitnah zu erkennen. Für ▮Betablocker und ▮Kalzium-Antagonisten gelten die Hinweise in den vorangegangenen Kapiteln.

Betablocker → S. 80, 83

Kalzium-Antagonisten → S. 80, 83

Handlungsbedarf erkennen

Anzeichen für Therapiebedarf

- retrosternale Schmerzattacken bei Belastung
- Schmerz strahlt in linken Arm, Kiefer, Rücken aus
- Übelkeit
- Druckgefühl
- Dyspnoe

Anzeichen für zu hohe Dosierung/Nebenwirkungen

Bei oraler Dauertherapie mit Nitrat:
- niedriger Blutdruck
- orthostatische Reaktionen bei Lageveränderung
- Müdigkeit

AP-Schmerz: evtl Nitrattoleranz

Anzeichen für zu niedrige Dosierung

- AP-Symptomatik nicht rückläufig bzw. nimmt zu

4 ATMUNG

Der achtjährige Tom spielt mit seinen Freunden im Garten. Sie spielen Fangen und rennen hintereinander her. Plötzlich bleibt Tom stehen. Er klagt über asthmatische Beschwerden – Luftnot, trockenen Husten, Probleme bei der Ausatmung. Wenn er solche Anfälle hat, bekommt er neben der Atemnot immer große Angst.

Für den Menschen ist es zentral, dass er leicht Luft bekommt und ausreichend mit Sauerstoff versorgt ist. Ist dies nicht der Fall, so schränkt es ihn immens ein und verursacht Unwohlsein und Angst. Am Beispiel des Asthma bronchiale wird dies besonders deutlich. Verschiedene Umstände wirken auf das Lungengewebe, sodass es zu einem Entzündungsgeschehen mit der Folge der Sekretproduktion sowie einer bronchialen Verengung kommt. Bei den typischen Asthmaanfällen kommt es zusätzlich zu einer Verkrampfung der Bronchialmuskulatur und damit zu einem Bronchospasmus mit massiver Atemnot. Auch andere Lungenerkrankungen, wie beispielsweise ▌COPD, gehen mit den beschriebenen Symptomen einher.

Im Folgenden werden Medikamente (Antiasthmatika) thematisiert, die genau an den genannten Stellen – Entzündung, Obstruktion und Sekretbildung – ansetzen und somit eine Erleichterung für die Klienten bewirken sollen.

COPD
chronic obstructive pulmonary disease
engl. = chronisch obstruktive Lungenerkrankung

4.1 Antiphlogistika

Bei der Therapie von Atemwegserkrankungen erfolgt der Einsatz der ▌Antiphlogistika bevorzugt mittels einer inhalativen Applikation, um die teils massiven Nebenwirkungen zu meiden. Die Erläuterung der systemischen Anwendung erfolgt im Kapitel ▌Immunsystem.

Antiphlogistikum
griech. anti = gegen; phlogogis = Entzündung
Medikament, das Entzündungsprozesse hemmt

Immunsystem ➔ *S. 166*

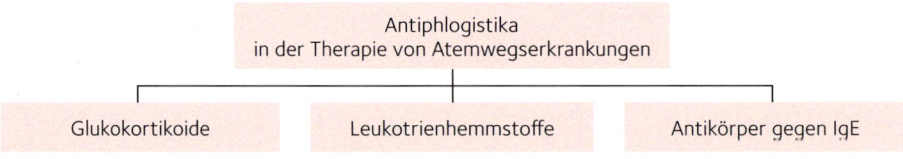

Bild 1 Unterschiedliche Formen der Antiphlogistika in der Therapie von Atemwegserkrankungen

4.1.1 Wirkweise der Antiphlogistika

Glukokortikoide
Glukokortikoide zählen aktuell zu den bedeutendsten ▌antiinflammatorisch wirkenden Therapeutika in der Dauerbehandlung von Atemwegserkrankungen. Wie in den ▌Stufenschemata ersichtlich, kommt es rasch zu einer lokalen Anwendung, um die Entzündungsreaktion, vor allem die Schleimhautschwellung sowie die Schleimsekretion, in der Lunge einzudämmen. Bei einem schweren Verlauf erfolgt die Umstellung auf eine perorale Verabreichung.

antiinflammatorisch
griech. anti = gegen; lat. inflammatio = Entzündung
gegen eine Entzündung gerichtet

Stufenschemata zur Behandlung des Asthma bronchiale/der COPD ➔ *S. 93*

Glukokortikoide eignen sich zur langfristigen, prophylaktischen Therapie, weniger zur Behandlung bei akuten Anfällen mit Atemnot.

Leukotrienhemmstoffe

Leukotriene sind körpereigene Stoffe, die im Rahmen allergischer Reaktionen ausgeschüttet werden und zu einer ausgeprägten Bronchokonstriktion und Schleimsekretion führen. Die Leukotrienhemmstoffe blockieren die Leukotrienrezeptoren und vermindern so diesen Effekt. Sie gehören zur Standardtherapie des Asthma bronchiale im Kindesalter. Leukotrienhemmstoffe stehen teils in Konkurrenz zu Glukokortikoiden. Diese sind rascher wirksam, weisen jedoch ein höheres Potenzial für unerwünschte Wirkungen auf.

Antikörper gegen IgE

Allergene wie Hausstaub und Gräserpollen führen zu einer vermehrten IgE-Ausschüttung, wodurch Mediatoren wie Histamin freigesetzt werden. Dies führt zu der allergisch bedingten Entzündungsreaktion. Die eingesetzten Antikörper binden IgE und reduzieren somit die Allergiereaktion.

IgE
Immunglobulin E
verantwortlich für Allergien

4.1.2 Unerwünschte Wirkungen und Wechselwirkungen

Durch die bevorzugt lokale Anwendung der Glukokortikoide treten Nebenwirkungen in relativ geringem Umfang auf. Es kann zu Mundtrockenheit sowie einer eingeschränkten lokalen Immunabwehr kommen und infolgedessen zu oralen Hefepilzinfektionen (Kandidosen) oder Entzündungen im Mund-, Rachen-, Stimmbandbereich.

Dadurch, dass Leukotrienhemmstoffe oral verabreicht werden, treten hierbei bevorzugt Magen-Darm-Beschwerden, aber auch Kopfschmerz und Schwindel auf.

Kandidose
Synonym: Kandidamykose, Soor
Sammelbezeichnung für eine Infektion durch Pilze (zumeist *Candida albicans*)

4.1.3 Pflegerische Konsequenzen

Um Folgeerkrankungen, wie beispielsweise einen Mundsoor, zu vermeiden, spülen die Klienten nach der Inhalation mit Glukokortikoiden den Mund gründlich aus. Alternativ wenden sie die Inhalation vor der Zahnpflege oder einer Mahlzeit an.
Die Klienten müssen dahingehend angeleitet werden, Glukokortikoide regelmäßig anzuwenden, um den gewünschten Effekt zu erzielen.
Vor allem bei Klienten, die sich wenig adhärent zeigen und eine Inhalationstherapie ablehnen, beispielsweise Kinder, bietet sich eine orale Gabe von Leukotrienhemmstoffen als (Kau-)Tablette an.

Adhärenz → *S. 26*

Handlungsbedarf erkennen

Notwendigkeit der Applikation	Anzeichen für zu hohe Dosierung	Anzeichen für zu niedrige Dosierung
▪ Einschränkung der körperlichen Leistungsfähigkeit ▪ Kurzatmigkeit ▪ chronischer Husten ▪ verstärkter Auswurf ▪ Unruhe, Angst	▪ Beginnende Zeichen einer systemischen Wirkung: ▪ Cushing-Syndrom	▪ unzureichende Wirkung ▪ Verschlechterung des Allgemeinzustandes ▪ Verstärkung der Atemproblematik ▪ vermehrte Anfälle mit akuter Atemnot

4.2 Bronchodilatatoren

▌Bronchodilatatoren werden rein symptomatisch, also bronchienerweiternd, angewendet. In der Regel erfolgt eine inhalative Applikation, beispielsweise in Form eines Sprays, Dosieraerosols oder mittels Inhalator.

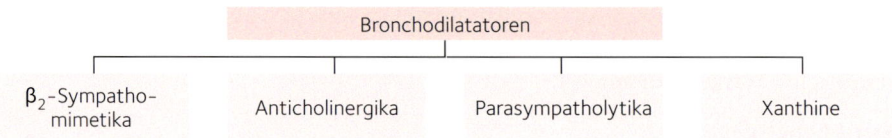

Bild 1 Unterschiedliche Ansatzpunkte der Bronchodilatatoren

4.2.1 Wirkweise der Bronchodilatatoren

β_2-Sympathomimetika

Der Muskeltonus der Bronchien wird physiologisch durch das vegetative Nervensystem über den Sympathikus reguliert. Indem sich Botenstoffe an die Rezeptoren der Muskelzelle binden, erhält diese das Signal zur Entspannung (Relaxation). Genau an diese Stelle binden sich ebenfalls die β_2-Sympathomimetika, verringern so die Muskelspannung in den Bronchien und führen zu einer Erweiterung der Atemwege (Bronchodilatation). Zusätzlich wird die Sekretproduktion gehemmt.

Es werden rasch wirksame β_2-Sympathomimetika zur Bedarfsmedikation bei einer akuten Situation mit massiver Atemnot (z. B. Asthmaanfall) sowie lang wirkende zur Langzeittherapie unterschieden.

HINWEIS

β_2-Sympathomimetika werden u. a. auch als wehenhemmendes Medikament (▌Tokolytikum) bei drohenden Frühgeburten eingesetzt.

Anticholinergika

Der Wirkmechanismus der Anticholinergika entspricht exakt dem der β_2-Sympathomimetika. Angriffspunkt hierbei ist jedoch der Acetylcholinrezeptor, wodurch die Ausschüttung des Botenstoffs Acetylcholin gehemmt wird. Ohne den Neurotransmitter Acetylcholin fehlt die zusammenziehende (konstriktive) Wirkung in den Bronchien.

Parasympatholytika

Auch die Parasympatholytika beeinflussen den Effekt des Acetylcholins. Jedoch bleibt die Ausschüttung konstant. Vielmehr wird die Wirkeinschränkung durch eine Blockade der Rezeptoren erzielt. Der Neurotransmitter ist zwar vorhanden, kann durch die besetzten Rezeptoren jedoch keine Wirkung entfalten, somit bleibt die Konstriktion aus.

Xanthine

Lediglich die Xanthine, wie z. B. das zumeist verwendete Theophyllin, bewirken neben der Bronchodilatation sowie Sekretolyse ebenso eine leichte Entzündungshemmung. Anders als bei den zuvor beschriebenen Präparaten hemmen die Xanthine das Enzym Phosphodiesterase, was wiederum zu einer Erhöhung des Moleküls cAMP in den Muskelzellen der Bronchialwände führt. Über diesen Mechanismus setzt die Bronchodilatation ein.

Bronchodilatation
lat. bronchus = Abzweigungen der Trachea; dilato = ausbreiten, erweitern
Erweiterung der Bronchien durch Entspannung der glatten Muskulatur

Tokolytikum
griech. tokos = Wehe, Geburt; lyein = lösen
Wirkstoff zur Unterdrückung einer vorzeitigen Wehentätigkeit

Tokolyse
medikamentöse Hemmung der Wehentätigkeit

Die Medikamentenauswahl zur Behandlung des Asthma bronchiale erfolgt in den meisten Fällen nach festgesetzten Schemata.

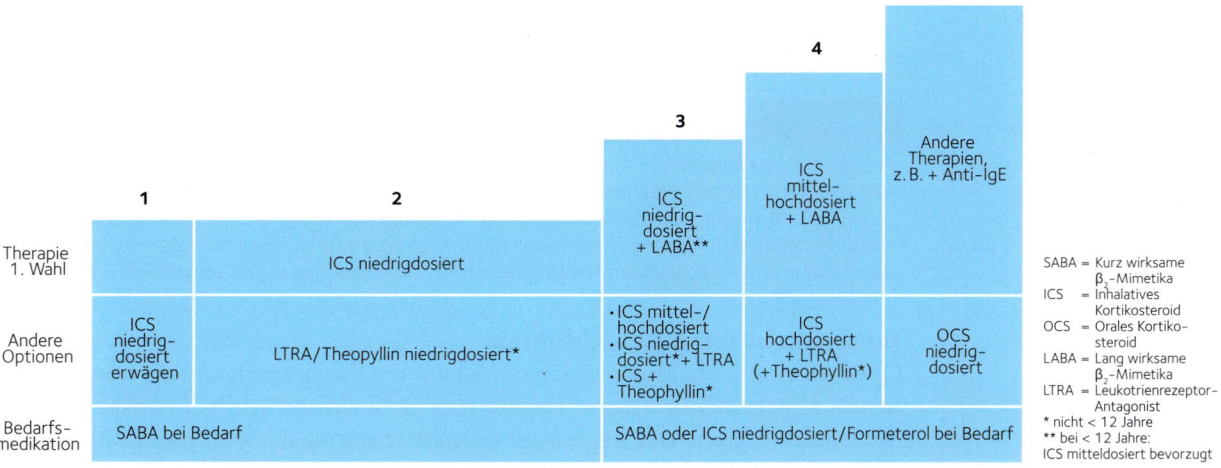

	1	**2**	**3**	**4**	**5**
Therapie 1. Wahl		ICS niedrigdosiert	ICS niedrigdosiert + LABA**	ICS mittel-hochdosiert + LABA	Andere Therapien, z. B. + Anti-IgE
Andere Optionen	ICS niedrigdosiert erwägen	LTRA/Theopyllin niedrigdosiert*	• ICS mittel-/hochdosiert • ICS niedrigdosiert*+LTRA • ICS + Theophyllin*	ICS hochdosiert + LTRA (+Theophyllin*)	OCS niedrigdosiert
Bedarfs-medikation	SABA bei Bedarf		SABA oder ICS niedrigdosiert/Formeterol bei Bedarf		

SABA = Kurz wirksame β_2-Mimetika
ICS = Inhalatives Kortikosteroid
OCS = Orales Kortikosteroid
LABA = Lang wirksame β_2-Mimetika
LTRA = Leukotrienrezeptor-Antagonist
* nicht < 12 Jahre
** bei < 12 Jahre: ICS mitteldosiert bevorzugt

Bild 1 Stufenschema für die medikamentöse Asthmatherapie bei Erwachsenen und Kindern > 6 Jahre (nach Globale Initiative for Asthma [GINA])

4.2.2 Unerwünschte Wirkungen und Wechselwirkungen

Für alle Wirkstoffe gilt, dass das Risiko von Nebenwirkungen durch die zumeist inhalative Anwendung relativ gering anzusetzen ist. Die lokale Wirkung steht im Vordergrund. Nebenwirkungen treten häufig erst bei hohen Dosen oder systemischer Applikation auf. Unruhe, Schlafstörungen, Tachykardien sowie Blutdruckbeeinträchtigungen sind in diesem Zusammenhang zu nennen.

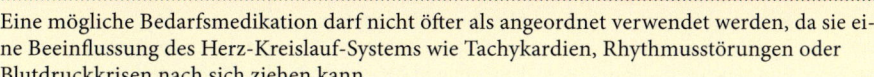

Die Leitlinie der Deutschen Atemwegsliga und der Deutschen Gesellschaft für Pneumologie und Beatmungsmedizin zur Diagnostik und Therapie von Patienten mit COPD finden Sie hier:
www.atemwegsliga.de/copd.html

Speziell bei den Anticholinergika und den Parasympatholytika beklagen manche Klienten zudem Mundtrockenheit oder Miktionsstörungen.

Besonderheiten der Xanthine

Die therapeutische Breite des Theophyllins ist äußerst gering, sodass es rasch zu Überdosierungen kommen kann, die eine Reihe möglicher Nebenwirkungen nach sich ziehen können:

- Unruhe, Schlafstörungen
- Tachykardien
- Rhythmusstörungen
- Übelkeit, Erbrechen
- Magenbeschwerden
- Krampfanfälle

Daher sind regelmäßige Spiegelbestimmungen des Wirkstoffs im Blut unausweichlich.

Zum Thema Pneumonieprophylaxe:
Pennekamp, Sigrid/ Pongrac, Lars/ Schulte, Maria (2015): Pflegecoach für Theorie und Praxis. Prophylaxen. Berlin: Cornelsen

4.2.3 Pflegerische Konsequenzen

Grundsätzlich ist es wichtig, bei Beeinträchtigungen der Atemwege pneumonieprophylaktische Interventionen verstärkt anzuwenden. Darüber hinaus ist es zentral, dass Pflegende die Klienten in der Durchführung der therapeutischen Maßnahmen, vor allem der Inhalativa, anleiten und unterstützen. Nur durch eine korrekte Nutzung der Präparate kann ein optimales Behandlungsergebnis erzielt werden. Da sich die Anwendungstechnik der verschiedenen Inhalationsmöglichkeiten unterscheidet, sollte bei einem Klienten möglichst eine Variante für alle Wirkstoffe beibehalten werden, um einer daraus resultierenden Verwirrung und Unsicherheit vorzubeugen.

> **HINWEIS**
>
> Kinder bis ca. fünf Jahre inhalieren idealerweise mit einem Dosieraerosol mit Spacer, da sonst die Koordination von Einatmung und Sprühstoß erschwert ist. Durch die möglicherweise fehlerhafte Anwendung einer Gesichtsmaske bei Kindern – durch ein Leck kommt eventuell nicht ausreichend Wirkstoff am Wirkort an – sollte diese nur so lange verwendet werden, bis das Kind problemlos das Mundstück eines Spacers mit den Lippen fest umschließen kann.

Inhalationen korrekt durchführen

Optimalerweise positioniert sich der Klient in Oberkörperhochlage (sitzend, stehend). Allgemeine Fehlerquellen sind eine nicht ausreichend tiefe Ausatmung vor der Inhalation sowie eine ungünstige Körperhaltung oder eine zu geringe Einatmung während der Inhalation. Je nach Inhalatortyp sind daneben folgende Vorgehensweisen zu unterscheiden:

Inhalatortyp	Pulverinhalator	Dosieraerosol ohne Spacer	Dosieraerosol mit Spacer	Vernebler
Anwendung	- je nach Inhalationssystem nötige Vorbereitungen durchführen - tief und entspannt ausatmen - Mundstück mit Lippen gut umschließen - rasch und tief einatmen - Atem 5–10 s anhalten - langsam durch Nase ausatmen (wichtig: nicht in das Gerät atmen) - Schutzkappe aufstecken	- Schutzkappe entfernen - kräftig schütteln (Mundstück nach unten), Ausnahme: Dosieraerosole mit dem Treibgas HFA - tief und entspannt ausatmen - Mundstück mit Lippen gut umschließen - Sprühstoß auslösen und gleichzeitig langsam einatmen - Atem 5–10 s anhalten - langsam ausatmen - Schutzkappe aufstecken	- Schutzkappe entfernen - kräftig schütteln (Mundstück nach unten), Ausnahme: Dosieraerosole mit dem Treibgas HFA - Spacer am Ansatzstück des Dosieraerosols ansetzen - Mundstück mit Lippen gut umschließen oder Maske über Mund/Nase setzen - Sprühstoß auslösen - langsam und tief ein- und ausatmen (1- bis max. 10-mal) - Dosieraerosol entfernen, Spacer reinigen	- Inhalationsflüssigkeit in Inhalette füllen - Gerät zusammensetzen - Inhalation starten - langsam und tief ein- und ausatmen - inhalieren, bis Flüssigkeit verdampft ist - Gerät zerlegen und reinigen - nach Hygienevorschrift Inhalette austauschen
Fehlerquellen	- Luft nicht lang genug angehalten - Ausatmung in den Inhalator (Verklumpung) - in feuchter Umgebung aufbewahrt	- Schutzkappe nicht entfernt - nicht geschüttelt - mangelnde Koordination bei Einatmen und Sprühstoß - Luft nicht lang genug angehalten	- nicht geschüttelt - Maske zu weit vom Gesicht entfernt - Inhalation zu früh beendet	- Maske zu weit vom Gesicht entfernt - Inhalation zu früh beendet

Tab. 1 Übersicht der verschiedenen Vorgehensweisen zur Inhalation

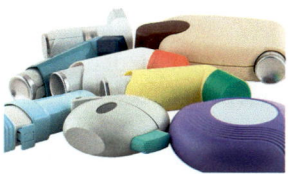

Bild 1 Verschiedene Pulverinhalatoren

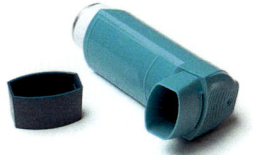

Bild 2 Dosieraerosol

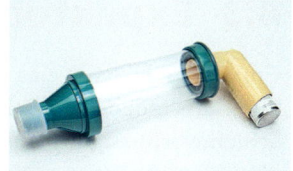

Bild 3 Aerosol mit Spacer

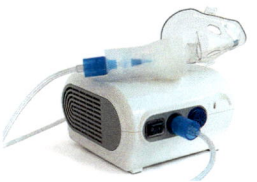

Bild 4 Vernebler

Bei der Verwendung von Verneblern sorgen die Pflegenden dafür, dass dabei oder im Anschluss der Raum gelüftet wird, da bei dieser Verabreichungsform ein Teil des Wirkstoffs auch in den Raum gelangt.

ARBEITSVORSCHLAG

Üben Sie im Rollenspiel, einen Klienten zur korrekten Durchführung einer Inhalation in den unterschiedlichen Varianten anzuleiten. Führen Sie mit Ihren Mitlernenden mehrere Anleitungssequenzen durch und werten Sie sie anschließend aus.

Um vor allem in Notfallsituationen handlungsfähig zu sein, muss das Dosieraerosol ausreichend gefüllt sein. Die Klienten oder die Pflegenden sind deshalb angehalten, regelmäßig den Füllungszustand zu kontrollieren. Dies erfolgt im Normalfall mittels eines einfachen Wasserglases, in welches das Dosieraerosol hineingegeben wird. Die Position variiert je nach vorhandenem Inhalt:

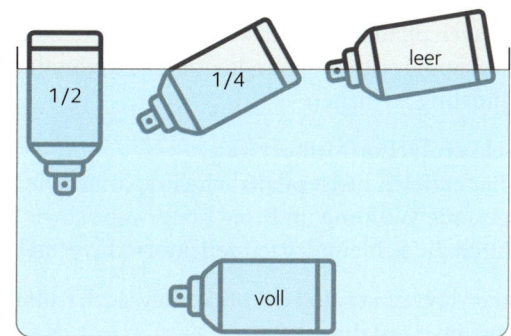

Bild 5 Position des Dosieraerosols im Wasser je nach Füllungszustand

---

Handlungsbedarf erkennen

Notwendigkeit der Applikation

- Einschränkung der körperlichen Leistungsfähigkeit
- Kurzatmigkeit, Atemnot
- Engegefühl im Brustkorb
- erschwerte Ausatmung, Giemen
- Auftreten von Anfällen mit akuter Atemnot
- chronischer Husten
- verstärkter Auswurf
- Unruhe, Angst, Panik

Anzeichen für zu hohe Dosierung

- Herz-Kreislauf-Beschwerden (Tachykardien, Arrhythmien, Blutdruckschwankungen etc.)
- Magen-Darm-Beschwerden (Übelkeit, Erbrechen)
- Unruhe, Schlaflosigkeit
- zerebrale Krampfanfälle
- Kopfschmerzen

Anzeichen für zu niedrige Dosierung

- unzureichende Wirkung
- häufige Krisen/Anfälle mit akuter Atemnot
- fehlende Kontrolle über die Erkrankung, z. B. des Asthmas

4.3 Expektoranzien

Um einen effektiven Gasaustausch zu ermöglichen, ist es von grundlegender Bedeutung, dass möglichst wenig Sekret in den Atemwegen vorhanden ist. Dies wird durch Schleimverflüssigung und einen gesteigerten Abtransport erreicht.

Expektorans
lat. ex = heraus; pectus = Brustkorb
Arzneimittel, das die Verflüssigung und den Abtransport von Sekret aus den Atemwegen forciert

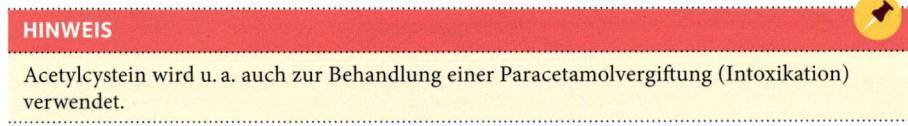

Bild 1 Unterschiedliche Varianten der schleimlösenden Präparate

4.3.1 Wirkweise der Expektoranzien

Im Bereich der Expektoranzien werden zahlreiche Wirkstoffe – sowohl synthetischer als auch pflanzlicher Herkunft – verwendet. Die Abgrenzung der verschiedenen Untergruppen ist vor allem bei den Sekretolytika sowie den Mukolytika nicht immer eindeutig zu ziehen.

Sekretolytika/Mukolytika
Hier erzielen meist pflanzliche Präparate, wie z. B. ätherische Öle, eine Schleimhaut reizende Wirkung im Bronchialgewebe sowie im Magen (je nach Applikation), wodurch die Schleimdrüsen reflektorisch vermehrt seröses Sekret absondern.

Acetylcystein spaltet die Mukopolysaccharidfasern im vorhandenen Sekret und verflüssigt es auf diese Weise.

> **HINWEIS**
>
> Acetylcystein wird u. a. auch zur Behandlung einer Paracetamolvergiftung (Intoxikation) verwendet.

Metabolit
Zwischenstufe oder Abbauprodukt des Stoffwechsels im Organismus

Bromhexin beeinflusst den Selbstreinigungsmechanismus der Bronchien (mukoziliäre Clearance) und verringert die Zähflüssigkeit (Viskosität) des Bronchialsekrets. Außerdem hat es einen aktivierenden Effekt auf das Flimmerepithel und fördert somit den Abtransport des Sekrets. Ambroxol, ein Metabolit des Bromhexins, wirkt identisch, jedoch weniger intensiv. Darüber hinaus fördert es die Bildung des Oberflächenfaktors Surfactant. Ist hiervon ein durchgehender Film in den Alveolen vorhanden, haftet der Schleim weniger und kann leichter abgehustet werden.

Sekretomotorika
Durch die Aktivitätssteigerung des Flimmerepithels der Bronchien (Zilien) erfolgen eine gesteigerte Reinigung und ein rascher Transport. Bromhexin und Ambroxol, aber auch die β_2-Sympathomimetika, erzielen diesen Effekt.

4.3.2 Unerwünschte Wirkungen und Wechselwirkungen

An sich sind expektorierende Substanzen gut verträglich. In einzelnen Fällen und je nach Applikation können möglicherweise gastrointestinale Störungen, Kopfschmerzen oder allergische Reaktionen auftreten. Jedoch sind einige Wechselwirkungen bekannt.

Zu beachten ist, dass eine Kombination von schleimlösenden und hustenstillenden Präparaten absolut kontraindiziert ist. Der gelockerte Schleim würde durch den fehlenden Hustenreflex nur unzureichend abtransportiert und ein ideales Milieu für bakterielle Infektionen bieten.

Zwischen einer Antibiotikagabe sowie der Verabreichung von Acetylcystein muss ein zeitlicher Abstand von ca. zwei Stunden gewährleistet sein, da es sonst zu einer verminderten Wirkung der Antibiose kommen kann.

4.3.3 Pflegerische Konsequenzen

Grundsätzlich beobachten Pflegende bei Klienten mit bestehenden Sekretproblemen in den Atemwegen die Flüssigkeitszufuhr. Eine ausreichende Versorgung erleichtert die Sekretolyse. Ebenso bedeutsam ist die Pneumonieprophylaxe.

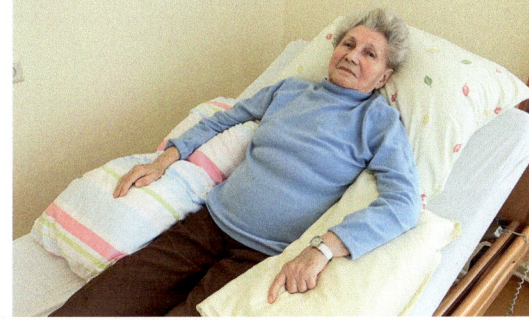

Bild 1 Die Oberkörperhochlage unterstützt die Atmung.

Pflegende unterstützen Klienten im Umgang mit einer gesteigerten Sekretproduktion bzw. der medikamentösen Verflüssigung des vorhandenen Schleims. Dies erfolgt auf unterschiedliche Weise:

- atemunterstützende Lagerung: z. B. Oberkörperhochlagerung (OKH), VATI-Lagerungen
- Sekretlockerung: z. B. Abklopfen, Vibrationsmassage, Einreibung
- Sekretauswurf: z. B. Anleitung zum Abhusten, Position des Klienten in OKH

> **HINWEIS**
>
> Expektoranzien sollen in einem angemessenen Zeitabstand (ca. zwei bis drei Stunden) vor dem Schlafen eingenommen werden, um die Nachtruhe nicht durch eine forcierte Schleimlösung zu stören.

Ist der Klient möglicherweise nicht in der Lage, eigenständig das Sekret abzuhusten, saugt der Pflegende dieses oral/ nasal, ggf. auch endotracheal ab.

Handlungsbedarf erkennen

Notwendigkeit der Applikation	Anzeichen für zu hohe Dosierung	Anzeichen für zu niedrige Dosierung
- Einschränkung der körperlichen Leistungsfähigkeit - produktiver Husten mit zähem Auswurf - Atemnot durch Sekret - Unruhe, Angst, Panik	- Überforderung des Klienten durch flüssiges Sekret	- weiter erhöhte Schleimviskosität - weiter beeinträchtigte Atemfunktion

5   BLUTGERINNUNG

Kleinere Verletzung, wie sie im Alltag durch Unachtsamkeit schnell passieren können, bluten meist nur wenige Minuten, dann stoppt die Blutung. Der dafür verantwortliche Mechanismus, die Blutgerinnung, ist ein sehr komplexer Vorgang, ohne den selbst kleinere Verletzungen zu einem gefährlichen Blutverlust führen würden. Nicht weniger gefährlich ist eine zu starke Gerinnung, die zu einer gesteigerten Gerinnselbildung mit teilweisem oder vollständigem Verschluss der Blutgefäße führen kann, z. B. zu einer Thrombose. Die Blutgerinnung und die Wiederauflösung von Gerinnseln (Fibrinolyse) müssen daher in einem gut funktionierenden Gleichgewicht stehen.

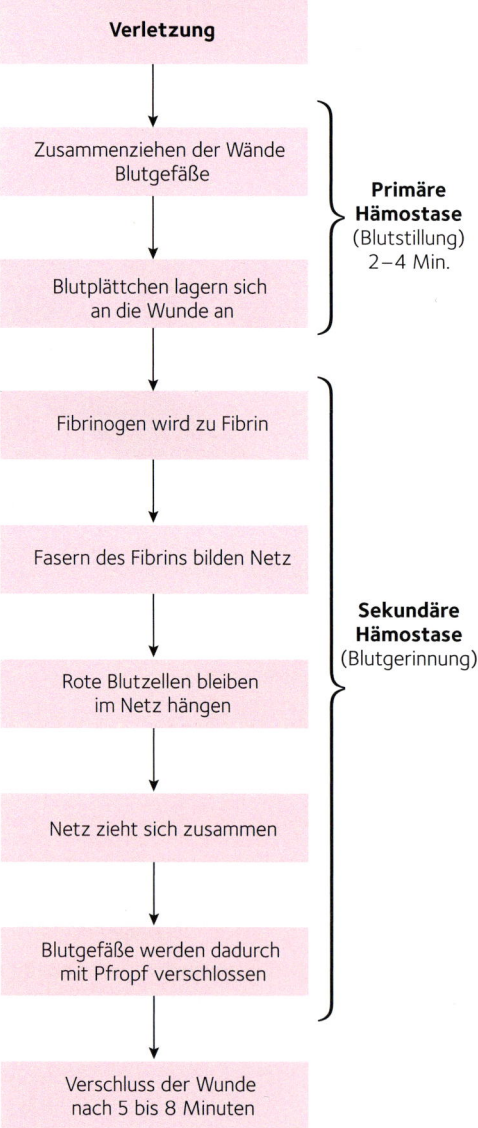

Verletzte Zellen senden **Botenstoffe** aus, um:

Gerinnungskaskade kommt in Gang: Faktor IIa (Thrombin) wandelt …

Verletzung

Zusammenziehen der Wände Blutgefäße

Blutplättchen lagern sich an die Wunde an

Primäre Hämostase (Blutstillung) 2–4 Min.

Fibrinogen wird zu Fibrin

Fasern des Fibrins bilden Netz

Rote Blutzellen bleiben im Netz hängen

Netz zieht sich zusammen

Blutgefäße werden dadurch mit Pfropf verschlossen

Sekundäre Hämostase (Blutgerinnung)

Verschluss der Wunde nach 5 bis 8 Minuten

Bei der Blutgerinnung übernehmen Thrombozyten (Blutplättchen) eine zentrale Rolle: Im Rahmen der primären Hämostase (Blutstillung) ziehen sich zunächst die Wände der Blutgefäße zusammen. Die verletzten Zellen senden Botenstoffe ins Blut, die die Thrombozyten veranlassen, sich an das beschädigte Gewebe anzulagern. Normalerweise sind die Thrombozyten plättchenförmig, an der Wunde nehmen sie aber eine Kugelform an, aus der kleine Tentakel sprießen, mit denen sie sich gegenseitig festhalten. Gleichzeitig senden sie Signale aus, die weitere Thrombozyten aus dem vorbeiströmenden Blut rekrutieren. Diese erste Phase der Blutstillung dauert zwei bis vier Minuten. An die primäre Hämostase schließt sich die sekundäre Hämostase (Blutgerinnung) an. Durch das Zusammenwirken von Plasmaeiweißen (Gerinnungsfaktoren) wird eine mehrstufige Kettenreaktion in Gang gesetzt. Der Gerinnungsfaktor Thrombin veranlasst in einer komplizierten Reaktion die Umwandlung des wasserlöslichen Proteins Fibrinogen aus dem Blutplasma in das wasserunlösliche und faserförmige Fibrin, das durch Plasmin wieder aufgelöst werden kann (Fibrinolyse). Die Fasern des Fibrins und die Thrombozyten bilden ein dichtes Netz, an dem auch rote Blutzellen haften bleiben und damit das Netz weiter abdichten. Das Netz zieht sich immer weiter zusammen. Blutserum wird aus den Zwischenräumen herausgedrückt und die verletzten Blutgefäße werden dadurch mit einem Pfropf versehen. So wird die Wunde in einem Zeitraum von etwa fünf bis acht Minuten vollständig verschlossen.

Blutgerinnung und Fibrinolyse sind als entgegenlaufende Schutzmechanismen im Normalfall im Gleichgewicht. Kommt das Gleichgewicht aus dem Lot oder muss therapeutisch oder prophylaktisch eingegriffen werden, können beide Systeme als Ansatzpunkte medikamentös beeinflusst werden.

	Medikamentengruppe	Wirkung
Gerinnung ↑	Gerinnungsfaktoren	sind als Teile der Gerinnungskaskade für die Blutgerinnung zuständig
	Vitamin K	wird zur Synthese der Gerinnungsfaktoren in der Leber benötigt
	Antifibrinolytika	hemmen die Auflösung von Fibrin (Fibrinolyse)
	oberflächliche Hämostyptika	unterstützen die Blutstillung (adstringierende Substanzen u. Fibrinkleber); sie sind nicht gerinnungsaktiv im eigentlichen Sinn
Gerinnung ↓	Antikoagulanzien	unterdrücken durch eine verminderte Fibringerinnselbildung den endgültigen Wundverschluss; die sekundäre Hämostase wird gehemmt
	Thrombozytenaggregationshemmer	hemmen die Zusammenballung von Thrombozyten; die primäre Hämostase wird gestört
	Fibrinolytika	lösen Fibringerinnsel auf

Tab. 1 Übersicht über die Gerinnung beeinflussende Medikamentengruppen

5.1 Gerinnung heraufsetzende Medikamente

Herr Kohl liegt seit vier Tagen mit einer schweren Infektion auf der Intensivstation. Heute stellen die Pflegenden vielfältige Haut- und Schleimhautblutungen fest. Das tägliche Labor weist auf eine Verbrauchskoagulopathie hin. Der zuständige Arzt ordnet die sofortige Therapie mit Faktor-I-Gerinnungsfaktoren (Fibrinogen) an.

Die Therapie mit Medikamenten, die die Gerinnung steigern und unterstützen, kann aufgrund einer Vielzahl von Erkrankungen mit einer erhöhten Blutungsneigung (hämorrhagische Diathese) erforderlich werden. Die Gruppe der hämorrhagischen Diathesen kann, je nach zugrunde liegendem Pathomechanismus, weiter in drei Formen unterschieden werden:

Erkrankungen mit erhöhter Blutgerinnung	Erläuterung
Thrombozytopenien und -pathien	Die Blutungsneigung wird durch zu wenige oder funktionsuntüchtige Thrombozyten verursacht.
Koagulopathien	Die Blutungsneigung wird durch defekte oder fehlende Gerinnungsfaktoren verursacht.
Vaskuläre hämorrhagische Diathesen	Die Ursachen für die Blutungsneigung liegen in den Gefäßen begründet (angeborene oder erworbene Schädigungen).

Tab. 2 Erkrankungen mit erhöhter Blutgerinnung

Hier kommen vor allem Gerinnungsfaktoren, Vitamin K, Antifibrinolytika und oberflächliche Hämostyptika zum Einsatz. Der Wirkmechanismus bzw. der Ansatzpunkt der einzelnen Medikamentengruppen ist dabei grundverschieden.

5.1.1 Wirkweise von Medikamenten, die die Gerinnung heraufsetzen

Gerinnungsfaktoren

Zur Aktivierung der Gerinnung werden Gerinnungsfaktoren benötigt, diese können im Bedarfsfall substituiert werden. Gerinnungsfaktoren werden aus Blutspenden gewonnen und können direkt als Blutplasma mit physiologischer Verteilung der Einzelfaktoren oder als Konzentrate von Einzelfaktoren oder Faktorgemischen verabreicht werden.

Gerinnungsfaktoren	Indikation
Faktor I (Fibrinogen) z. B. Haemocomplettan® HS	bei angeborener Hypofibrinogenämie, plötzlichen Fibrinogenmangelzuständen, z. B. im Verlauf einer Verbrauchskoagulopathie
Faktor-VIII-Konzentrat (antihämophiles Globulin A) z. B. Beriate®, IMMUNATE, KOGENATE	bei angeborener oder erworbener Hämophilie A
Faktor-IX-Konzentrat (antihämophiles Globulin B oder Christmas-Faktor) z. B. Berinin®, IMMUNINE	bei angeborener oder erworbener Hämophilie B
Faktor-XIII-Konzentrat z. B. Fibrogammin®	bei angeborenem Faktor-XIII-Mangel, bestimmten Blutungskomplikationen, Wund- und Knochenheilungsstörungen
Prothrombinkonzentrat (PPSB) enthält die Vitamin-K-abhängigen Gerinnungsfaktoren II (Prothrombin), VII (Prokonvertin), IX (antihämophiler Faktor B) und X (Stuart-Power-Faktor); zusätzlich sind die antithrombotisch wirkenden Faktoren Protein C, S und Z enthalten	bei akuten Blutverlusten sowie bei akuten Blutungskomplikationen unter Marcumartherapie

Tab. 1 Gerinnungsfaktoren

Bei massiven Blutungen und klinisch relevanten Gerinnungsstörungen kommt häufig auch Fresh Frozen Plasma (FFP) zur Anwendung. Es enthält Plasmaproteine und Gerinnungsfaktoren in physiologischer Konzentration und wird daher auch bei klinisch relevanten Gerinnungsstörungen verabreicht. Zur Auffüllung des Blutvolumens ist FFP jedoch nicht geeignet.

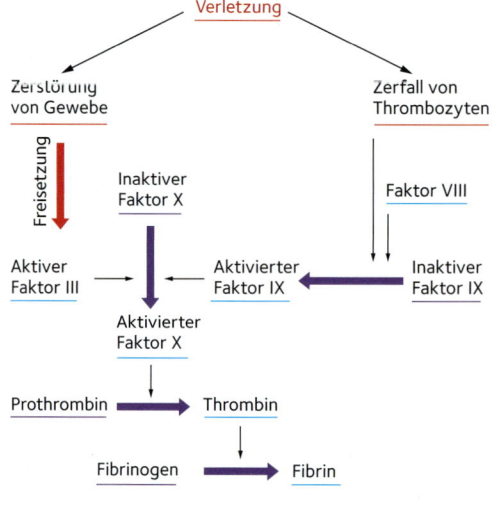

Bild 1 Gerinnungskaskade   → Bewirkt   ⇒ Umwandlung

Vitamin K

Vitamin K gehört zu den fettlöslichen Vitaminen wie A, D und E. Für die Resorption wird Gallensäure und Pankreaslipase als Emulgator benötigt. Das Vitamin ist für die Synthese der Vitamin-K-abhängigen Gerinnungsfaktoren II, VII, IX und X in der Leber notwendig. Auch für die antithrombotisch wirkenden Faktoren Protein C, S und Z wird Vitamin K benötigt.

Vitamin K wird nicht nur über die Nahrung aufgenommen, sondern auch von der Darmflora in großen Mengen gebildet. Wird aufgrund einer ungenügenden Resorption, z. B. bei fehlender Galle, nicht genug Vitamin K aufgenommen oder werden die Vitamin-K-synthetisierenden Mikroorganismen im Darm zerstört, kann eine Einnahme von Vitamin K notwendig werden. In diesem Fall kann Vitamin K medikamentös ergänzt werden.

Da Vitamin K über eine Neusynthese des Faktorenkomplexes wirkt, kann die volle Gerinnungsfähigkeit des Blutes erst innerhalb von 24 bis 48 Stunden wieder hergestellt werden.

> **HINWEIS**
>
> Ist im Bedarfsfall eine sofortige Wirkung notwendig, muss ▎Prothrombinkonzentrat (PPSB) verabreicht werden.

Gerinnungsfaktoren → *S. 100*

Antifibrinolytika

Soll einer gesteigerten Fibrinolyse, z. B. bei einer zu starken fibrinolytischen Therapie oder bei Komplikationen unter der Geburt, entgegengewirkt werden, kommen Antifibrinolytika zum Einsatz. Dies sind Arzneimittel, welche die Auflösung von Fibrin und damit die Entstehung von Blutungen hemmen. Ihre Wirkung beruht auf einer direkten oder indirekten Hemmung von Plasmin, welches Fibrin spaltet.

Oberflächliche Hämostyptika

Oberflächliche Hämostyptika sind Arzneimittel, die zur Blutstillung oberflächlicher Blutungen verschiedener Ursachen eingesetzt werden. Sie sind nicht gerinnungsaktiv im eigentlichen Sinn. Die meisten Präparate fördern die Blutgerinnung und gelieren mit Flüssigkeit. Einige Beispiele:

- Calciumalginat: z. B. DermaPlast® Alginat
- Kollagen: z. B. Lyostypt®, TissuFleece E, KOLLAGEN resorb
- Cellulose: z. B. TABOTAMP
- Gelatine: z. B. Spongostan, Gelaspon®
- Fibrinkleber: z. B. TISSEEL

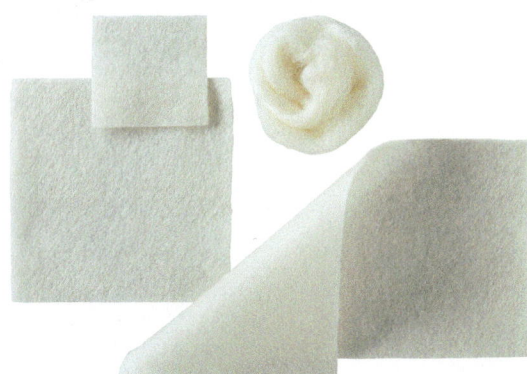

Bild 1 Verschiedene Alginate

5.1.2 Unerwünschte Wirkungen und Wechselwirkungen

Bei der Applikation von Gerinnungsfaktoren wird die Gerinnungskaskade aktiviert und das Risiko für thrombotische Komplikationen, wie Thrombose oder Myokardinfarkt, steigt. Bei gefährdeten Klienten sollte daher gleichzeitig der Gerinnungsinhibitor Antithrombin (AT; alte Bezeichnung Antithrombin III) gegeben werden, um das Gleichgewicht im Gerinnungssystem aufrecht zu halten.

5.1.3 Pflegerische Konsequenzen

Besonders bei der Therapie mit PPSB über einen längeren Zeitraum muss der Klient auf Anzeichen für thrombotische Ereignisse sowie eine bestehende Verbrauchskoagulopathie beobachtet werden. Unter einer Verbrauchskoagulopathie versteht man eine Koagulopathie (Gerinnung), die durch eine intravasale Aktivierung der Blutgerinnung, d. h. durch eine innere Schädigung der Blutgefäße, entsteht. Im ganzen Körper kommt es zur Bildung kleiner Thromben, wodurch massenhaft Gerinnungsfaktoren und Blutplättchen (Thrombozyten) verbraucht werden. Die Folge ist ein Mangel an Gerinnungsfaktoren. Es entsteht eine verstärkte Blutungsneigung. Wird eine Verbrauchskoagulopathie erkannt, ist deren Ursache zunächst zu beseitigen, da sonst lediglich weitere Faktoren zugeführt werden, um die Verbrauchskoagulopathie aufrechtzuerhalten.

> **HINWEIS**
>
> Die Verbrauchskoagulopathie ist eine schwere Gerinnungsstörung, bei der gleichzeitig Thromben und Blutungen entstehen.

Petechien
stecknadelkopfgroße Hauteinblutungen

Purpura
kleinflächige Hauteinblutungen

Weitere Vorsicht ist geboten, wenn ein Klient mit einer aus der Anamnese bekannten heparininduzierten Thrombozytopenie (HIT II) PPSB erhalten soll. Das Präparat enthält Heparin und kann eine erneute HIT II auslösen. Bei dieser Erkrankung fällt durch die Verabreichung von Heparin die Anzahl der Thrombozyten (Blutplättchen) ab, da Antikörper gegen die Thrombozyten gebildet werden.

Handlungsbedarf erkennen

Notwendigkeit der Applikation

- starke Blutungen und Blutungskomplikationen
- hämorrhagische Diathesen

Anzeichen für zu hohe Dosierung

- thrombotische Ereignisse

Anzeichen für zu niedrige Dosierung

- starke Blutungsneigung: Petechien, Purpura, Haut- und Schleimhautblutungen

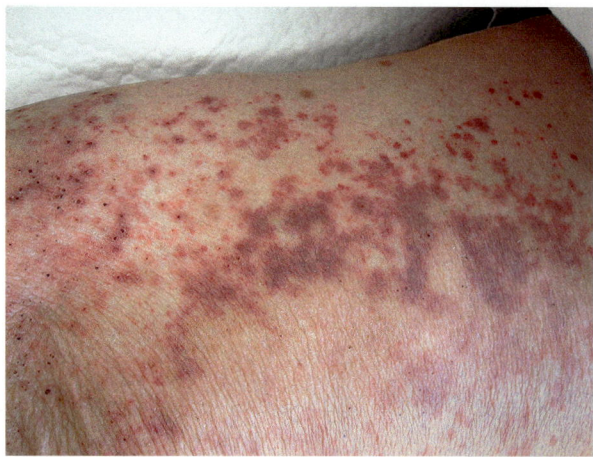

Bild 1 Petechien

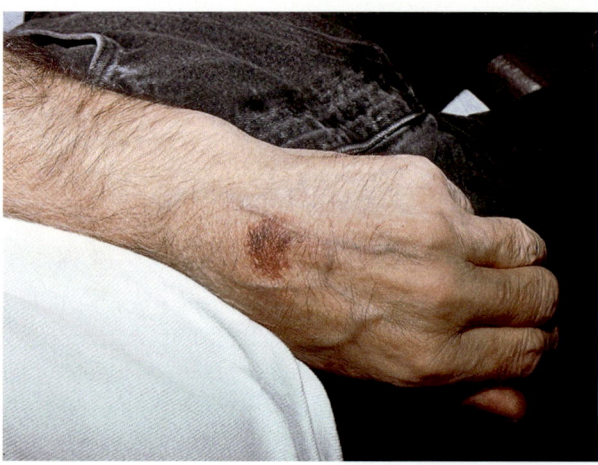

Bild 2 Purpura

5.2 Gerinnung herabsetzende Medikamente

BEISPIEL

Herr Schröder hat vor einigen Wochen einen schweren Herzinfarkt erlitten. Die Lysetherapie in der Akutphase konnte das Gerinnsel in seinen Koronargefäßen nicht auflösen. Die Ärzte raten zu einer Bypass-Operation. Nun wird Herr Schröder lebenslang Acetylsalicylsäure einnehmen müssen, um das Zusammenlagern der Blutplättchen zu verhindern.

Häufig ist aufgrund einer zu starken Blutgerinnung eine Therapie mit blutgerinnungshemmenden Medikamenten erforderlich. Hier kommen vor allem Antikoagulanzien, Thrombozytenaggregationshemmer und Fibrinolytika zum Einsatz. Sie alle haben unterschiedliche Wirkmechanismen.

5.2.1 Wirkweise der die Gerinnung herabsetzenden Medikamente

Antikoagulanzien

Antikoagulanzien senken die Gerinnungsfähigkeit des Blutes, indem sie die Gerinnungsfaktoren im Blutplasma beeinflussen. Die Funktion der Thrombozyten bleibt in der Regel unbeeinträchtigt. Direkte Antikoagulanzien, wie z. B. Heparine, greifen unmittelbar in die ▍Gerinnungskaskade ein. Indirekte Antikoagulanzien, wie z. B. Cumarine, erreichen ihre gerinnungshemmende Wirkung durch eine verminderte Bildung des Gerinnungsfaktors Prothrombin. Die maximale gerinnungshemmende Wirkung von Cumarinen wird erst nach zwei bis drei Tagen erreicht (Latenzzeit). Die Halbwertszeit beträgt 6,5 Tage, d. h. auch nach dem Absetzen des Medikamentes ist die Blutungsneigung zunächst noch erhöht.

Gerinnungskaskade → S. 100

HINWEIS

Heparin ist ein körpereigener Stoff. Für die Arzneimitteltherapie wird er aus der Darmmukosa von Schweinen oder aus Rinderlungen gewonnen.

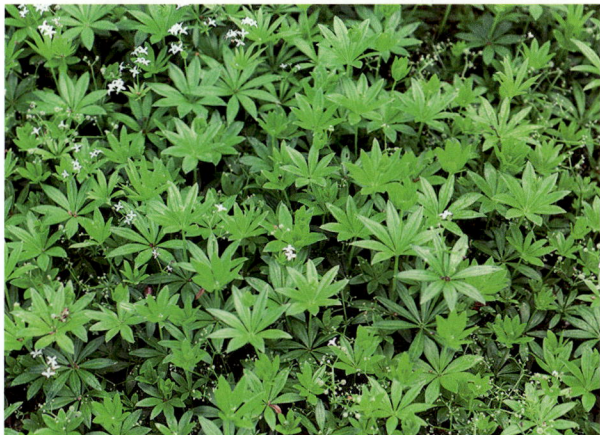

Bild 1 Cumarin ist ein sekundärer Pflanzenstoff, der beispielsweise in Waldmeister vorkommt.

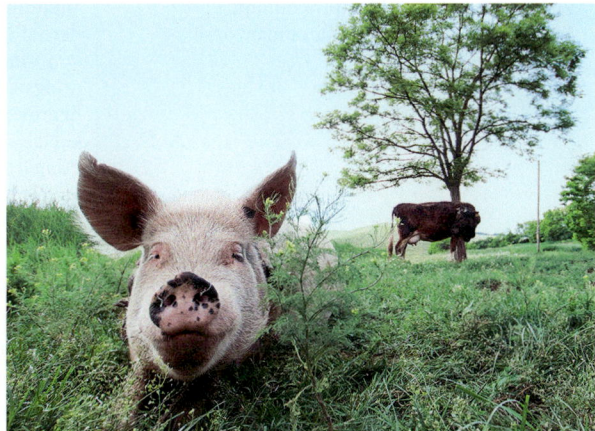

Bild 2 Heparin wird aus den Organen von Schweinen oder Rindern gewonnen.

Anti-koagulanzien-untergruppe	Beispiele für Wirkstoffe und Handelsnamen	Wirkweise	Indikation
Heparine	fraktioniertes oder nieder-molekulares Heparin (NMH) wird nur subkutan verabreicht: • Enoxaparin, z. B. Clexane • Certoparin, z. B. Mono-Embolex® • Dalteparin, z. B. Fragmin® • Tinzaparin, z. B. innohep®	NMH hemmt selektiv den Gerinnungsfaktor Xa. Die Wirkung von NMH ist länger als die des UFH, sodass in der Regel nur eine Injektion am Tag notwendig ist.	Prophylaxe und Behandlung von thrombotischen Ereignissen. NMH ist Mittel der Wahl zur perioperativen Thromboseprophylaxe und in der Therapie der Phlebothrombose. NMH und UFH werden auch zur Therapie bei Lungenembolie und akutem Koronarsyndrom sowie in der Langzeittherapie bei erhöhtem Thrombose- und Embolierisiko eingesetzt. Zur Thromboseprophylaxe wird Heparin als sogenannte „low dose" und zur Therapie einer Thrombose als „high dose" verabreicht.
	unfraktioniertes oder hoch-molekulares Heparin (UFH) = Liquemin wird intravenös verabreicht	UFH bindet an das körpereigene Glykoprotein Antithrombin III und verstärkt dessen Wirkung. Als Folge wird auch hier der Faktor Xa gehemmt.	
Thrombin-inhibitoren	• Dabigatran, z. B. Pradaxa • Bivalirudin, z. B. Angiox® • Lepirudin, z. B. Refludan® • Argatroban, z. B. ARGA-TRA	Thrombininhibitoren binden direkt an den Faktor II (Thrombin) und hemmen dessen Wirkung. Die Spaltung von Fibrin wird verhindert und die Bildung des „roten Thrombus" wird gehemmt.	Prophylaxe von Thromboembolien bei Vorhofflimmern, heparininduzierter Thrombozytobenie, nach Stentimplantationen und Herzinfarkt.
Faktor-Xa-Hemmstoffe	Fondaparinux, z. B. Arixtra® Danaparoid, z. B. Orgaran® Rivaroxaban (Xarelto®) Apixaban (Eliquis®)	Der Wirkstoff Fondaparinux bindet an Antithrombin III und hemmt auf diese Weise den Faktor Xa. Alle anderen Wirkstoffe hemmen den Faktor Xa direkt.	Wie Thrombininhibitoren zur Thromboseprophylaxe und als Alternative bei HIT II. Inzwischen sind einige Wirkstoffe (Rivaroxaban und Apixaban) nicht nur zur Prophylaxe, sondern auch zur Therapie von Thrombosen und Embolien sowie zur Antikoagulation als Alternative zur Marcumartherapie zugelassen.
Vitamin-K-Antagonisten (Cumarine)	Phenprocoumon, z. B. Marcumar® oral	Vitamin-K-Antagonisten verhindern die aktivierende Wirkung von Vitamin K auf die Gerinnungsfaktoren II, VII, IX, X und hemmen so die Gerinnung. Gleichzeitig hemmen sie die Bildung der gerinnungshemmenden Faktoren Protein C, S und Z (gegensätzliche Wirkung).	Bei erhöhter Thrombosegefahr, v. a. bei Vorhofflimmern. Außerdem kommen Vitamin-K-Antagonisten zur Langzeitprophylaxe nach Herzinfarkt, Lungenembolie oder tiefer Beinvenenthrombose zum Einsatz.

perioperativ
vor, während und nach der Operation

HINWEIS

Auch niedermolekulare Heparine (NMH) sind Faktor-Xa-Hemmstoffe.

Thrombozytenaggregationshemmer

Thrombozytenaggregationshemmer hemmen die Bildung von Thromben, indem sie das Zusammenballen der Thrombozyten verhindern. Die Aggregation der Thrombozyten erfordert eine komplizierte Kaskade (Kettenreaktion) an Einzelschritten, in die verschiedene Wirkstoffe aus der Gruppe der Thrombozytenaggregationshemmer an unterschiedlichen Stellen gezielt eingreifen. Zu den Thrombozytenaggregationshemmern gehören beispielsweise:

- Acetylsalicylsäure (ASS), z. B. Aspirin®
- ADP-Rezeptor-Antagonisten:
  - Clopidogrel, z. B. Plavix®, Iscover®
  - Prasugrel, z. B. Efient
  - Ticagrelor, z. B. Brilique™
- Glykoprotein(GP)-IIb/IIIa-Hemmer:
  - Abciximab, z. B. ReoPro®
  - Eptifibatid, z. B. Integrilin®
  - Tirofiban, z. B. AGGRASTAT®

HINWEIS

Die genannten Glykoprotein(GP)-IIb/IIIa-Hemmer stehen ausschließlich zur intravenösen Verabreichung zur Verfügung.

Acetylsalicylsäure hemmt irreversibel das Enzym Cyclooxygenase, das die Arachidonsäure verstoffwechselt. In der Folge wird die Entstehung von Prostaglandinen und Thromboxan-A_2 (TXA_2) in den Thrombozyten blockiert. Da Thromboxan normalerweise dafür zuständig ist, die Thrombozytenaggregation zu aktivieren, ist bei ASS-Einnahme das Zusammenlagern (Aggregation) der Thrombozyten stark eingeschränkt. In einer höheren Dosierung wird ASS auch zur ┃Schmerzlinderung eingesetzt.

nichtopioide Analgetika → *S. 53*

ADP-Rezeptoren sind Glykoproteine auf der Oberfläche von Thrombozyten. Durch Bindung von ADP (Adenosindiphosphat) an diese Rezeptoren werden die Thrombozyten aktiviert. **ADP-Rezeptor-Antagonisten** hemmen den Adenosindiphosphat-Rezeptor (P2Y12) auf den Thrombozyten und verhindern damit deren Quervernetzung. Der Adenosindiphosphat-Rezeptor spielt eine zentrale Rolle bei der Glykoprotein(GP)-IIb/IIIa-Aktivierung und der Plättchenaggregation. Die kontinuierliche Bindung von Adenosindiphosphat (ADP) an den Rezeptor (P2Y12) ist eine wichtige Voraussetzung für die Entstehung eines Thrombus. ADP-Rezeptor-Antagonisten werden häufig gemeinsam mit ASS nach einer Stentimplantation im Rahmen der sogenannten dualen Plättchenaggregationshemmung eingesetzt. Daneben finden sie bei pAVK, in der Sekundärprophylaxe des Apoplex oder bei ASS-Unverträglichkeit Anwendung.

Glykoprotein-IIb/IIIa-Hemmer verhindern ebenfalls die Thrombozytenquervernetzung. Sie werden häufig mit ASS und Heparin eingesetzt, um einen drohenden Herzinfarkt zu vermeiden, und haben zudem in der Nachsorge der Stentimplantation bei KHK ihre Berechtigung.

Fibrinolytika

Fibrinolytika sind Medikamente, die im Rahmen der ❘Lysetherapie zur Behandlung von thrombotischen Gefäßverschlüssen verwendet werden. Somit sind sie die einzigen Medikamente, die ein bereits gebildetes Fibringerinnsel auflösen können. Sie fördern die Umwandlung des körpereigenen Plasminogens in Plasmin, das als Protease Fibrin in lösliche Bruchstücke abbaut. Proteasen sind Enzyme, die andere Enzyme, Proteine und Polypeptide hydrolytisch abbauen bzw. verdauen können. Aus dieser Wirkung ergibt sich eine Zunahme der Blutungsneigung.

Fibrinolytika stehen als Injektionslösungen zur Verfügung. Beispiele für Wirkstoffe und Handelsnamen sind:

- rt-PA = recombinant tissue plasminogen activator = Alteplase, z. B. Actilyse®
- Reteplase, z. B. Rapilysin®
- Tenecteplase, z. B. Metalyse
- Streptokinase, z. B. Streptase®

Fibrinolytika sollten möglichst zeitnah nach einem Herzinfarkt, Schlaganfall oder einer Lungenembolie zur Lysetherapie eingesetzt werden. Generell gilt: Der Therapieerfolg ist umso besser, je eher mit der Therapie begonnen wird.

5.2.2 Unerwünschte Wirkungen und Wechselwirkungen

Häufige Nebenwirkung vieler Medikamente, die die Blutgerinnung herabsetzen, sind Blutungen, die sich schlecht oder gar nicht stillen lassen (Blutungskomplikationen). Sie treten häufig im Magen-Darm-Trakt oder an den Schleimhäuten auf.

Generell gilt: Die Blutungsgefahr ist umso höher, je mehr Medikamente gleichzeitig eingenommen werden müssen. Deshalb ist das Risiko für alte Menschen besonders hoch. Auch Magen-Darm-Beschwerden, wie Übelkeit, Durchfall und Erbrechen, sind nicht selten.

ARBEITSVORSCHLAG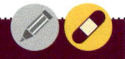

Befragen Sie Klienten, die Medikamente einnehmen, welche die Blutgerinnung herabsetzen, nach ihren Erfahrungen. Welche Medikamente nehmen die Klienten genau ein? Welche Auswirkungen hat das? Welche unerwünschten Wirkungen machen sich bemerkbar? Wie gehen die Klienten damit um? Welche Schlussfolgerungen ziehen Sie aus den Berichten? Besprechen Sie Ihr Ergebnis mit Ihrer Praxisanleitung oder dem behandelnden Arzt.

Lysetherapie
Auflösung des gefäßverengenden oder –verschließenden Thrombus

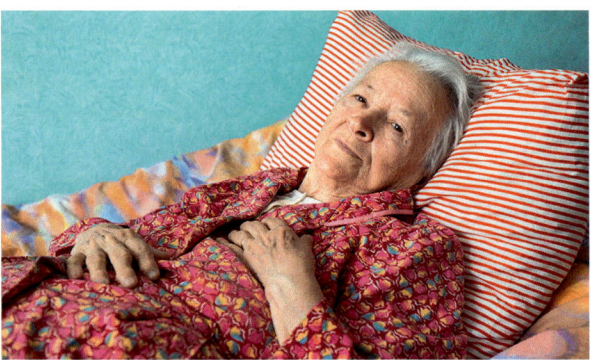

Bild 1 Einige Klienten klagen über Magen-Darm-Beschwerden.

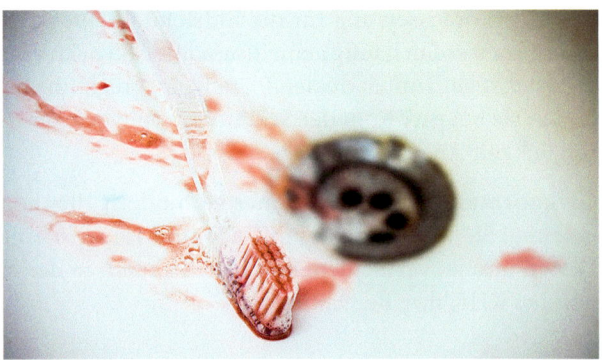

Bild 2 Schleimhautblutungen, wie z.B. Zahnfleischblutung beim Zähneputzen, sind häufig.

5.2.3 Pflegerische Konsequenzen

Der Klient muss ausführlich über die verstärkte Blutungsgefahr informiert werden. Zudem müssen alle Klienten auf Anzeichen von Blutungen hingewiesen werden und das richtige Handeln bei Blutungskomplikationen erlernen und trainieren. Wegen der erhöhten Blutungsgefahr müssen die meisten gerinnungshemmenden Medikamente einige Tage bis Wochen vor einer geplanten Operation abgesetzt (pausiert) werden. Klienten, die ASS zur Rezidivprophylaxe eines kardiovaskulären Ereignisses einnehmen, sollten das Medikament auch vor einer OP nicht ohne Weiteres bzw. ohne Rücksprache mit dem behandelnden Arzt absetzen. Kommt es unter der Therapie mit gerinnungshemmenden Medikamenten zu Stürzen oder anderen Unfällen, sollte immer an die erhöhte Blutungsgefahr gedacht werden. Zur Sicherheit ist es ratsam, in einem solchen Fall immer einen Arzt zu rufen. Da der Klient bei einem Unfall selbst nicht immer auskunftsfähig ist, sollte ein Medikamentenpass, z. B. der sogenannte Marcumarausweis, mitgeführt werden. Pflegemaßnahmen und Freizeitaktivitäten, die zu Blutungen führen können oder ein hohes Verletzungsrisiko beinhalten, sollten möglichst unterlassen oder nur mit großer Vorsicht durchgeführt werden.

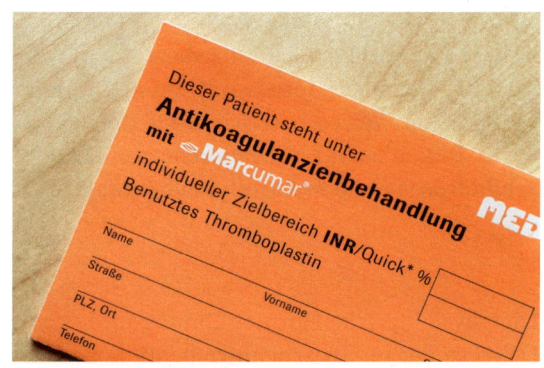

Bild 1 Marcumar®–Ausweis

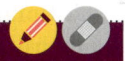

ARBEITSVORSCHLAG

Erstellen Sie eine Informationsbroschüre, in der Sie Klienten über die Gefahren im Zusammenhang mit der Therapie mit gerinnungshemmenden Medikamenten aufklären und informieren. Gehen Sie besonders auf Pflege- und Freizeitaktivitäten ein.

Kinder dürfen kein ASS einnehmen! Die Behandlung viraler Infekte mit dem Antiphlogistikum ASS wird als Ursache für das Auftreten des ▌Reye-Syndroms angesehen. Die Behandlung von ▌fieberhaften Erkrankungen mit ASS bei Kindern und Jugendlichen ist daher kontraindiziert.

Reye-Syndrom
Form einer akuten Enzephalopathie, die drei bis fünf Tage nach einer Infektion des oberen Respirationstraktes und Einnahme bestimmter Medikamente auftritt

Fieber ➔ *S. 63*

Handlungsbedarf erkennen

Notwendigkeit der Applikation	Anzeichen für zu hohe Dosierung	Anzeichen für zu niedrige Dosierung
• thrombotische Ereignisse • Prophylaxe thrombotischer Ereignisse • Langzeittherapie kardiovaskulärer Erkrankungen	• starke Blutungsneigung: Petechien, Purpura, Haut- und Schleimhautblutungen	• thrombotische Ereignisse • kardiovaskuläre Erkrankungen

6 STOFFWECHSEL UND HORMONE

Zu den Medikamenten, die hier eine Rolle spielen, zählen u. a. Insuline, orale Antidiabetika und Schilddrüsenhormone. Diese Botenstoffe benötigt der Mensch z. B. für die Herzarbeit, die Steuerung der Körpertemperatur, das Längenwachstum sowie den Fettabbau und andere wichtige Stoffwechselprozesse. Kommt es zu Störungen, ist es möglich, den hormonellen Kreislauf mithilfe von Arzneimitteln zu regulieren. Fehlfunktionen können somit behoben und der Hormonstatus eines menschlichen Organismus verändert werden.

6.1 Schilddrüsenhormone

In der Schilddrüse (Glandula thyreoidea) werden zwei unverzichtbare Hormone gebildet. Sie steuern unter anderem den Gesamtstoffwechsel, die Herzleistung, den Energie- und Wärmehaushalt sowie die intellektuelle Leistungsfähigkeit des Menschen. Besonders für Neugeborene und Kinder in der Wachstumsphase sind stabile Schilddrüsenwerte von großer Bedeutung.

6.1.1 Wirkweise von Schilddrüsenhormonen

Releasinghormone
engl./griech. = Freisetzungshormone, Liberine

Die physiologische Hormonbildung und -kontrolle erfolgt in vielen Teilschritten. Dabei ist der im Zwischenhirn befindliche Hypothalamus die übergeordnete Steuerzentrale. Er stimuliert mithilfe des Releasinghormons TRH (Thyreotropin-releasing-Hormon) die Hypophyse, die ein zweites Hormon, das sogenannte TSH (thyreoidstimulierendes Hormon) in die Blutbahn abgibt. Dieses erreicht dann die Schilddrüse, wodurch letztendlich die Produktion und Freisetzung von T_3 (Trijodthyronin) und T_4 (Tetrajodthyronin) ausgelöst werden. T_3 gilt als aktiveres Hormon, da es direkt an der Zielzelle ansetzt. T_4 hingegen ist eine Speicherform, die nur bei Bedarf des Zielorgans in T_3 umgewandelt wird. Sind die Hormone über den Blutweg am Zielorgan angekommen, können sie ihre volle Wirkung erzielen.

Der nötige Bedarf und die Kontrolle der Hormonausschüttung werden über die Hypophyse und den Hypothalamus gesteuert. Beide Abschnitte sind mit Messrezeptoren ausgestattet, die die Hormonkonzentration im Blut bestimmen. Ist die Hormonproduktion zu gering, steigt das TSH an und die Schilddrüse schüttet vermehrt Hormone aus. Ist die Hormonproduktion erhöht, ist das TSH zu niedrig, um die weitere Produktion zu drosseln.

Dieser Steuerungsprozess wird als Regelkreis mit negativer Rückkopplung beschrieben. Das bedeutet, dass die Hormone ihre Sekretion eigenständig regulieren. Die negative Rückkopplung beschreibt dabei, dass die übergeordneten Steuerzentralen, also der Hypothalamus und die Hypophyse, gehemmt werden.

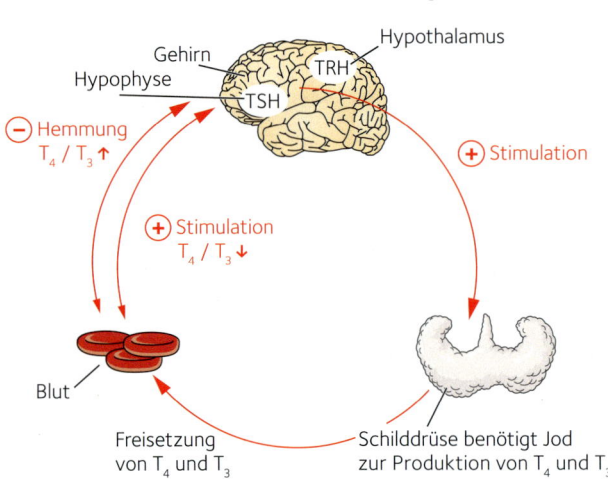

Bild 1 Regelkreis Schilddrüsenhormone

Kommt es zu einer Fehlproduktion der Hormone, kann es zu einer Schilddrüsenunterfunktion (Hypothyreose), zu einer Schilddrüsenüberfunktion (Hyperthyreose) oder zu einer Schilddrüsenvergrößerung (Struma) kommen. Diese Erkrankungen sowie deren medikamentöse Behandlung kommen im medizinischen und pflegerischen Alltag sehr häufig vor.

Hypothyreose

Die Hypothyreose entsteht bei einer Hormonunterversorgung. Die typischen Symptome treten dabei oft schleichend auf und können sich langsam über mehrere Jahre entwickeln. Die Klienten zeigen meist

- eine Gewichtszunahme,
- ein erhöhtes Kälteempfinden,
- Müdigkeit, Antriebslosigkeit,
- erniedrigte Vitalzeichen, z. B. herabgesetzter Puls (Bradykardie) und Blutdruck (Hypotonie),
- trockene Haut,
- Neigung zur Obstipation.

Bleiben diese Symptome unbehandelt, können sie zum Koma und zum Tod führen. Bei einer Hypothyreose bekommen die Klienten orale Schilddrüsenhormone. Meist handelt es sich dabei um die Zufuhr (Substitution) von T_4 mit L-Thyroxin.

Hyperthyreose

Die Hyperthyreose ist durch eine erhöhte Hormonkonzentration gekennzeichnet. Die Hormonproduktion verläuft eigenständig und unabhängig von Thalamus und Hypothalamus. Dies hat zur Folge, dass große Mengen der Hormone unkontrolliert gebildet werden und somit das Absinken der TSH-Konzentration verhindert wird.

Typische Symptome der Hyperthyreose sind:
- Steigerung des Grundumsatzes bzw. des Stoffwechsels
- Gewichtsabnahme trotz gesteigerten Appetits
- Unruhe, Nervosität, Gereiztheit
- Schlafstörungen
- erhöhte Atem- und Herzfrequenz
- erhöhte Schweißneigung
- Kropfbildung
- häufig Diarrhöen

Die medikamentöse Therapie der Schilddrüsenüberfunktion erfolgt mit sogenannten Thyreostatika. Sie wirken unterschiedlich und werden daher in verschiedene Gruppen geteilt.

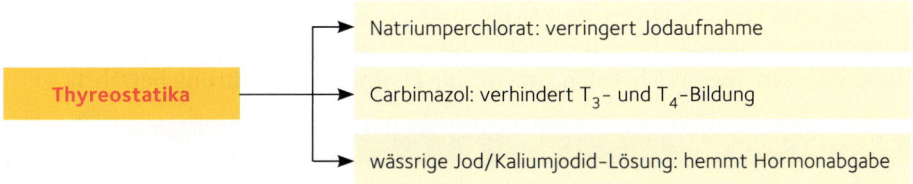

Thyreostatika

Natriumperchlorat: verringert Jodaufnahme

Carbimazol: verhindert T_3- und T_4-Bildung

wässrige Jod/Kaliumjodid-Lösung: hemmt Hormonabgabe

Begleitend dazu bekommen die Klienten Schilddrüsenhormone. Dabei handelt es sich meistens um T_4-Präparate. Diese sollen eine Kropfbildung vermeiden und werden nur in geringen Konzentrationen verabreicht.

Struma

Eine Struma wird auch als Kropf bezeichnet und ist eine Schilddrüsenvergrößerung. Die Hauptursache für eine Struma liegt in der unzureichenden Jodaufnahme aus der Nahrung. Da die Hypophyse mit einer vermehrten TSH-Produktion auf den Jodmangel reagiert, kommt es zu einem Wachstum der Schilddrüse.

Je nach Hormonkonzentration unterscheidet man folgende Strumaformen:
- normale (euthyreote) Struma
- erhöhte (hyperthyreote) Struma
- erniedrigte (hypothyreote) Struma

Da sich in Deutschland die Jodsubstitution durch herkömmliches Koch- bzw. Speisesalz nur langsam etabliert hat, ist eine Jodmangelstruma keine Seltenheit.

Ein klassisches Symptom einer Struma ist der übergroße Halsumfang, der auch Schluckstörungen bei den Klienten hervorrufen kann. Zudem kann es bei einem ausgeprägten Wachstum ins Innere bzw. durch einen erhöhten Druck auf die Stimmritze zur Heiserkeit und im schlimmsten Fall zum Stimmverlust kommen. Oft treten auch die Augäpfel (Exophthalmus) hervor.

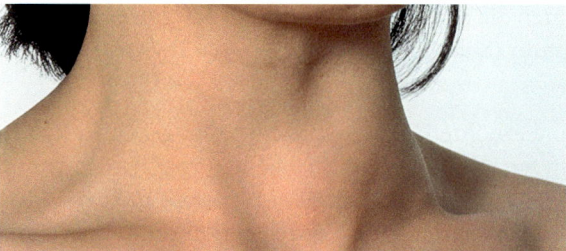

Bild 1 Struma

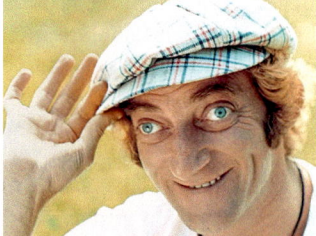

Bild 2 Exophthalmus; hier bei dem britischen Komiker Marty Feldman

Die Therapie einer Struma richtet sich nach den Ursachen. So werden den Klienten in der Regel jodhaltige Tabletten verschrieben. Zusätzlich kann die Einnahme von Schilddüsenhormonen die Therapie unterstützen:

Schulkinder	100–200 μg Jodid
Jugendliche/junge Erwachsene	200 (–300) μg Jodid
Erwachsene	200–300 μg Jodid oder 100–200 μg Jodid + 50–100 μg T_4-Präparate

Tab. 1 Tagesdosis der medikamentösen Therapie bei einer Struma

Bei regelmäßiger Einnahme lässt sich innerhalb weniger Monate insbesondere bei Kindern und Jugendlichen eine Rückbildung der Struma erkennen. Neben der medikamentösen Therapie hat sich zudem eine jodhaltige Ernährung bewährt.

jodhaltige Ernährung ➜ *S. 111*

ARBEITSVORSCHLAG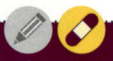

Beobachten Sie in Ihrer Einrichtung, ob Ihre Klienten möglicherweise an einer Schilddrüsenerkrankung leiden. Um welche Schilddrüsenerkrankung handelt es sich? Über welche Symptome berichten die Klienten? Welche Präparate werden in Ihrer Einrichtung zur medikamentösen Therapie eingesetzt? Notieren Sie die herkömmlichsten Medikamente und deren Wirkweise.

6.1.2 Unerwünschte Wirkungen und Wechselwirkungen

Die Entstehung von potenziell unerwünschten Wirkungen bzw. Wechselwirkungen ist abhängig vom Arzneimittel.

Unerwünschte Wirkungen bei Hypothyreose
Da eine Hypothyreose mit Schilddrüsenhormonen behandelt wird, besteht bei einer korrekten Dosierung und Einnahme keine Gefahr von unerwünschten Wirkungen. Allerdings können die Klienten bei einer Überdosierung klassische Symptome einer ▌Hyperthyreose zeigen. Weil Schilddrüsenhormone eine insulinabbauende Wirkung zeigen, besteht nicht selten die Gefahr einer ▌Hyperglykämie. Außerdem können sie die Wirkung von ▌Antikoagulanzien verstärken.

Hyperthyreose → S. 109
Hyperglykämie → S. 113
Antikoagulanzien → S. 103

Unerwünschte Wirkungen bei Hyperthyreose
Präparate gegen eine Hyperthyreose sind nicht zu unterschätzen. Auf folgende unerwünschte Wirkungen müssen Pflegende achten:

- Exantheme, Allergien, Juckreiz,
- Haut- und Schleimhautreizungen
- Fieber
- Magen-Darm-Störungen, Übelkeit
- Diarrhö
- Blutbildveränderungen
- Knochenschmerzen
- Nierenschäden

HINWEIS

Bei Schwangeren und bei Frauen während der Stillzeit sind Thyreostatika absolut kontraindiziert.

Die Hypothyreose wird über die regelmäßige Substitution, meist lebenslang, mit L-Thyroxin therapiert. Da dieses Präparat eine ▌Halbwertszeit von ca. sieben Tagen aufweist, wird der T_4-Einsatz von den Medizinern bevorzugt. Es lässt sich wegen seiner langen Wirkdauer besser steuern und die therapeutische Wirkung kann besser bestimmt werden. Bis zur Enddosis wird nach dem einschleichenden Prinzip vorgegangen, das Präparat wird demnach langsam gesteigert. Bei Schwangeren besteht ein wesentlich höherer Bedarf der Schilddrüsenhormone.

Halbwertszeit → S. 13

6.1.3 Pflegerische Konsequenzen

Bei der Verabreichung von Schilddrüsenhormonen müssen Pflegende die Einnahmezeit beachten. Die Klienten sollten das L-Thyroxin morgens auf nüchternen Magen, 30 Minuten vor dem Frühstück, einnehmen. Dabei sollten die Klienten auf Milch und Milchprodukte verzichten, denn das Kalzium der Nahrung in Kombination mit dem L-Thyroxin vermindert die Resorption des Arzneimittels. Der Verzehr an geringen Mengen dieser Nahrungsmittel ist jedoch unproblematisch.

Weil Klienten mit einer Struma oder mit einer Hypothyreose sowie Schwangere eine jodhaltige Ernährung bevorzugen sollten, liegt die Aufgabe der Pflegenden darin, die Klienten dahingehend anzuleiten und zu beraten. Neben jodhaltigen Fisch- und Gemüsemahlzeiten empfehlen Mediziner ebenfalls den Verzehr von jodhaltigem Kochsalz.

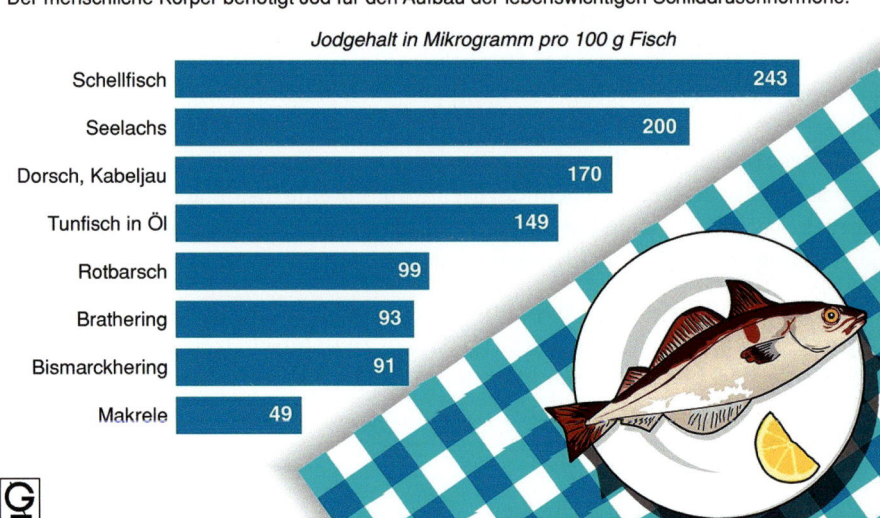

Fisch ist gesund

Fisch versorgt den Körper mit wichtigen Nähr- und Mineralstoffen. Außerdem enthält Seefisch Jod. Der menschliche Körper benötigt Jod für den Aufbau der lebenswichtigen Schilddrüsenhormone.

Jodgehalt in Mikrogramm pro 100 g Fisch

Fisch	Jodgehalt
Schellfisch	243
Seelachs	200
Dorsch, Kabeljau	170
Tunfisch in Öl	149
Rotbarsch	99
Brathering	93
Bismarckhering	91
Makrele	49

© Globus   Quelle: AID

Bild 1 Jodgehalt im Fisch

HINWEIS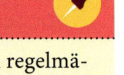

Aufgrund der insulinabbauenden Wirkung durch die Schilddrüsenhormone sollten regelmäßige Blutzuckerkontrollen durchgeführt werden. Besondere Aufmerksamkeit bekommen dabei Diabetiker. Weil durch die Arzneimittel auch die Wirkung von Antikoagulanzien verstärkt wird, sollten Mediziner regelmäßig die Gerinnungsparameter kontrollieren und bewerten.

ARBEITSVORSCHLAG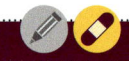

Stellen Sie in Ihrer Einrichtung ein jodhaltiges Mittagessen für einen Klienten zusammen. Beachten Sie dabei auch seine Vorlieben.

Handlungsbedarf erkennen

Notwendigkeit der Applikation

Hypothyreose
- Gewichtszunahme
- erhöhtes Kälteempfinden
- Müdigkeit
- erniedrigte Vitalzeichen
- trockene Haut
- Obstipationsneigung

Hyperthyreose
- Gewichtsabnahme
- Unruhe
- Schlafstörungen
- Kropfbildung
- Diarrhöen

Anzeichen für zu hohe Dosierung

- Unruhe, Nervosität
- Gereiztheit
- Zittern
- Schlafstörungen
- erhöhte Atem- und Herzfrequenz
- Herzrhythmusstörungen
- erhöhte Schweißneigung

- Exantheme
- Fieber
- Gelenk- oder Muskelschmerzen
- Leberschäden
- Veränderungen des Blutbildes
- Hypothyreose

Anzeichen für zu niedrige Dosierung

- klassische Anzeichen der Hypothyreose

- klassische Anzeichen der Hyperthyreose

6.2 Insuline

Insulin ist ein lebensnotwendiges Hormon, das in den B-Zellen der Bauchspeicheldrüse (Pankreas) gebildet wird. Es steuert im Wesentlichen den Kohlenhydratstoffwechsel und ist für die Verstoffwechselung der aufgenommenen Glukose aus der Nahrung in die Zelle zuständig. Kommt es zu einem Insulinmangel, entsteht ein Diabetes mellitus Typ I. Diese Erkrankung geht immer mit einem erhöhten Blutzucker (❙Hyperglykämie) einher und muss durch die subkutane Gabe von Insulin behandelt werden.

Hyperglykämie
griech. hyper = zu viel; glycos = Zucker; haima = Blut
Überzuckerung

6.2.1 Wirkweise von Insulin

Die gesunde Bauchspeicheldrüse gibt kontinuierlich die Mengen Insulin in den Blutkreislauf ab, die der Körper zur Aufrechterhaltung normaler Blutzuckerspiegel benötigt. Wird dem Pankreas bereits durch das Kauen signalisiert, dass Kohlenhydrate den Dünndarm passieren, ist die Insulinproduktion und -ausschüttung erhöht. Das Insulin kann jedoch nicht allein wirken. Damit es seine Aufgabe erfüllt, muss es sich mit Insulinrezeptoren verbinden. Diese befinden sich vor allem in den Leber-, Muskel- und Fettzellen und sitzen auf der Zellmembran. Kommt das Insulin an der Zellmembran an, wird die Zelle nach dem sogenannten „Schlüssel-Schloss Prinzip" geöffnet und die Glukose wird in die Zelle hineingeschleust. Sie steht dem menschlichen Organismus nun zur Energieverbrennung zur Verfügung.

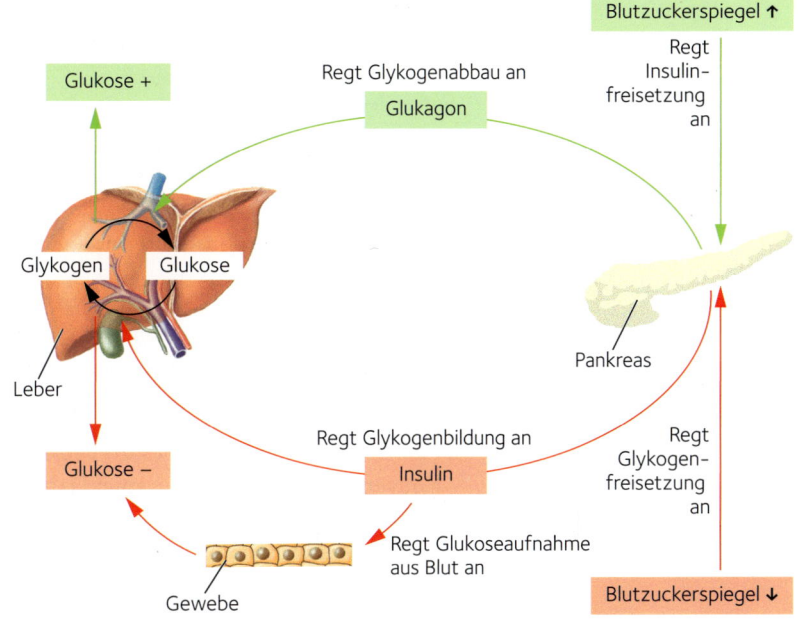

Bild 1 Blutzuckerregulation

Neben der Verstoffwechselung der Kohlenhydrate erzielt das Insulin noch weitere Effekte:

- Steigerung der Umwandlung von Glukose in Glykogen (Speicherform der Glukose) in der Leber
- Förderung der Umwandlung von Glukose in Fette (Lipogenese)
- Hemmung der Bildung von Glukagon (Gegenspieler des Insulins) in der Bauchspeicheldrüse
- wachstumsfördernder (anaboler) Effekt
- Förderung der Bildung von Eiweißen

HINWEIS

Die Insulinsubstitution erfolgt nach demselben Grundsatz wie die physiologische Insulinausschüttung.

Insulinarten

Für die Diabetestherapie werden hauptsächlich gentechnisch hergestellte Humaninsuline eingesetzt. Sie sind dem im Pankreas gebildeten Insulin sehr ähnlich und unterscheiden sich in ihrem Wirkbeginn, Wirkmaximum und in ihrer Wirkdauer. Welches Insulin eingesetzt wird, entscheidet der Mediziner; es wird individuell auf den Klienten abgestimmt.

Die Deutsche Diabetes Gesellschaft veröffentlicht Leitlinien, die u.a. Informationen zu den Therapieformen beinhalten: www.deutsche-diabetes-gesellschaft.de/leitlinien/evidenzbasierte-leitlinien.html

Insulin	Wirkbeginn	Wirkmaximum	Wirkdauer
Normalinsulin	15–30 Minuten nach der Injektion	2 Stunden nach der Injektion	ca. 5–7 Stunden
Schnell wirkendes Insulin	10 Minuten nach der Injektion	1 Stunde nach der Injektion	ca. 2–5 Stunden
Basalinsulin/Verzögerungsinsulin/lang wirkendes Insulin	1–2 Stunden nach der Injektion	4–6 Stunden nach der Injektion	12–16 Stunden
Lang wirksame Insuline	1–2 Stunden nach der Injektion	kein Wirkmaximum	ca. 16–30 Stunden
Mischinsuline	30–60 Minuten nach der Injektion	4–6 Stunden Stunden nach der Injektion	12–16 Stunden

Tab. 1 Insulinarten

Insulintherapieformen

Da bei einem Typ-I-Diabetes ein lebenslanger Insulinmangel besteht, ist bei allen Klienten eine kontinuierliche Insulintherapie indiziert.

Bei der Insulintherapie gibt es drei verschiedene Therapieschemata.

- Konventionelle Insulintherapie: Dabei wird eine festgelegte Menge an Insulin, meist Mischinsulin, zu einer festgelegten Anzahl von ▌Kohlenhydrateinheiten (KHE) verabreicht.
- Intensivierte konventionelle Therapie (ICT): Dabei spritzt der Klient zur Deckung des Basalbedarfs ein- oder zweimal täglich ein Langzeitinsulin. Zusätzlich ist zu den Mahlzeiten die Gabe eines schnell wirksamen Insulins (Bolus) erforderlich, dessen Menge sich nach dem unmittelbar davor bestimmten Blutzuckerwert, dem ▌KH-Gehalt der Mahlzeit und der geplanten körperlichen Aktivität richtet.

Kohlenhydrateinheit
die Menge eines Nahrungsmittels, die etwa 10 g Kohlenhydrate enthält

KH
Abk. für Kohlenhydrate

CSII
kontinuierliche subkutane Insulininfusion

- Insulinpumpentherapie (▌CSII): Ähnlich dem Basis-Bolus-Prinzip wird über den ganzen Tag und über die Nacht eine einprogrammierte Basalrate von schnell wirksamem Insulin über einen Katheter abgegeben. Die Mengen sind dabei sehr gering, entsprechen jedoch am ehesten der physiologischen Insulinausschüttung des Pankreas. Zusätzlich gibt der Klient auf Knopfdruck vor den Mahlzeiten einen Bolus ab, den er wie bei der ICT abhängig vom zuvor bestimmten Blutzuckerwert und dem KH-Gehalt berechnet.

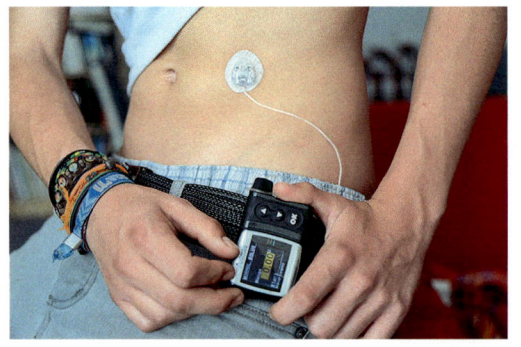

Bild 1 Insulinpumpe

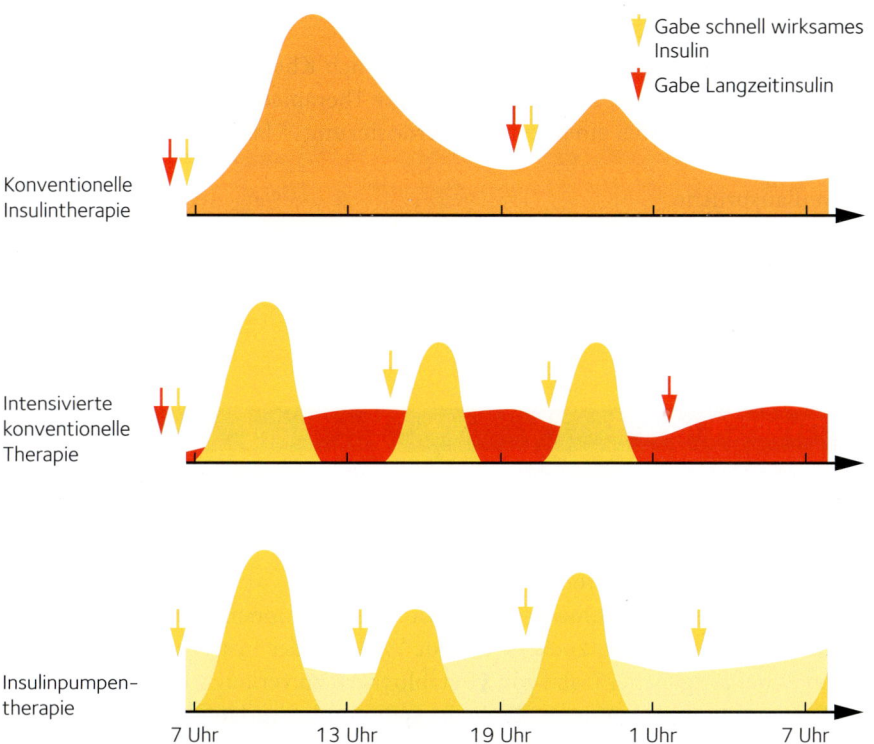

Konventionelle
Insulintherapie

Intensivierte
konventionelle
Therapie

Insulinpumpen-
therapie

Gabe schnell wirksames
Insulin

Gabe Langzeitinsulin

7 Uhr   13 Uhr   19 Uhr   1 Uhr   7 Uhr

Bild 1 Insulinverabreichung bei den verschiedenen Therapieformen

BEISPIEL

Ina ist 14 Jahre alt und hat seit ihrem vierten Lebensjahr einen Diabetes mellitus Typ I. Seit je-
her verabreicht sie sich das Insulin mit einem Pen. Weil sie bereits über einen längeren Zeitraum starke Blutzuckerschwankungen hat, erhofft sie sich durch die Neueinstellung mit der
Insulinpumpentherapie stabilere Werte und wird aktuell stationär aufgenommen.

Unabhängig von der Art der Therapie ist jedoch zu beachten, dass die Insulinsubstitution unphysiologisch ist. Die Mahlzeit ist von der Insulininjektion abhängig und
nicht die Insulinausschüttung von der Mahlzeit.

6.2.2 Unerwünschte Wirkungen und Wechselwirkungen

Bei jeder Insulintherapie besteht die Gefahr einer Stoffwechselentgleisung. Dabei
können die Klienten einerseits die Symptome einer Hyperglykämie und andererseits
die einer Hypoglykämie zeigen. Eine Hyperglykämie entsteht bei einem Insulinmangel oder der Aufnahme von zu vielen KHEs. Bei einer Hyperglykämie reagieren die
Klienten meist mit

- erhöhtem Durstgefühl (Polydipsie),
- erhöhtem Harndrang (Polyurie),
- Müdigkeit, Schwächegefühl.

HINWEIS

Aus einer Hyperglykämie kann sich schnell ein hyperglykämisches Koma entwickeln.

Hypoglykämie

Zu einer Hypoglykämie kann es kommen, wenn sich Klienten körperlich stark anstrengen, z. B. durch Sport, und dies nicht in ihr Therapieschema integrieren. Eine Unterzuckerung droht bei einer Insulinüberdosierung. Klassische Symptome sind dabei:

- Schweißausbrüche
- Heißhungerattacken
- Herzklopfen
- Kopfschmerzen
- Zittrigkeit
- allergische Reaktionen

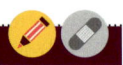

ARBEITSVORSCHLAG

Wenn Sie selbst längere Zeit keine Lebensmittel zu sich genommen haben, ist Ihr Blutzucker ebenfalls erniedrigt. Welche Anzeichen einer Unterzuckerung machen sich bei Ihnen bemerkbar? Notieren Sie diese.

Einfluss anderer Medikamente

Schilddrüsenhormone ➜ S. 108
Glukokortikoide ➜ S. 90, 158
Diuretika ➜ S. 74
Betablocker ➜ S. 83

Bei der zusätzlichen Einnahme von ▌Schilddrüsenhormonen, ▌Glukokortikoiden oder ▌Diuretika wird die blutzuckersenkende Wirkung des Insulins beeinflusst. Ferner kann es bei zeitgleicher Gabe von ▌Betablockern zu verlängerten hypoglykämischen Gegenwirkungen kommen, die meist symptomlos verlaufen.

6.2.3 Pflegerische Konsequenzen

Die Versorgung von Klienten mit Diabetes mellitus ist für Pflegende eine vielschichtige Aufgabe. So steht nicht nur die Kontrolle der Blutzuckerwerte im Vordergrund. Auch der Umgang mit den Insulinen, die Verabreichungsform sowie das Berechnen der KHEs sind bei der Pflege von Diabetikern lebensnotwendig.

BEISPIEL

Die Pflegende Silke Becker muss bei Herrn Stein die Insulininjektion vorbereiten. Herr Stein spritzt sich das Insulin mit zwei unterschiedlichen Pens. In einem Pen ist das schnell wirkende Insulin, in dem anderen das Verzögerungsinsulin enthalten.

Konzentration der Insuline

Vor der Verabreichung des Insulins müssen Pflegende auf die Konzentration der Insuline achten. Das sogenannte U-40-Insulin enthält 40 internationale Einheiten (I. E.) in einem Milliliter, ist aber kaum noch vertreten. Das sogenannte U-100-Insulin ist stärker konzentriert und enthält 100 I. E pro Milliliter. Bei Insulinpens mit Patronen und bei Fertigpens werden ausschließlich U-100-Insuline verwendet. Ist der Pen defekt, wird das Insulin aus der Penpatrone mit einer Einwegspritze aufgezogen. Dabei müssen die Pflegenden darauf achten, dass sie keinesfalls U-40-Insulinspritzen, sondern U-100-Insulinspritzen verwenden.

Vor der Anwendung müssen sowohl Klienten als auch Pflegende den Pen auf seine technische Unversehrtheit und Durchgängigkeit überprüfen. Deshalb werden vor der Injektion ca. 1–5 I. E. Insulin abgegeben. Diabetiker, die Pens benutzen, sollten daher für den Notfall immer U-100-Spritzen vorrätig haben.

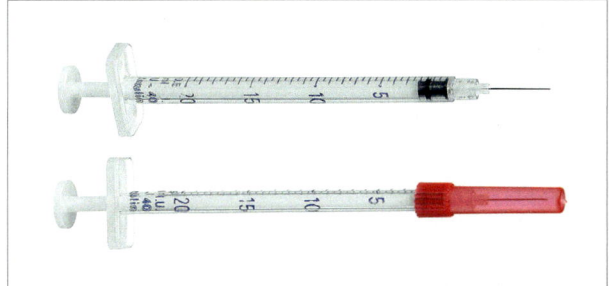

Bild 1 U-40-Spritze

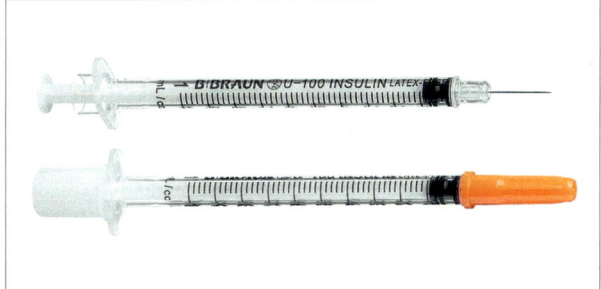

Bild 2 U-100-Spritze

ARBEITSVORSCHLAG

Üben Sie gemeinsam mit Ihrer Praxisanleitung das Aufziehen von Insulin. Verwenden Sie Einwegspritzen und beachten Sie die Reihenfolge. Wie muss das Verzögerungsinsulin vorbereitet werden? Welches Insulin muss zuerst aufgezogen werden, wenn Sie das schnell wirkende Insulin und das Verzögerungsinsulin in einer Spritze aufziehen? Halten Sie die einzelnen Handlungsschritte schriftlich fest.

Im häuslichen Bereich verwenden einige Klienten die Einmalkanülen der Insulinpens mehrfach. Es ist jedoch die Aufgabe der Pflegenden, die Injektionsnadel vor jedem Gebrauch zu wechseln. Denn bei zusätzlichen Verletzungen oder auch Infektionen durch mehrfach benutzte Einmalkanülen haftet der Anwender.

Injektionsorte
Insulin wird, abgesehen von wenigen Ausnahmen, immer ins Unterhautfettgewebe gespritzt. Aufgrund der mehrfachen Injektionen am Tag und der Gefahr, dass sich Hautveränderungen, z. B. ▎Lipome, bilden können, müssen die Injektionsstellen systematisch mithilfe eines Spritzenkalenders regelmäßig gewechselt werden. Grundsätzlich sollte sich der Klient das Insulin in den Bauch unterhalb des Bauchnabels und in den Oberschenkel injizieren.

Lipom
Fettpolster, die eine Resorptionsverzögerung des Insulins verursachen können

Diese Bereiche kann der Klient bei der Selbstinjektion gut erreichen. Zudem weisen diese Körperstellen unterschiedliche Resorptionsgeschwindigkeiten auf. So wirkt das Insulin im Bauch am schnellsten, dort ist das Unterhautfettgewebe besonders gut durchblutet. Schnell wirkendes Insulin sollte daher an dieser Stelle bevorzugt injiziert werden.

Weil das Insulin im Oberschenkel langsamer wirkt, ist es sinnvoll, das Verzögerungsinsulin dort zu applizieren.

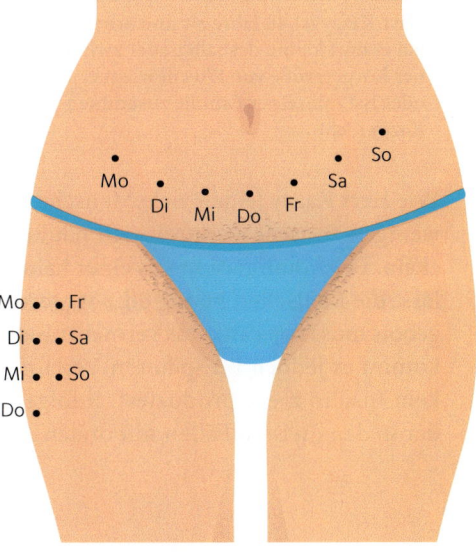

Bild 3 Spritzenkalender

Spritz-Ess-Abstand

Um einen Blutzuckeranstieg nach dem Essen geringer ausfallen zu lassen, können die Klienten einen Spritz-Ess-Abstand einhalten. Dieser ist vom Insulin abhängig. Da die Einhaltung des Spritz-Ess-Abstands in vielen Situationen jedoch unpraktisch und nur schwer durchführbar ist, z. B. bei einem Restaurantbesuch, muss jeder Diabetiker letztlich durch die Blutzuckermessung nach seiner Mahlzeit (postprandial) seinen individuellen Spritz-Ess-Abstand selbst herausfinden.

ARBEITSVORSCHLAG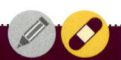

Befragen Sie Menschen mit Diabetes mellitus, die Insulin spritzen, zu ihren Erfahrungen mit einem Spritz-Ess-Abstand. Werten Sie mit Ihrer Praxisanleitung die Berichte aus und überlegen Sie gemeinsam, welche Schlussfolgerungen Sie daraus ziehen können.

Handlungsbedarf erkennen

Notwendigkeit der Applikation	Anzeichen für zu hohe Dosierung	Anzeichen für zu niedrige Dosierung
<ul><li>Hyperglykämie/Ketoazidose</li><li>Polyurie</li><li>Polydipsie</li><li>Glukosurie</li><li>Müdigkeit</li><li>Schwäche</li></ul>	<ul><li>Hypoglykämie</li><li>Schweißausbrüche</li><li>Heißhungerattacken</li><li>Herzklopfen</li><li>Kopfschmerzen</li><li>Zittrigkeit</li><li>Müdigkeit</li><li>Wesensveränderung</li><li>Bewusstlosigkeit/Krampfanfall</li></ul>	<ul><li>klassische Anzeichen einer Hyperglykämie</li></ul>

6.3 Orale Antidiabetika

BEISPIEL

Herr Kazay ist 48 Jahre alt und arbeitet als Fensterreiniger bei einer Zeitarbeitsfirma. Pause hat er dort kaum, deshalb isst er zwischendurch Schokoriegel oder Fastfoodprodukte. Bei einer Körpergröße von 170 cm wiegt er 103 kg. Als Ausgleich zur Arbeit sieht er am liebsten TV oder isst mit seiner Familie zusammen ausgiebige Spätmahlzeiten. Sport interessiert Herrn Kazay nicht.

Wie Herr Kazay leiden viele Menschen unter hohen beruflichen Anforderungen mit wenigen Pausen, wodurch sich häufig schlechte Ernährungsgewohnheiten entwickeln. Die Kombination aus einer kalorienreichen Kost und mangelnder Bewegung lässt die Menschen häufig adipös werden. Aufgrund des übermäßigen Glukoseangebots muss das Pankreas vermehrt Insulin produzieren und freigeben. Letztendlich kommt es jedoch im späteren Verlauf zur Erschöpfung des Pankreas und es wird kein Insulin mehr produziert. Infolgedessen entsteht ein Diabetes mellitus Typ II, der in den meisten Fällen mit oralen Antidiabetika therapiert werden muss.

6.3.1 Wirkweise der oralen Antidiabetika

Eine medikamentöse Therapie mit oralen Antidiabetika ist nur dann indiziert, wenn durch Diät, Bewegung und Gewichtsreduktion keine befriedigende Stoffwechseleinstellung erzielt werden kann.

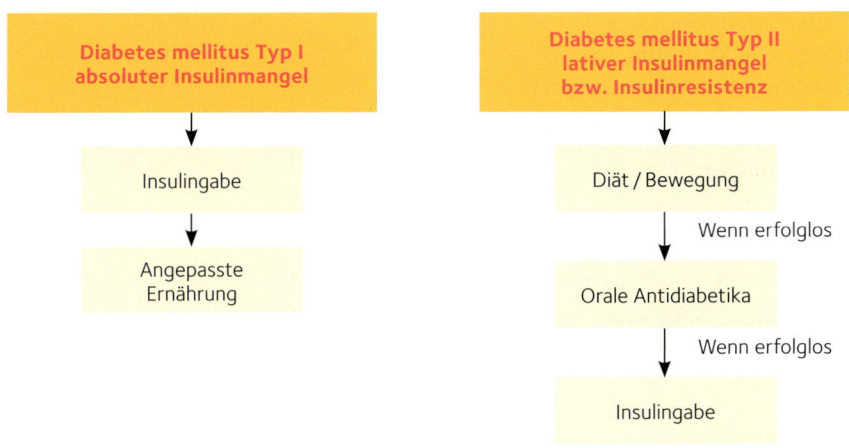

Grundsätzlich weisen Antidiabetika zwei unterschiedliche Wirkungen auf:

- Insulinotrope Antidiabetika stimulieren die Insulinsekretion aus den B-Zellen des Pankreas. Eine gewisse Restfunktion des Pankreas ist für den Einsatz dieser Wirkstoffgruppe jedoch Voraussetzung.
- Nichtinsulinotrope Antidiabetika verbessern die Wirkung des noch vorhandenen eigenen Insulins.

Wirkstoffgruppe		Wirkstoffe	Wirkprinzip
Insulinotrope Antidiabetika	Sulfonylharnstoffe	Glibenclamid, Glimepirid	▪ Verstärkung der Insulinausschüttung (längere Wirkung)
	Glinide	Repaglinid	▪ Verstärkung der Insulinausschüttung (schnelle und kurze Wirkung) ▪ verhindern einen starken postprandialen BZ-Anstieg
Nichtinsulinotrope Antidiabetika	Biguanide	Metformin	▪ Verstärkung der Insulinwirkung an den peripheren Geweben ▪ Verminderung der Glukoseneubildung in der Leber ▪ erleichtern die Gewichtsreduktion
	α-Glukosidasehemmer	Acarbose, Miglitol	▪ Verminderung der Glukoseresorption in der Dünndarmschleimhaut
	Insulinsensitizer	Pioglitazon	▪ Verstärkung der Insulinwirkung an den peripheren Geweben ▪ Zahl der Insulinrezeptoren steigt an ▪ Insulinempfindlichkeit nimmt zu

Tab. 1 Orale Antidiabetika

6.3.2 Unerwünschte Wirkungen und Wechselwirkungen

Auch bei der Einnahme von Antidiabetika kann es zu unerwünschten Wirkungen kommen.

Sulfonylharnstoffe und Glinide
- Hyperglykämie
- allergische Reaktion
- gastrointestinale Beschwerden

Biguanide
- gastrointestinale Störungen
- metallischer Geschmack
- allergische Reaktionen
- lebensbedrohliche ▌Laktatazidose bei Ausscheidungsstörungen

α-Glukosidasehemmer
- gastrointestinale Beschwerden
- Blähungen

Insulinsensitizer
- gastrointestinale Beschwerden
- allergische Reaktion
- Ödeme
- geringfügiges Blasenkrebsrisiko
- Blähungen (Flatulenz)
- Völlegefühl

Laktatazidose
stoffwechselbedingte Übersäuerung durch erhöhten Milchsäurespiegel im Blut; lebensbedrohlicher Zustand

6.3.3 Pflegerische Konsequenzen

Pflegende motivieren und beraten übergewichtige Klienten in Bezug auf eine Gewichtsreduktion, denn durch regelmäßigen Sport, eine ausgewogene Ernährung und Gewichtsabnahme kann der Diabetes mellitus Typ II geheilt werden.

Zudem sollten die Klienten für versteckte Glukosebestandteile in Lebensmitteln sensibilisiert werden.

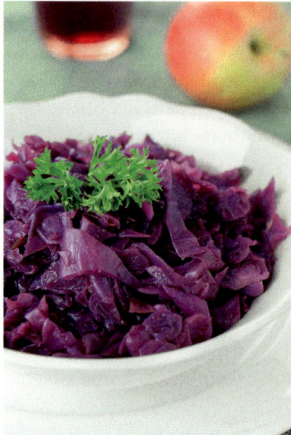 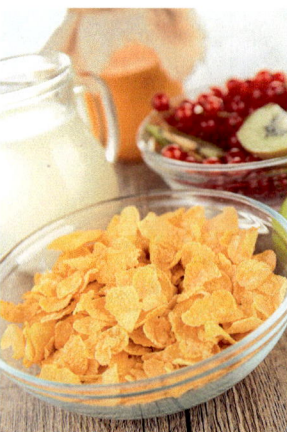 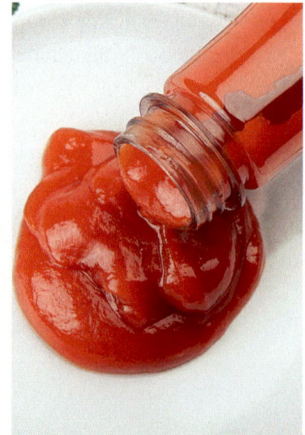

Bilder 1–3 Lebensmittel, wie z B. Rotkohl aus dem Glas, Cornflakes oder Ketchup, enthalten relativ viel versteckten Zucker.

Durch die Vielzahl unterschiedlicher Antidiabetika ergeben sich verschiedene Einnahmezeitpunkte. Diese sind von den Pflegenden zu kontrollieren und zu dokumentieren.

BEISPIEL

Frau Hansen ist 79 Jahre alt und leidet unter einem Diabetes mellitus Typ II. Sie wird mit α-Glukosidasehemmern behandelt. Allerdings nimmt sie die regelmäßige Einnahme ihrer Medikamente nicht so ernst und vergisst schon mal, sie pünktlich zu nehmen. „Wird schon irgendwie passen", sagt sie zu Pfleger Markus Winkel.

Es ist wichtig, dass die Einnahme oraler Antidiabetika immer zum gleichen Zeitpunkt erfolgt. Einnahmefehler, wie das Vergessen oder die verspätete Gabe einer Einzeldosis, dürfen von Pflegenden oder Klienten keineswegs durch eine anschließende erhöhte Dosis ersetzt bzw. ausgeglichen werden. Zudem sollten Klienten niemals die Dosierung selbstständig ändern, sondern immer mit einem Arzt besprechen.

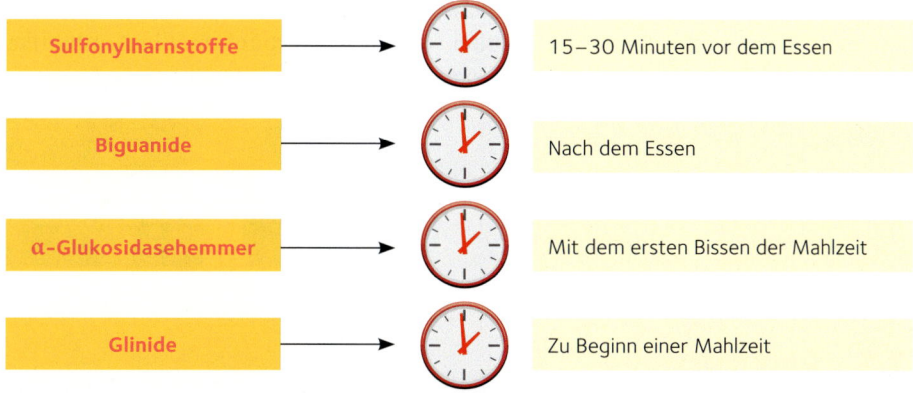

Sulfonylharnstoffe	→	15–30 Minuten vor dem Essen
Biguanide	→	Nach dem Essen
α–Glukosidasehemmer	→	Mit dem ersten Bissen der Mahlzeit
Glinide	→	Zu Beginn einer Mahlzeit

ARBEITSVORSCHLAG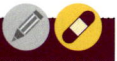

Bereiten Sie mit Ihrer Praxisbegleitung ein Informationsgespräch vor und klären Sie einen Klienten mit Diabetes mellitus Typ II über die Wichtigkeit des richtigen Einnahmezeitpunktes von oralen Antidiabetika auf.

Handlungsbedarf erkennen

Notwendigkeit der Applikation

- Hyperglykämie
- Polyurie
- Polydipsie
- Glukosurie
- Adipositas

Anzeichen für zu hohe Dosierung

- Hypoglykämie
- starke körpereigene Insulinausschüttung
- gastrointestinale Beschwerden
- Völlegefühl
- Blähungen

Anzeichen für zu niedrige Dosierung

- Anzeichen einer Hyperglykämie

7 INFEKTIONEN

Symbiose
griech. syn = zusammen; bios = Leben
Zusammenleben von Organismen zum gegenseitigen Nutzen

residente Flora
lat. residere = aufhalten, wohnen; Flora = röm. Göttin der Blumen
Gesamtheit der Mikroorganismen, die dauerhaft einen Körper besiedeln

transient
lat. transiere = vorbeigehen
vorübergehend, nicht dauerhaft

pathogen
griech. pathos = leiden; genesis = Entstehung
Krankheit verursachend

fakultativ
lat. facultas = Möglichkeit
möglicherweise, nicht zwingend

Der Mensch lebt mit Mikroorganismen in einer sehr engen ▌Symbiose. Die normale Besiedlung mit Mikroorganismen (Normalflora) macht ca. 1 kg der menschlichen Körpermasse aus (▌residente Flora). Tagtäglich sind wir mit zahllosen weiteren Keimen in Kontakt, die als ▌transiente oder Anflugflora bezeichnet werden. Sie gelangen durch die Luft oder durch Kontakt mit Gartenerde oder Gegenständen auf die Haut und in die oberen Atemwege. Viele dieser Keime stellen für den Menschen keine Bedrohung dar, sie gelten als nicht ▌pathogen. Einige wenige können schädlich werden, sobald die Immunabwehr des Menschen geschwächt ist (opportunistische Erreger) oder wenn sie in Bereiche gelangen, wo sie nicht hingehören. Zum Beispiel können Keime der Normalflora des Darmes in den Harnwegen eine Infektion auslösen. Diese Keime gelten als ▌fakultativ pathogen. Von den bekannten Mikroorganismen ist nur ein geringer Teil obligat pathogen, d. h. sie lösen bei Kontakt immer eine Infektion aus.

Die Übersicht zeigt die verschiedenen Mikroorganismen und die zur Therapie eingesetzten Arzneimittel. In diesem Kapitel werden schwerpunktmäßig Antibiotika erläutert, auf Virostatika und antiparasitäre Arzneimittel wird nicht eingegangen.

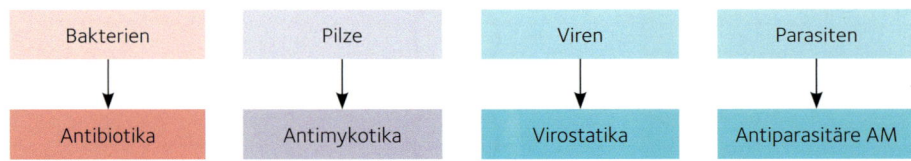

Bakterien	Pilze	Viren	Parasiten
↓	↓	↓	↓
Antibiotika	Antimykotika	Virostatika	Antiparasitäre AM

7.1 Antibiotika

Antibiotika sind Medikamente, die gegen Bakterien wirksam sind. Sie werden pharmakologisch korrekt als antibakterielle Chemotherapeutika bezeichnet und in synthetische Stoffe und Antibiotika unterteilt. Antibiotika in diesem engeren Sinn sind Stoffe, die von anderen Mikroorganismen, größtenteils Pilzen, hergestellt werden. Der bekannteste Wirkstoff ist das Penicillin. Es wird vom Schimmelpilz *Penicillium notatum* als Schutz gegen Bakterien produziert.

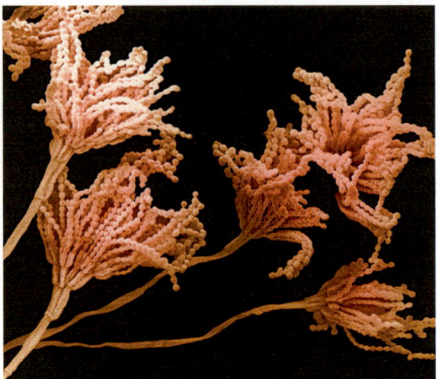

Bild 1 Sporen des *Penicillium notatum* im Rasterelektronenmikroskop

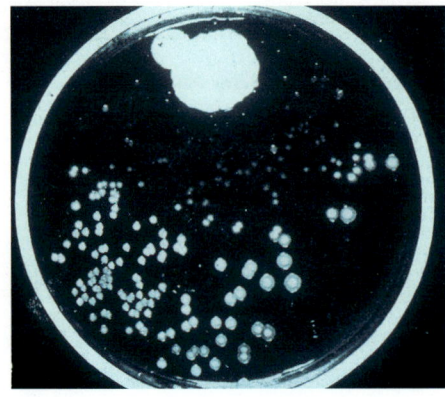

Bild 2 Flemings kontaminierte Petrischale

Der schottische Mikrobiologe Alexander Fleming (1881–1955) bemerkte 1928, dass sich in seiner Bakterienkultur ein Schimmelpilz eingenistet hatte. Bei näherer Betrachtung stellte sich heraus, dass sich die Bakterien (Staphylokokken) rund um den Schimmelpilzbefall nicht vermehrten, sondern sogar abstarben. Offensichtlich produzierte der Pilz eine Substanz, die für Bakterien schädlich war. Fleming nannte diese Substanz „Penicillin". Erst zehn Jahre später gelang es, Penicillin zu isolieren und in ausreichender Menge für eine Behandlung herzustellen. Ab 1944 wurde Penicillin in großem Maßstab produziert, es rettete unzähligen Soldaten im Zweiten Weltkrieg das Leben. Alexander Fleming wurde 1945 zusammen mit zwei weiteren Wissenschaftlern, die die Entwicklung des Penicillins vorangetrieben hatten, der Nobelpreis für Medizin verliehen.

Im medizinisch-pflegerischen Sprachgebrauch werden der Einfachheit halber alle Medikamente gegen bakterielle Erreger als Antibiotika bezeichnet.

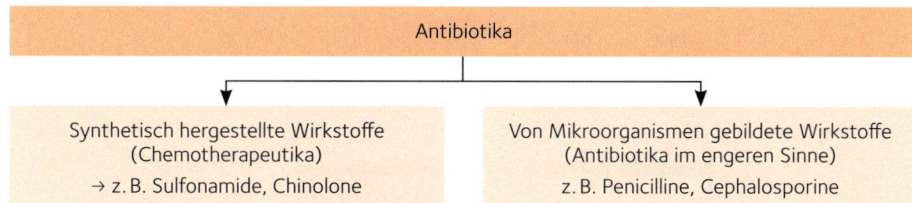

7.1.1 Wirkweise der Antibiotika

Antibiotika beeinflussen Strukturen oder Prozesse der Bakterienzelle, die in einer menschlichen Zelle nicht vorkommen oder anders ablaufen. Dadurch hemmen sie nur die Bakterienzelle in ihrem Wachstum und der Zellteilung (bakteriostatische Wirkung) oder töten sie ab (bakterizide Wirkung), beeinflussen menschliche Zellen in dieser Form jedoch nicht. Trotzdem können unerwünschte Wirkungen auftreten.

Die Bakterienzelle unterscheidet sich in Aufbau und Stoffwechsel von einer menschlichen Zelle. Mittels der Gramfärbung lässt sich z. B. das Vorhandensein einer festen Zellwand nachweisen. Bakterien mit dicker Zellwand lassen sich blau bzw. dunkelviolett anfärben, sie sind **grampositiv**. Bakterien mit nur dünner Zellwand nehmen die blaue Farbe nicht an, sie erscheinen rot und werden als **gramnegativ** bezeichnet.

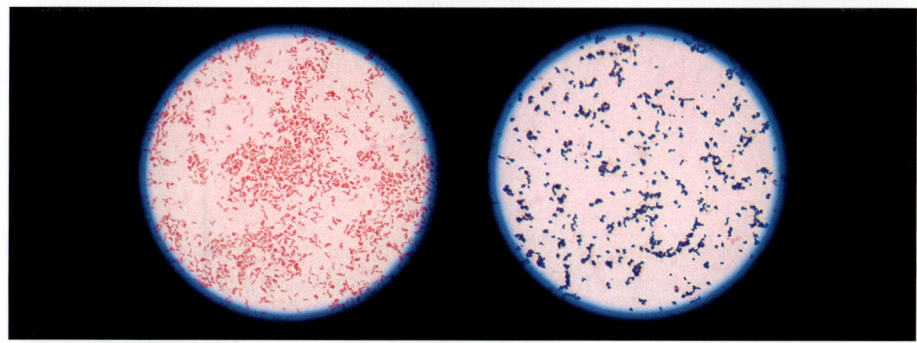

Bild 1 Gramnegative (links) und grampositive (rechts) Bakterien

Viele Bakterien benötigen für ihre Stoffwechselprozesse Sauerstoff (aerobe Bakterien), andere wiederum wachsen ohne Sauerstoff besser (anaerobe Bakterien). Dies macht Bakterien unterschiedlich empfindlich gegen verschiedene Antibiotika.

Um die Wirkung der Antibiotika zu beschreiben, werden drei Kriterien unterschieden:

Wirkspektrum	Wirktyp	Wirkmechanismus
Welche Bakterien werden bekämpft?	Welche Wirkung wird erreicht?	Welchen Angriffsort hat das Antibiotikum?
▪ aerobe oder anaerobe Bakterien ▪ grampositive oder gram-negative Bakterien	▪ bakterizide oder bakterio-statische Wirkung	▪ Zellwand ▪ Zellmembran ▪ Folatstoffwechsel ▪ Proteinsynthese ▪ DNA-Synthese ▪ RNA-Synthese

Tab. 1 Kriterien zur Wirkung der Antibiotika

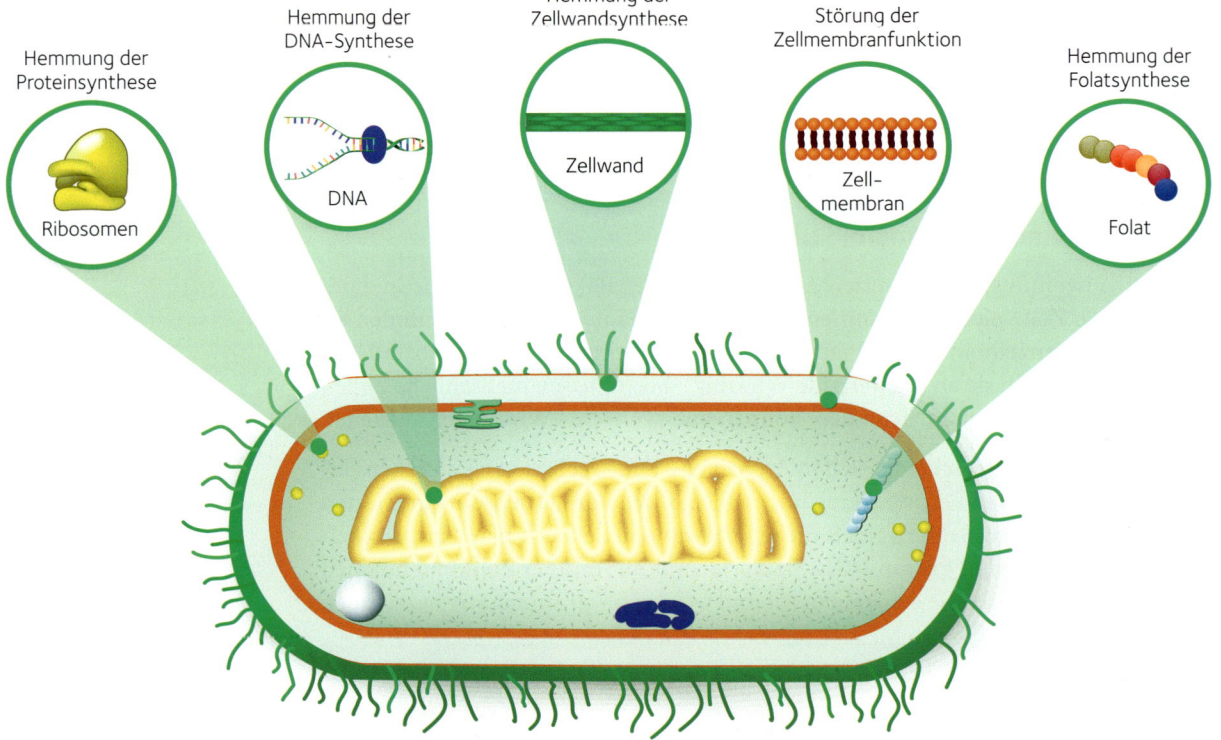

Bild 1 Antibiotika greifen auf verschiedene Weise die Bakterienzelle an.

Wirkspektrum

Ein Breitspektrum-Antibiotikum (Breitbandantibiotikum) wirkt gegen viele verschiedene Bakterien, oft sowohl gegen grampositive als auch gramnegative Bakterien. Schmalspektrum-Antibiotika wirken gegen nur wenige Bakterien.

Wirktyp

Ob ein Antibiotikum bakterizid oder bakteriostatisch wirkt, hängt vom Wirkmechanismus und teilweise auch von der Wirkstoffkonzentration über einen bestimmten Zeitraum ab.

Wirkmechanismus

Verschiedene Antibiotika greifen an unterschiedlichen Orten der Bakterienzelle an:

Hemmung der Zellwandsynthese

Die Zellwand ist eine Struktur, die die menschliche Zelle nicht besitzt. Penicilline, Cephalosporine und Carbapeneme sind sich chemisch sehr ähnlich, sie besitzen einen sogenannten β-Lactam-Ring und werden oft als Betalactam-Antibiotika zusammengefasst. Eine weitere Gruppe, welche die Zellwandsynthese blockiert, sind die Glykopeptide

Wirkstoffgruppe	Wirkung	Erläuterung
Penicilline z. B. Penicillin, Ampicillin, Amoxicillin	bakterizid gegen grampositive und -negative Bakterien, insbesondere Kokken, z. B. Meningo-, Strepto-, Staphylo- und Enterokokken	Ampicillin und Amoxicillin gelten als Breitspektrumpenicilline. Sie werden häufig bei Atemwegsinfektionen, Harnwegsinfektionen oder infektiösem Durchfall eingesetzt
Cephalosporine z. B. Cefuroxim (z. B. Zinacef®), Cefotaxim (z. B. Claforan®)	bakterizid	Cephalosporine verursachen im Vergleich zu Penicillin weniger Allergien. Sie haben teilweise ein breiteres Wirkspektrum als die Penicilline.
Carbapeneme z. B. Imipenem (z. B. Zienam®), Meropenem (z. B. Meronem®)	bakterizid	Carbapeneme haben ein sehr breites Wirkspektrum, daher werden sie bei Infektionen eingesetzt, deren Erreger (noch) nicht bekannt sind.
Glykopeptide (z. B. Vancomycin)	bakterizid	Glykopeptide gelten als Reserveantibiotika für Erreger, die gegen eine Vielzahl von Antibiotika schon resistent sind. Beispielsweise werden sie bei MRSA eingesetzt. Allerdings gibt es bereits resistente Keime gegen Glykopeptide (vancomycinresistente Enterokokken [VRE]). Glykopeptide können nur parenteral verabreicht werden.

Tab. 1 Antibiotika, die die Zellwandsynthese hemmen

Hemmung der bakteriellen Proteinsynthese

Makrolide, Lincosamide, Tetrazykline und Aminoglykoside stoppen die Proteinsynthese oder lösen die Produktion falscher Proteine aus.

Wirkstoffgruppe	Wirkung	Erläuterung
Makrolide z. B. Eythromycin (z. B. Erythrocin®), Clarithromycin (z. B. Klacid®)	hauptsächlich bakteriostatisch gegen grampositive Bakterien	Makrolide gelten als Ersatz bei Penicillin-Allergie und werden bei Atemwegsinfektionen durch verschiedene Erreger eingesetzt.
Lincosamide z. B. Clindamycin (z. B. Sobelin®)	hauptsächlich bakteriostatisch gegen grampositive Bakterien	Lincosamide erreichen Knochengewebe sehr gut und sind auch gegen anaerobe Bakterien wirksam.
Tetrazykline z. B. Doxycyclin®	bakteriostatisch	Tetrazykline wirken auch gegen seltene Erreger, z. B. Clamydien. In geringer Dosierung werden sie zur Therapie der Akne eingesetzt. Sie sind jedoch insgesamt schlechter verträglich und zeigen spezifische Nebenwirkungen.
Aminoglykoside Gentamicin (z. B. Refobacin®)	überwiegend bakterizid	Aminoglykoside haben ein breites Wirkspektrum, vor allem im gramnegativen Bereich. Sie können nur parenteral verabreicht werden und haben eine geringe therapeutische Breite. Daher werden sie meist nur in Kombination mit anderen Antibiotikagruppen bei schweren Infektionen eingesetzt.

Tab. 2 Antibiotika, die die Proteinsynthese hemmen

Hemmung der bakteriellen DNA-Synthese/Folsäurestoffwechsel		
Hier wird entweder durch die Hemmung der Folsäuresynthese die DNA-Produktion beeinträchtigt (Sulfonamide), die Nukleinsäuresynthese gehemmt (Metronidazol) oder die richtige Vernetzung der DNA gestört (Chinolone).		
Wirkstoffgruppe	**Wirkung**	**Erläuterung**
Sulfonamide z. B. Cotrimoxazol (z. B. Cotrim®, Eusaprim®)	bakteriostatisch	Sulfonamide werden komplett synthetisch hergestellt. Sie besitzen ein breites Wirkspektrum. Die im Handel gängige Kombination zweier Präparate (Cotrimoxazol) wirkt auch bakterizid. Sie wird aufgrund sich rasch entwickelnder Resistenzen fast ausschließlich bei Harnwegsinfekten eingesetzt.
Metronidazol (z. B. Clont®)	konzentrationsabhängig bakterizid	wirkt vor allem gegen anaerobe Erreger und ❙Protozoen
Chinolone (Gyrasehemmer) z. B. Ciprofloxacin (z. B. Ciprobay®), Ofloxacin (Tarivid®)	bakterizid	Chinolone werden komplett synthetisch hergestellt und haben ein breites Wirkspektrum. Sie werden besonders bei Infektionen mit gramnegativen Bakterien eingesetzt.

Tab. 1 Antibiotika, die die DNA-Synthese hemmen

Protozoen
einzellige Parasiten, wie z. B. Amöben

Antibiotikaresistenz

Bakterien nutzen vielfältige Strategien, um sich gegen Antibiotika zu wehren. Wird ein Erreger von einem Antibiotikum in der ❙höchsten anwendbaren Dosis nicht mehr abgetötet oder im Wachstum gehemmt, spricht man von einer Resistenz. Die Abwehrstrategien werden in der Bakterien-DNA abgelegt und bei Zellteilung an die Tochterzellen weitergegeben. Eine Bakterienzelle kann auch DNA-Teilstücke mit anderen Bakterien austauschen. Dadurch können sich Resistenzen sehr schnell verbreiten.

therapeutische Breite → S. 17

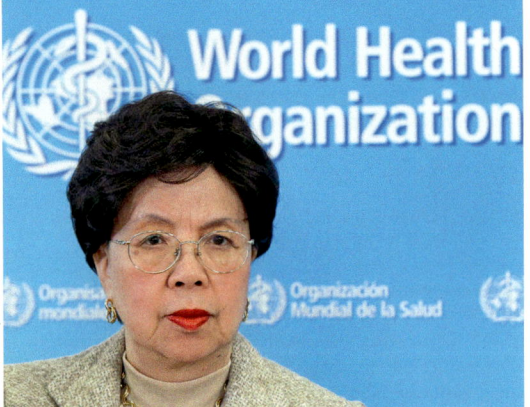

Bild 1 WHO-Generaldirektorin Margaret Chan auf einer Pressekonferenz zur Kampagne „Antibiotics: Handle with care" am 16.11.2015 in Genf

HINWEIS

Der unüberlegte Einsatz von Antibiotika begünstigt die Resistenzentwicklung. Dazu gehören beispielsweise die Einnahme von Antibiotika bei Atemwegsinfekten, die durch Viren verursacht werden, oder der Einsatz von Antibiotika zur Infektionsprophylaxe in der Tierzucht.

In einigen Ländern sind Antibiotika ohne Rezept in Apotheken erhältlich, aber teuer. Dies führt insgesamt zu einer häufigeren, jedoch im einzelnen Krankheitsfall zu kurzen Einnahme oder einer zu geringen Dosis. Viele Menschen meinen, dass man die Einnahme von Antibiotika beenden sollte, sobald man sich besser fühlt. Dadurch können sich die Bakterien jedoch an den Wirkstoff gewöhnen und Resistenzen entwickeln.

Der Kampf gegen Antibiotikaresistenzen ist laut WHO eine der größten Herausforderungen für das Gesundheitswesen. Daher fand im November 2015 die erste von der WHO initiierte weltweite Antibiotika-Woche unter dem Motto „Vorsicht beim Umgang mit Antibiotika" statt.

Anwendungshinweise zur Vermeidung einer Resistenzentwicklung

- Strenge Indikationsstellung für Einsatz von Antibiotika, wenn möglich mit Erregerbestimmung
- Wahl des Wirkstoffes nach Antibiogramm und möglichst nach Rücksprache mit Mikrobiologen
- Berücksichtigung, in welcher Konzentration das Antibiotikum den Wirkort erreicht (Bioverfügbarkeit/ Konzentration im Ziel-Gewebe, z. B. Knochen)
- Vorzug bakterizider Wirkstoffe vor bakteriostatischen Wirkstoffen
- Kombination nur im Ausnahmefall und von Wirkstoffen mit unterschiedlichem Wirkmechanismus
- Bestimmung der notwendigen Dosis (Konzentration des Wirkstoffes) und Dauer der Verabreichung ebenfalls möglichst in Absprache mit Mikrobiologen
- Möglichst orale Gabe
- Kein routinemäßiger Einsatz von Reserveantibiotika

Informationen der WHO zur Antibiotikaresistenz finden Sie hier: www.euro.who.int/de/health-topics/disease-prevention/antimicrobial-resistance/antibiotic-resistance

Antibiogramm

Ziel der Antibiotikatherapie ist es, den Erreger schnell und effektiv zu bekämpfen. Es gilt, das wirksamste Antibiotikum zu finden und in entsprechender Dosis anzuwenden.

Vor dem Beginn einer Antibiotikatherapie wird bei unbekanntem Erreger oder bei Erregern mit fraglicher Resistenz ein Abstrich beim Klienten entnommen bzw. kontaminiertes Material, z. B. Sekret, Blut oder Urin, in das Labor geschickt. Danach wird, insbesondere bei lebensbedrohlichen Zuständen, die Therapie sofort mit einem Breitspektrum-Antibiotikum begonnen, welches sich in ähnlichen Situationen/ bei diesem Krankheitsbild als wirksam erwiesen hat (kalkulierte Therapie).

Im Labor wird das Material auf einen Nährboden ausgestrichen (Anlegen einer Kultur) und verschiedene Antibiotika werden als kleine Plättchen aufgelegt.

Bei wirksamen Antibiotika wächst keine Bakterienkolonie. Rund um die unwirksamen Antibiotika vermehren sich die Bakterien ungestört.

Bis die Kultur ausgewertet werden kann, vergehen einige Tage. Sobald das wirksamste Antibiotikum ermittelt wurde, wird die Therapie auf diesen Wirkstoff umgestellt (gezielte Therapie). Die notwendige Dosis legt der Arzt in Rücksprache mit den Labormedizinern oder Mikrobiologen fest.

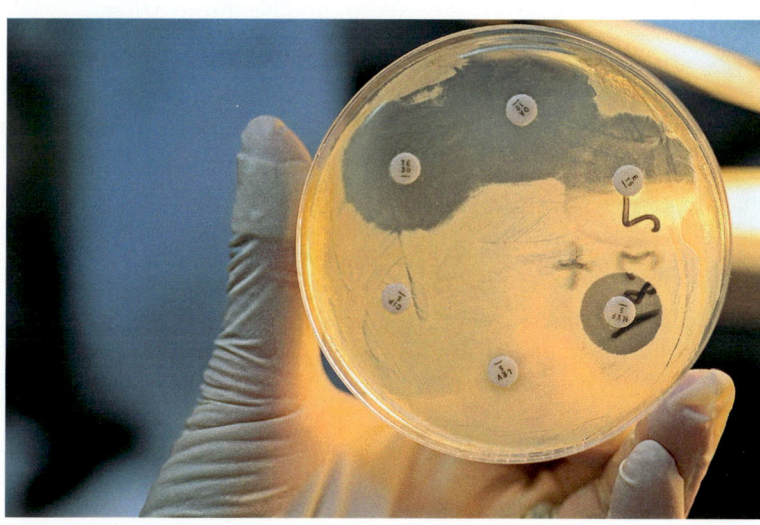

Bild 1 Antibiogramm: Um die gut wirksamen Antibiotika bildet sich ein deutlich sichtbarer Hof. Gegen die anderen Antibiotika sind die Bakterien resistent.

7.1.2   Unerwünschte Wirkungen und Wechselwirkungen

Schädigung der Normalflora

Da sich Antibiotika gegen Bakterien richten, ist bei einer Antibiotikatherapie immer damit zu rechnen, dass auch die bakterielle Normalflora eines Klienten mehr oder weniger zerstört wird. Eine geschädigte Normalflora kann ihre Schutzfunktion nicht mehr vollständig erfüllen. Andere, unter Umständen pathogene Keime können sich leicht ansiedeln (Superinfektion). Typische unerwünschte Wirkungen als Folge dieses Prozesses sind:

- Durchfall aufgrund einer geschädigten Darmflora
- Pilzinfektionen der Haut, der Mundschleimhaut (Soor) und bei Frauen im Genitalbereich

> **HINWEIS**
>
> Schwere, anhaltende, evtl. blutig-schleimige Durchfälle mit krampfartigen Bauchschmerzen während oder auch nach Ende der Antibiotikatherapie können ein Anzeichen für eine pseudomembranöse Enterokolitis sein. Auslöser sind Clostridien, die vor allem von Breitspektrum-Antibiotika nicht angegriffen werden. Diese Superinfektion tritt sehr selten auf, ist aber lebensgefährlich. Sie kann mit ▎Vancomycin (einem Glykopeptid) oder Metronidazol behandelt werden.

Vancomycin → S. 125

Weitere unerwünschte Wirkungen

Aufgrund der sehr unterschiedlichen chemischen Struktur und Wirkweise sind bei Antibiotika immer die Beipackzettel und pharmakologischen Informationen zu einem bestimmten Wirkstoff aufmerksam zu lesen.

Grundsätzlich ist mit folgenden unerwünschten Wirkungen zu rechnen:
- Magen-Darm-Beschwerden
- harmlose Geschmacksveränderungen
- Blutbildveränderungen
- allergische Reaktionen von Hautausschlag und Juckreiz bis hin zum ▎anaphylaktischen Schock
- Neuro- und Nephrotoxizität

anaphylaktischer Schock → S. 19

Spezifische Nebenwirkungen sind u. a.:
- ▎Photosensibilität (Tetrazykline, Chinolone)
- Alkoholunverträglichkeit mit Notwendigkeit der Alkoholkarenz (Cephalosporine, Metronidazol)
- Gerinnungsstörungen (Cephalosporine)
- irreversible Gleichgewichts- und Gehörschädigung (Ototoxizität) bei hoher Dosierung (Aminoglykoside)
- Zahnverfärbungen und Einlagerung in Knochengewebe mit Wachstumsstörungen bei Kindern (Tetrazykline)
- Schlafstörungen, Verwirrtheitszustände, Schwindel, Kopfschmerzen (Chinolone)

Photosensibilität
Lichtempfindlichkeit

Wechselwirkungen

Frau Kentikian nimmt dreimal täglich ein Antibiotikum als Tablette ein. Seit gestern hat sie leichte Durchfälle. Im Beipackzettel ihres Medikamentes hat sie gelesen, dass bei Einnahme die Antibabypille nicht mehr zuverlässig wirkt. Nun ist sie verunsichert.

Aufgrund der möglichen Schädigung der Darmflora und den daraus folgenden Durchfällen passieren Nährstoffe und auch Arzneimittel den Darm schneller. Die Zeit zur Resorption ist verkürzt und Wirkstoffe werden unter Umständen nicht in ausreichender Konzentration im Blut resorbiert. Dies ist besonders bei Wirkstoffen, die niedrig dosiert werden, problematisch. Die ▌Bioverfügbarkeit ist reduziert und die Wirkung nicht mehr sicher. Dies betrifft vor allem hormonelle Kontrazeptiva („Pille").

Bioverfügbarkeit → *S. 12*

Folgende weitere Wechselwirkungen können auftreten:
- Eine gleichzeitige Gabe von ▌Schleifendiuretika verstärkt die ototoxische Wirkung der Aminoglykoside.

Diuretika → *S. 74*

- Das ▌Expektorans Acetylcystein (ACC) inaktiviert verschiedene Antibiotika, z. B. Penicilline, Tetrazykline, Aminoglykoside; daher sollte bei Antibiotikatherapie auf andere schleimlösende Medikamente ausgewichen werden.

Expektoranzien → *S. 96*

- Zur Beachtung von Wechselwirkungen mit der Nahrung sollten die in der Packungsbeilage genannten Abstände zu Mahlzeiten eingehalten werden.
- Tetrazykline, Chinolone und Cotrimazol sollten nicht zusammen mit Milch eingenommen werden, da sie mit Kalzium unlösliche Komplexe bilden, die eine Resorption verhindern.
- Ähnliche Komplexe werden auch mit Metallionen gebildet, v. a. mit Magnesium, Zink, Eisen, Aluminium; daher sollten Nahrungsergänzungsmittel mit diesen Inhaltsstoffen und auch ▌Antazida nicht gleichzeitig mit Tetrazyklinen oder Chinolonen eingenommen werden.

Antazida → *S. 71*

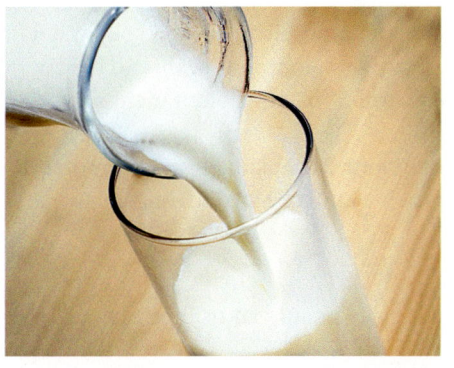
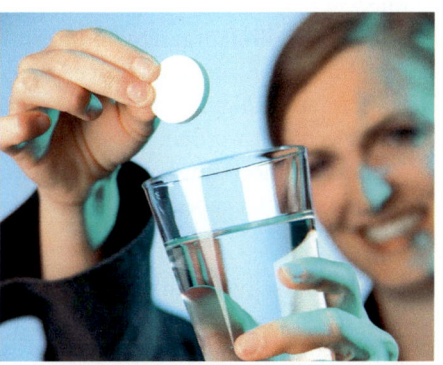

Bilder 1 und 2 Einige Antibiotika dürfen nicht mit Milch oder Nahrungsergänzungsmitteln, wie z. B. Magnesium-Brausetabletten, eingenommen werden.

 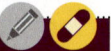

Informieren Sie sich über ein Antibiotikum, das einer Ihrer Klienten einnehmen soll. Recherchieren Sie insbesondere, welche unerwünschten Wirkungen und Wechselwirkungen auftreten können.
Besprechen Sie mit dem Klienten, was er im Zusammenhang mit der Einnahme beachten soll. Überlegen Sie gemeinsam, wie Sie den Klienten dabei unterstützen können.

7.1.3 Pflegerische Konsequenzen

Auch Pflegende sind aufgefordert, durch korrekten Umgang mit Antibiotika die Wirkung zu unterstützen und Resistenzentwicklungen zu verhindern. Dazu gehört:

- Dosisintervalle einhalten.
  Die Angabe 3 × tgl. bedeutet eine Einnahme exakt alle acht Stunden, auch bei oraler Verabreichung. Es ist sinnvoll, die Zeiten in der Kurvendokumentation zu vermerken, z. B. 6.00 Uhr – 14.00 Uhr – 22.00Uhr

BEISPIEL

Markus, vier Jahre, hat eine Atemwegsinfektion, verursacht durch Staphylokokken. Der Arzt verordnet ein Antibiotikum als Saft, den Markus viermal täglich einnehmen soll. Als Zeiten werden 6.00 Uhr, 12.00 Uhr, 18.00 Uhr und 24.00 Uhr festgelegt. Markus hustet sehr viel und seine Mutter ist froh, wenn er schlafen kann. Trotzdem muss sie ihn auch nachts zur entsprechenden Einnahmezeit wecken.

- Einnahmedauer beachten.
  Die Einnahmedauer sollte bereits bei Therapiebeginn vom Arzt in der Dokumentation vermerkt sein, ebenso ob und wie viele Tage das Antibiotikum zunächst parenteral verabreicht werden soll.
  Klienten, vor allem im ambulanten Kontext, sind darauf hinzuweisen, das Antibiotikum für die gesamte verordnete Zeit korrekt einzunehmen und auf keinen Fall die Einnahme abzubrechen, sobald sie sich besser fühlen
- Eigene Hautflora schützen.
  Bei der Vorbereitung der Antibiotika zur Verabreichung als Infusion, als Saft oder zur Verabreichung über eine Ernährungssonde sollten Handschuhe zum Schutz der eigenen Hautflora getragen werden.

Weiterhin sollten Pflegende beachten,

- welche Trägerlösung zur Aufbereitung von Trockenpulver, Infusionslösungen oder Saft genutzt wird und welches Mischungsverhältnis eingehalten werden muss.
- mit welcher Einlaufgeschwindigkeit Infusionen verabreicht werden sollen. Bei zu schnellem Einlaufen kann es zu Venenreizungen kommen, während bei zu langsamem Einlaufen evtl. die nötigen Wirkstoffkonzentrationen nicht schnell genug erreicht werden.
- ob das Antibiotikum zur Verabreichung über eine Ernährungssonde gemörsert werden darf. Gegebenenfalls muss der Arzt eine andere Darreichungsform wählen.

Beobachtungsschwerpunkte:

- Anzeichen einer allergischen Reaktion oder eines anaphylaktischen Schocks bei der ersten **und** der zweiten Gabe
- Anzeichen, dass das Antibiotikum wirkt, z. B. Rückgang von Fieber, Rückgang von Infektionszeichen wie Rötung, Schwellung, lokale Erwärmung im Infektionsgebiet

Handlungsbedarf erkennen

Anzeichen für Therapiebedarf

- Strenge Indikationsstellung durch den Arzt in der Regel bei nachgewiesenen bakteriellen Infektionen, die der Körper nicht allein bewältigen kann.

- Typische Anzeichen für bakterielle Infektionen:
  - Fieber
  - eitriges Sekret

Anzeichen für zu hohe Dosierung/UAW

- Da die Dosierung erregerspezifisch festgelegt wird, sollten keine Überdosierungen auftreten.

- Anzeichen einer allergischen Reaktion:
  - Juckreiz, Hautausschlag
  - Atemnot
  - Blutdruckabfall, Pulsanstieg
  - evtl. kalter Schweiß mit Übelkeit

Anzeichen für zu niedrige Dosierung

- Da die Dosierung erregerspezifisch festgelegt wird, sollten keine Unterdosierungen auftreten.

- Wenn Infektionszeichen nicht rückläufig sind bzw. keine Besserung des Zustandes des Klienten eintritt, (erneut) Antibiogramm und Präparatwechsel.

7.2 Antimykotika

Antimykotika sind Wirkstoffe, die gegen Pilzinfektionen (Mykosen) eingesetzt werden. Sie wirken entweder fungizid (abtötend) oder fungistatisch (das Wachstum hemmend). Beim sonst gesunden Menschen treten Pilzinfektionen in der Regel nur durch eine lokale Störung der Normalflora auf. Sie betreffen die Haut oder die Schleimhäute, teilweise auch die Nägel. Menschen mit Störungen der Immunabwehr, z. B. bei gezielter Immunsuppression durch Medikamente oder bei Immundefiziten wie bei HIV/AIDS, sind stark gefährdet, systemische Mykosen mit Organbefall zu entwickeln.

HINWEIS

Auch bei Antimykotika gibt es Naturstoffe und synthetische Stoffe. Die Naturstoffe werden in einigen Veröffentlichungen ebenfalls als Antibiotika bezeichnet. Dies ist jedoch missverständlich: Sie helfen nicht bei bakteriellen Infektionen! Vielleicht chemisch nicht korrekt, aber für den Alltag einprägsamer ist die konsequente begriffliche Trennung: Antibiotika wirken gegen Bakterien, Antimykotika gegen Pilze.

Die für Menschen pathogenen Pilze werden in drei Gruppen eingeteilt (D-H-S):

Pathogene Pilze		
Dermatophyten (Fadenpilze)	**H**efepilze (Sprosspilze)	**S**chimmelpilze
z. B. Soor, *Candida*-Infektionen	z. B. Fuß- oder Nagelpilz	z. B. *Aspergillus*-Infektionen (innere Organe)

7.2.1 Wirkweise der Antimykotika

Antimykotika wirken an den Strukturen und Prozessen der Pilzzellen. Es kann eine Beeinflussung der Membrandurchlässigkeit oder eine Störung der Zellwand-, Enzym-, Protein- oder der DNA-Synthese festgestellt werden.

Die folgende Tabelle stellt häufige lokal eingesetzte Wirkstoffe dar. Die Behandlung systemischer Mykosen führt hier zu weit.

Wirkstoff	Spektrum	Besonderheit/ Darreichungsform
Amphotericin B z. B. Ampho-Moronal®	breites Spektrum v. a. Hefen, Schimmelpilze	• als Suspension zur Mundspülung/zum Einnehmen • lokale Applikationsformen (Gel, Creme, Salbe etc.) • keine Resorption im Magen-Darm-Trakt, orale Verabreichung zur lokalen Therapie bei Pilzbefall des Darmes
Nystatin z. B. Candio-Hermal®, Moronal®	schmales Spektrum v. a. *Candida*	• als Suspension zur Mundspülung/zum Einnehmen • lokale Applikationsformen (Gel, Creme, Salbe etc.) • keine Resorption im Magen-Darm-Trakt, orale Verabreichung zur lokalen Therapie bei Pilzbefall des Darmes oder prophylaktisch bei Antibiotikatherapie möglich
Terbinafin z. B. Lamisil®	breites Spektrum	• lokale Applikationsformen (Creme, Spray) • auch oral verabreicht zur Therapie von Nagelmykosen
Amorolfin z. B. Loceryl®	breites Spektrum, v. a. Dermatophyten	• lokale Applikationsformen (Creme) • auch als Nagellack anwendbar
Clotrimazol z. B. Canesten®	breites Spektrum v. a. Candida	• lokale Applikationsformen (Gel, Creme, Salbe etc.) • auch als Vaginalcreme bzw. -tabletten
Ciclopirox z. B. Batrafen®	breites Spektrum	• lokale Applikationsformen (Gel, Creme, Salbe etc.) • dringt gut in Haut- und Hornschichten ein • auch als Nagellack anwendbar

Tab. 1 Lokal wirksame Antimykotika

ARBEITSVORSCHLAG

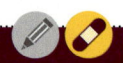

Ermitteln Sie, welche Antimykotika in Ihrer Einrichtung eingesetzt werden. Erkundigen Sie sich, nach welchen Kriterien die einzelnen Wirkstoffe zur Anwendung kommen. Befragen Sie Ihre Praxisanleitung nach ihren Erfahrungen mit der Anordnung und der Verabreichung von lokal wirksamen Antimykotika.

7.2.2 Unerwünschte Wirkungen und Wechselwirkungen

Lokal angewandt haben Antimykotika praktisch keine systemischen Nebenwirkungen, da sie nicht resorbiert werden. Es kann zu Beginn der Therapie zu vorübergehender Hautreizung kommen, z. B. Rötung, Brennen. Bei vaginaler Anwendung tritt eventuell ein verstärkter Ausfluss auf.

Oral verabreichte Antimykotika sind besser verträglich, wenn sie zu den Mahlzeiten genommen werden.

> **HINWEIS**
>
> Bei einer parenteralen Verabreichung zur Therapie von systemischen Mykosen ist mit zum Teil gravierenden unerwünschten Wirkungen zu rechnen. Beispiele hierfür sind Fieber, Übelkeit, Erbrechen, Durchfall, ZNS-Störungen, Sehstörungen, Neuropathien, teratogene Wirkungen, Leber- und Nierentoxizität.

7.2.3 Pflegerische Konsequenzen

Pilze vermehren sich besonders gut im feuchtwarmen Milieu. Um Pilzbefall zu vermeiden bzw. um die Wirkung der Präparate zu unterstützen, ist darauf zu achten, betroffene Stellen, soweit es möglich ist, trocken zu halten, z. B. Hautfalten im Genitalbereich, der Leistengegend oder bei Frauen unter der Brust, Zehen- und Fingerzwischenräume (❚Intertrigoprophylaxe).

Klienten werden angehalten, täglich die Wäsche zu wechseln, die Hautkontakt zu betroffenen Stellen hatte. Wichtig ist auch ein täglicher Handtuchwechsel. Während dies in stationären Einrichtungen oft generell der Fall ist oder von Pflegenden übernommen werden kann, sind Klienten im häuslichen Bereich dahingehend zu beraten.

Zudem sind Klienten darauf hinzuweisen, dass die Behandlung wie vom Arzt angeordnet fortgeführt werden muss, auch wenn die Symptome, v. a. ein lästiger Juckreiz, vorher verschwinden. Die Therapie kann mehrere Wochen bis Monate dauern, z. B. bei Nagelpilz, bis der Nagel gesund nachgewachsen ist.

Intertrigo
lat. inter = zwischen; trerere = reiben
Wundsein, Hautwolf
Entzündung aneinanderreibender Hautregionen

Handlungsbedarf erkennen

Anzeichen für Therapiebedarf	**Anzeichen für zu hohe Dosierung/UAW**	**Anzeichen für zu niedrige Dosierung**
Indikationsstellung erfolgt durch den Arzt bei vermuteter lokaler oder nachgewiesener systemischer Pilzinfektion. Typische Anzeichen für lokale Pilzinfektion: • Juckreiz, Hautveränderungen, • weißlicher Belag (Soor) auf Schleimhäuten • Nagelveränderungen (weiß/gelb)	• lokal angewendet keine	• Infektionszeichen nicht rückläufig bzw. keine Besserung

8 NERVENSYSTEM

Die Ursachen von Erkrankungen des Zentralnervensystems liegen meist bei unterschiedlichen äußeren und inneren Faktoren. Bei neurologischen Erkrankungen des Gehirns handelt es sich häufig um Stoffwechselstörungen dieses Organs. Es gibt jedoch auch Krankheitsbilder, die sowohl eine überschießende als auch eine verminderte Aktivität der Nervenzellen aufweisen. Für die Behandlung und Therapie solcher Erkrankungen verfügt der Arzneimittelmarkt über eine Vielzahl an Präparaten, die verschiedene Wirkmechanismen haben und somit an den unterschiedlichsten Stellen der Nervenzellen im Gehirn aktiv sind.

8.1 Antiparkinsonmittel

Parkinson-Krankheit
synonym: Idiopathisches Parkinson Syndrom (IPS), Morbus Parkinson umgangssprachlich: „Schüttelkrankheit"

Dopamin
Neurotransmitter, der u. a. Aufmerksamkeit, Lernfähigkeit und motorische Aktivität beeinflusst

Glutamat
Neurotransmitter, der die Bewegungsteuerung, Sinneswahrnehmung und das Gedächtnis beeinflusst

Acetylcholin
Botenstoff, der die Übertragung von Nervenimpulsen zur Muskulatur vermittelt

Die ▎Parkinson-Krankheit ist eine langsam fortschreitende, neurogenerative Erkrankung des Mittelhirns und gehört zu den häufigsten Nervenerkrankungen im fortgeschrittenen Alter. Hierbei kommt es zu einem Ungleichgewicht der Neurotransmitter ▎Dopamin, ▎Glutamat (Glutaminsäure) und ▎Acetylcholin, die Signale zwischen den einzelnen Neuronen weiterleiten und u. a. für die motorische und kognitive Regulation sowie für die Verarbeitung von Emotionen zuständig sind.

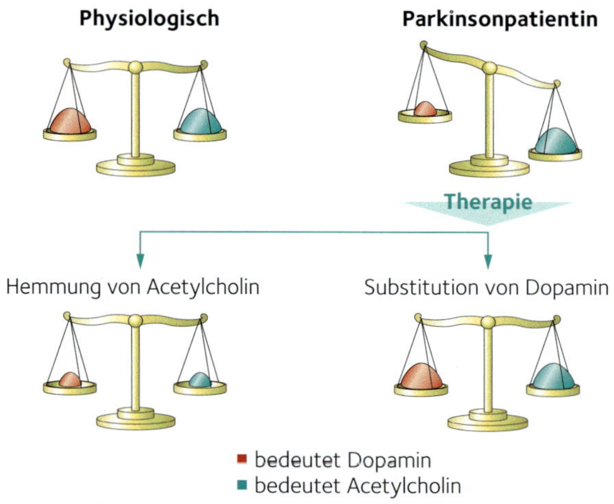

Bild 1 Relatives (Un-)Gleichgewicht von Dopamin und Acetylcholin

Durch das langsame Absterben der Nervenzellen kommt es auf Dauer zu einer Dopaminunterversorgung im Gehirn, die sich bei den Klienten u. a. mit Zittern (Tremor), Bewegungsverlangsamung (Hypokinese) bzw. Bewegungsstarre (Akinese) und Muskelsteifheit (Rigor) zeigt. Zudem kommen häufig psychische Symptome wie Depressionen, verlangsamtes Denken und Sprechen hinzu. Außerdem sind das sogenannte Salbengesicht – aufgrund einer starken Talgausscheidung – und eine starre Mimik sowie der Trippelschritt klassische Merkmale dieser Erkrankung.

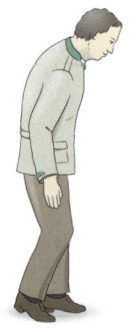

Bild 2 Charakteristische Körperhaltung beim Morbus Parkinson. Typischerweise werden die Arme beim Gehen nicht mitbewegt. Der Gang ist schlurfend bei gebeugter Haltung, das Gesicht ausdruckslos.

8.1.1 Wirkweise der Antiparkinsonmittel

Antiparkinsonpräparate haben die Aufgabe, dem Dopaminmangel und der Acetylcholin- bzw. Glutaminsäureerhöhung entgegenzuwirken. Dies geschieht dadurch, dass einerseits das dopaminerge System erhöht und andererseits das cholinerge System gehemmt wird. Folgende Angriffspunkte bzw. Mechanismen sind dabei entscheidend:

- Erhöhung der Dopaminkonzentration: Dopamin selbst kann nicht als Wirkstoff verabreicht werden, da es die Blut-Hirn-Schranke nicht überwinden kann. Daher wird Levodopa appliziert, welches die Dopaminvorstufe ist. Für Levodopa existiert ein aktiver Transportmechanismus in das Gehirn, wo es letztlich in die ursprüngliche Wirkform Dopamin umgewandelt wird. Um eine ausreichende Konzentration des Levodopa zu erzielen, wird immer ein weiteres Präparat zur Hemmung des Dopaminabbaus gegeben. Dies hat zur Folge, dass die Dopaminkonzentration zusätzlich erhöht wird.
- Hemmung des Dopaminabbaus.
- Stimulation der Dopaminrezeptoren durch ❚Dopaminagonisten.
- Hemmung der Acetylcholinrezeptoren durch Anticholinergika: Sie sind zentral wirksam und können die Blut-Hirn-Schranke überwinden. So werden die Acetylcholinrezeptoren gehemmt und die Wirkung des Neurotransmitters verringert. Anticholinergika haben eine beeinflussende Wirkung auf den Rigor und Tremor.
- Hemmung der Glutaminsäurerezeptoren.

Antiparkinsonmedikamente				
Erhöhung der Blut-Hirn-Schranke		**Stimulation der Dopaminrezeptoren**	**Hemmung des cholinogenen Systems**	
Gabe der Dopaminvorstufe mit Levodopa	**Hemmung des Dopaminabbaus durch ❚COMT- bzw. ❚MAO-Hemmer**	**Gabe von Dopaminagonisten**	**Gabe von Anticholinergika**	**Gabe von ❚NMDA-Antagonisten**

Bild 1 Wirkprinzipien der Antiparkinsonmittel

HINWEIS

Levodopa ist das Standard-Antiparkinsonmittel. Es verbessert alle Parkinsonsymptome, insbesondere die Akinese und psychische Störungen. Kontraindiziert ist es jedoch bei Stoffwechsel-, Leber-, Herz- und Nierenerkrankungen sowie bei schizophrenen Psychosen.

Agonist
griech. agonistís = der Tätige, Handelnde, Führende
Wirkstoff, der eine bestimmte Transmitterwirkung nachahmt oder ersetzt

Antagonist
griech. antagonistes = der Gegenhandler
in der Pharmakologie eine Substanz, die einen Agonisten in seiner Wirkung hemmt, ohne selbst eine pharmazeutisch bedeutsame Wirkung auszulösen

COMT
Abk. für Catechol-O-Methyl-Transferase

MAO
Abk. für Monoaminoxidase

COMT- und MAO-Hemmer hemmen den Dopaminabbau.

NMDA
Abk. für N-Methyl-D-Aspartat
NMDA-Antagonisten hemmen Glutaminsäurerezeptoren.

8.1.2 Unerwünschte Wirkungen und Wechselwirkungen

Frau Richard, 88 Jahre alt, ist seit acht Jahren am Morbus Parkinson erkrankt. Seitdem ist sie mit Levodopa und einem zusätzlichen Präparat zur Hemmung des Dopaminabbaus eingestellt. Unter dieser Therapie war Frau Richard einige Jahre beschwerdefrei. Aktuell ist die Klientin jedoch stationär aufgenommen, da sich bei ihr zum wiederholten Male das On-Off-Phänomen zeigt.

Wie Frau Richard leiden viele Klienten, deren Parkinson-Krankheit mit Levodopa therapiert wird, am sogenannten On-Off-Phänomen. Darunter ist ein plötzlicher Wechsel von guter und schlechter Beweglichkeit bis hin zur Akinese zu verstehen. Dabei wirkt der Klient besonders launisch, denn bei guter Beweglichkeit fühlt er sich gut (On-Phase), in der Phase der Akinese (Off-Phase) ist der Klient meist deprimiert. Neben dem On-Off-Phänomen zeigen sich ebenfalls häufig hyperkinetische ▎Dyskinesien sowie langsame, meist schmerzhafte Dyskinesien. Ersteres zeigt sich in überschießenden Bewegungsabläufen der Extremitäten, die meist schmerzlos, jedoch unwillkürlich erfolgen. Sie sind sehr auffällig und stoßen häufig bei den Mitmenschen auf Unverständnis und Inakzeptanz.

Dyskinesie
griech. dys = schlecht; kinesia = Bewegung
Störung des physiologischen Bewegungsablaufs einer Körperregion, eines Körperteils oder eines Organs

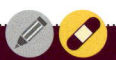

Führen Sie ein Gespräch mit einem Klienten, der unter dem On-Off-Phänomen leidet. Welche Erfahrungen hat er damit gemacht? Wie machen sich bei ihm die Dyskinesien bemerkbar? Wie geht er damit in der Öffentlichkeit um?

Tachykardien, Arrhythmien, Kreislaufbeschwerden und Magen-Darm-Beschwerden sind ebenfalls unerwünschte Wirkungen. Aber auch psychische Veränderungen wie Schlaflosigkeit, Unruhe, Halluzinationen und Verwirrtheitszustände sind nicht selten zu beobachten.

Bei der Verabreichung von Dopaminagonisten kann es zu Durchblutungsstörungen kommen. Typische unerwünschte Wirkungen bei Anticholinergika sind u. a. Müdigkeit, Übelkeit, Mundtrockenheit, Sehstörungen, Obstipation und Harnverhalt.

8.1.3 Pflegerische Konsequenzen

Antiparkinsonpräparate lösen aufgrund ihrer Wirkmechanismen vielfache verschiedene Nebenwirkungen aus, die die Klienten neben dem Ausmaß des schwerwiegenden Krankheitsbildes noch zusätzlich belasten. Hier gilt es für Pflegende, auf die Besonderheiten der Therapie, aber auch sensibel und motivierend auf die Klienten einzugehen. Um den Umgang mit ihrer Krankheit bzw. mit den Zusammenhängen der Therapieansätze zu verstehen und zu erlernen, müssen die Klienten stets informiert und beraten werden:

- Klienten mit einer Parkinson-Krankheit sollten Alkohol meiden, da größere Mengen einerseits die Symptome verstärken, andererseits die Nebenwirkungen der Arzneimittel intensivieren.
- Bei fortgeschrittener Erkrankung sind die Klienten aufgrund der hyperkinetischen Dyskinesien bzw. Akinese und auftretenden Sehstörungen nicht mehr fahrtauglich.

- Durch die langsame Steigerung der Dosis werden zu Beginn der Therapie unerwünschte Wirkungen vermieden bzw. minimiert; dies hat jedoch zur Folge, dass die Wirkung der Arzneimittel auch später eintritt.
- Mit einer adäquaten Wirkung der Arzneimittel kann der Klient erst nach ca. zwei bis drei Wochen rechnen.

HINWEIS

Bei der Applikation von Levodopa kommt es sehr zügig zu einer Verbesserung der Symptome, allerdings hält sie nicht sehr lange an. Erst nach wenigen Wochen bemerkt der Klient eine nachhaltige Beweglichkeitsverbesserung, gleichzeitig sind jedoch auch Dyskinesien zu beobachten.

Kommt es zu Tachykardien und Kreislaufbeschwerden, ist es Aufgabe der Pflegenden, die Klienten engmaschig zu beobachten, aber auch langsames Aufstehen zu unterstützen oder Kaltwasserwaschungen zur Kreislaufstabilisierung durchzuführen. Bei Magen-Darm-Beschwerden und Übelkeit achten Pflegende darauf, kleine Mahlzeiten und Schonkost anzubieten.

HINWEIS

Bei Dopaminagonisten achten Pflegende im besonderen Maß auf Durchblutungsstörungen, die durch Kälte, Blässe und Taubheitsgefühl an den Fingern und Zehen zu beobachten sind. Zudem achten sie bei Mundtrockenheit und Obstipation auf eine ausreichende Flüssigkeitszufuhr.

Ein unverzichtbarer Bestandteil der pflegerischen Tätigkeit liegt darin, die Klienten auf psychische Veränderungen zu beobachten. Sind Verhaltensauffälligkeiten wie Schlaflosigkeit, Unruhe oder Halluzinationen zu erkennen, informieren die Pflegenden umgehend den behandelnden Arzt, um eine Dosisreduktion oder Arzneimittelumstellung einzuleiten.

Handlungsbedarf erkennen

Notwendigkeit der Applikation

- Ungleichgewicht der Neurotransmitter Dopamin, Glutamat und Acetylcholin
- Dopaminunterversorgung des Gehirns

Anzeichen für zu hohe Dosierung

- Verhaltensauffälligkeiten, wie z.B. Schlaflosigkeit, Unruhe, Halluzinationen

Anzeichen für zu niedrige Dosierung

- Zittern (Tremor)
- Bewegungsverlangsamung (Hypokinese)
- Bewegungsstarre (Akinese)
- Muskelsteifheit (Rigor)
- psychische Symptome wie Depressionen, verlangsamtes Denken und Sprechen
- Salbengesicht
- starre Mimik
- Trippelschritt

8.2 Antidementiva

Als Demenz oder demenzielle Syndrome werden Erkrankungen bezeichnet, deren Merkmale in der qualitativen und quantitativen Abnahme der Hirnleistung bestehen. Es handelt sich dabei um einen organisch bedingten, fortschreitenden Verlust erworbener intellektueller Fähigkeiten, der sich vor allem auf das Gedächtnis bezieht. Dabei sind starke Beeinträchtigungen im Sozialverhalten die Folge, sodass im fortgeschrittenen Zustand eine selbstständige Lebensführung aufgrund der ausgeprägten Symptome für die Klienten nicht mehr möglich ist. Die Ursache einer Demenz liegt u. a. in einer Degeneration cholinerger Neuronen. In Deutschland wird die Zahl der Demenzerkrankten auf 1,6 Millionen geschätzt.

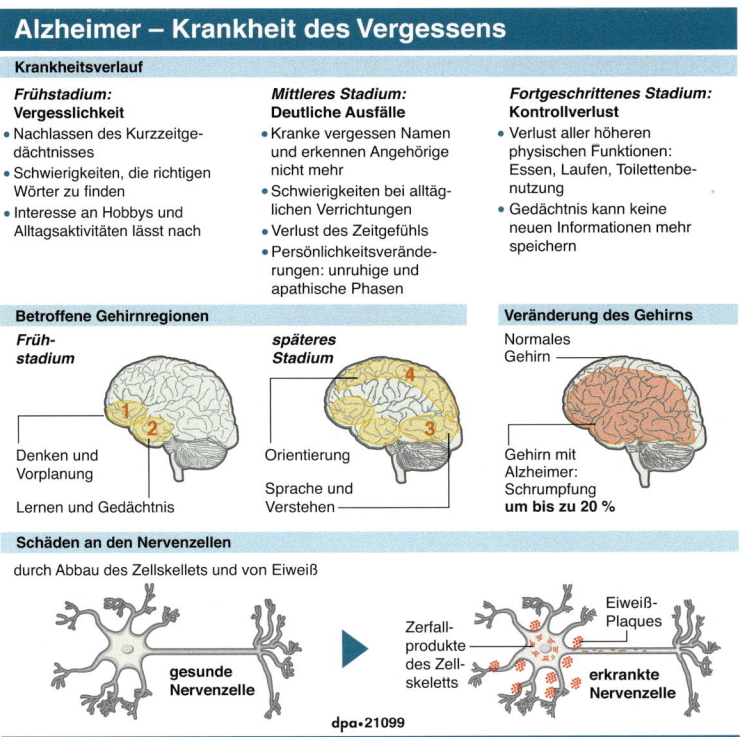

Alzheimer – Krankheit des Vergessens

Krankheitsverlauf

Frühstadium:
Vergesslichkeit
- Nachlassen des Kurzzeitgedächtnisses
- Schwierigkeiten, die richtigen Wörter zu finden
- Interesse an Hobbys und Alltagsaktivitäten lässt nach

Mittleres Stadium:
Deutliche Ausfälle
- Kranke vergessen Namen und erkennen Angehörige nicht mehr
- Schwierigkeiten bei alltäglichen Verrichtungen
- Verlust des Zeitgefühls
- Persönlichkeitsveränderungen: unruhige und apathische Phasen

Fortgeschrittenes Stadium:
Kontrollverlust
- Verlust aller höheren physischen Funktionen: Essen, Laufen, Toilettenbenutzung
- Gedächtnis kann keine neuen Informationen mehr speichern

Betroffene Gehirnregionen

Früh-stadium

Denken und Vorplanung

Lernen und Gedächtnis

späteres Stadium

Orientierung

Sprache und Verstehen

Veränderung des Gehirns

Normales Gehirn

Gehirn mit Alzheimer: Schrumpfung **um bis zu 20 %**

Schäden an den Nervenzellen

durch Abbau des Zellskellets und von Eiweiß

gesunde Nervenzelle

Zerfallprodukte des Zellskeletts

Eiweiß-Plaques

erkrankte Nervenzelle

dpa•21099

Bild 1 Die Alzheimer-Krankheit ist die bekannteste Demenzform.

8.2.1 Wirkweise der Antidementiva

Die Arzneimitteltherapie demenzieller Erkrankungen erfolgt im Wesentlichen mit sogenannten Antidementiva. Dies sind Arzneistoffe, die gegen die Symptome der Erkrankung wirken und das Fortschreiten der Erkrankung vermindern. Zu den Antidementiva zählen u. a. **Acetylcholinesterasehemmer** und **Nootropika**.

Acetylcholinesterasehemmer
Bei einer Alzheimer-Demenz wird das zentrale Nervensystem durch den Untergang der cholinergen Neuronen mit dem Neurotransmitter ▌Acetylcholin minderversorgt. Für gewöhnlich wird Acetylcholin mithilfe des Enzyms Acetylcholinesterase abgebaut. An dieser Stelle greift der Acetylcholinesterasehemmer, denn durch die Hemmung dieses Enzyms kann eine Konzentrationserhöhung von Acetylcholin im synaptischen Spalt bewirkt werden. Dies hat zur Folge, dass die cholinerge Aktivität wieder zunimmt.

Acetylcholin ➔ S. 134

Zu den Acetylcholinesterasehemmern, die als Antidementiva verabreicht werden, zählen:
- Donepezil, z. B. Aricept®
- Rivastigmin, z. B. Exelon®
- Galantamin, z. B. Reminyl®

Sie bewirken eine Verbesserung und Stabilisierung der Denkfähigkeit, insbesondere im Frühstadium der Erkrankung. Dadurch kann die Selbstständigkeit des Klienten länger erhalten bleiben. Das Fortschreiten der Erkrankung wird jedoch durch diese Präparate nicht aufgehalten. Ist der größte Teil der cholinergen Neuronen erst zerstört, zeigen sie keine Wirkung mehr.

Nootropika
Sie verbessern die Hirnleistungen, bezogen auf das Gedächtnis, die Aufmerksamkeit, die Konzentrationsfähigkeit und das Urteilsvermögen sowie die Orientierungsfähigkeit. Zudem wirken sie über unterschiedliche und teils unbekannte Mechanismen auf den Stoffwechsel und die Durchblutung des Gehirns.

Gängige Präparate sind:
- Dihydroergotoxin, z. B. Hydergin®, und Nicergolin, z. B. Sermion®
  - fördern die Gefäßerweiterung und verstärken die Neurotransmitter in ihrer Wirkung
  - begünstigen den Energiestoffwechsel des Gehirns
- Piracetam, z. B. Nootrop®
  - verbessert den verminderten Hirnstoffwechsel durch die Stimulation des Glukoseabbaus
  - sorgt gleichzeitig für eine Zunahme der Acetylcholin-Rezeptorendichte
  - verbessert die Fließeigenschaft des Blutes
- Ginkgo-biloba-Extrakte
  - verfügen über |neuroprotektive Effekte
  - verbessern die Wirkung der Neurotransmitter

neuroprotektiv
die Nervenzellen vor einer Schädigung schützend

HINWEIS

Ginkgo-biloba-Präparate sind vor allem in der ambulanten Pflege sehr bedeutsam, da sie gut verträglich und zudem rezeptfrei erhältlich sind.

8.2.2 Unerwünschte Wirkungen und Wechselwirkungen

Antidementiva können aufgrund ihrer unterschiedlichen Wirkmechanismen und je nach |Metabolismus mit einer Vielzahl von Wechselwirkungen eingehen.

Metabolismus
griech. metabolismos = Stoffwechsel
alle Prozesse der Aufnahme, des Transport und der chemischen Umwandlung von Stoffen in einem Organismus sowie die Abgabe von Stoffwechselendprodukten an die Umgebung

HINWEIS

Da ältere Klienten, bedingt durch |Multimorbidität, häufig mehrere verschiedene Arzneimittel einnehmen, ist bei der Gabe von Antidementiva besondere Vorsicht geboten.

Multimorbidität
lat. multi = mehr, viele, mehrfach; morbus = Krankheit
mehrere Krankheiten gleichzeitig

Bei allen Antidementiva kann es zu **gastrointestinalen Beschwerden**, wie Diarrhö, Übelkeit, Erbrechen und abdominalen Schmerzen, kommen. Diese unerwünschten Wirkungen sind meist von der Dosis abhängig und treten nur zeitweise auf.

Einige Präparate weisen eine **gefäßerweiternde und blutdrucksenkende Wirkung** auf. Diese Symptome sind jedoch nur zu Beginn der Behandlung zu beobachten.

Zentralnervöse Wirkungen, wie Schwindel, Appetitlosigkeit, Muskelkrämpfe oder Aggressivität und Schlaflosigkeit, zählen zu den häufigen Nebenwirkungen.

Wirkstoff	Nebenwirkung
Donepezil (z. B. Aricept®)	Diarrhö, Muskelkrämpfe, Übelkeit, Erbrechen, Schlaflosigkeit, Bradykardie
Rivastigmin (z. B. Exelon®)	gastrointestinale Beschwerden, Anorexie, Schwindel, Schläfrigkeit (Somnolenz), Verwirrtheit, Depressionen, motorische Unruhe (Agitiertheit)
Galantamin (z. B. Reminyl®)	gastrointestinale Beschwerden, Erschöpfung, Schwindel, Kopfschmerzen, Somnolenz, Gewichtsabnahme
Dihydroergotoxin (z. B. Hydergin®) und Nicergolin (z. B. Sermion®)	Kopfschmerzen, Sedierung (Beruhigungsmittel), Tachykardie, Hyperaktivität, Hautrötung, Hitzegefühl
Piracetam (z. B. Nootrop®)	Kopfschmerzen, Schlafstörungen, gastrointestinale Beschwerden
Ginkgo-biloba-Extrakte	gastrointestinale Beschwerden, Kopfschmerzen, Hautreaktion

Tab. 1 Mögliche Nebenwirkungen verschiedener Antidementiva

8.2.3 Pflegerische Konsequenzen

BEISPIEL

Herr Korte, 78 Jahre alt und Witwer, ist aufgrund seiner Demenz seit einigen Jahren Bewohner der Altenpflegeeinrichtung St. Frieden. Heute findet in seinem Wohnbereich ein Kaffeetrinken statt, zu dem auch sein Sohn mit seiner Familie eingeladen ist. Als ihn seine Enkelin herzlich begrüßt, erkennt er sie nicht und sagt: „Was wollen Sie von mir? Ich gehe nicht mit Ihnen mit, ich warte hier auf meine Frau."

Neben der Schwierigkeit, sich zu erinnern, weist die demenzielle Erkrankung noch weitere Symptome auf:

- die Leistung des Kurzzeitgedächtnisses lässt nach
- alltägliche Dinge können nicht mehr benannt werden
- das Auffassungs- und Konzentrationsvermögen und das Lernen sind gestört
- neue Informationen können nur sehr schlecht aufgenommen werden
- Zerstreutheit
- räumliche und zeitliche Orientierungsstörungen
- Antriebslosigkeit
- Veränderungen des Gefühlslebens
- Kraftlosigkeit, ziellose Unruhe

Aufgrund dieser Symptome ergeben sich bei der Arzneimittelgabe oft Probleme. So können die Klienten die Tabletten häufig nicht aus dem Blister drücken und das Teilen der Tabletten fällt ihnen wegen der Kraftlosigkeit oder der Unruhe schwer.

Tropfen können nicht abgezählt werden und Sprays bzw. Inhalatoren können nicht korrekt eingesetzt werden. Außerdem besteht die Gefahr, dass Arzneimittel verwechselt oder zur falschen Tageszeit genommen werden bzw. vergessen wird, ob die Einnahme bereits erfolgt ist. Dies alles kann eine Unter- oder Überdosierung und unerwünschte Wirkungen zur Folge haben.

Es ist Aufgabe der Pflegenden, zur Verbesserung der Arzneimittelverabreichung beizutragen. So sollten sie beispielsweise Erinnerungshinweise in Form von Aufklebern an markante Stellen, wie z. B. am Badezimmerspiegel oder Küchenschrank, anbringen. Je nach Fähigkeiten des Klienten sollten sie Tablettenbehälter verwenden, in denen die Arzneimittel entweder für einen Tag oder eine gesamte Woche vorbereitet werden. Es kann jedoch auch nötig sein, dass die Medikamentengabe von den Pflegenden vollständig übernommen werden muss und sie somit den Klienten persönlich zur entsprechenden Tageszeit die Arzneimittel verabreichen.

Die Behandlung der Demenz besteht nicht einzig in der Arzneimitteltherapie, vielmehr werden die Familie, Angehörige und Betreuungspersonen intensiv mit in die Therapie integriert. Dabei spielen die Zuwendung zum Klienten und das Verständnis eine größere Rolle als die Verbesserung ihrer kognitiven Fähigkeiten.

ARBEITSVORSCHLAG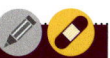

Führen Sie mit einer betroffenen Familie eines Klienten, der an Demenz erkrankt ist, ein Informationsgespräch und klären Sie sie darüber auf, welche Maßnahmen bei der Medikamenteneinnahme unterstützend helfen. Motivieren Sie dabei auch den Klienten, eigenverantwortlich an die Einnahme zu denken.

Handlungsbedarf erkennen

Notwendigkeit der Applikation

- Degeneration cholinerger Neuronen
- Abnahme der Hirnleistung
- organisch bedingter fortschreitender Verlust erworbener intellektueller Fähigkeiten
- Beeinträchtigungen im Sozialverhalten

Anzeichen für zu hohe Dosierung

- Diarrhö, Übelkeit, Erbrechen
- Bradykardie, Tachykardie
- Schlaflosigkeit, Hyperaktivität, motorische Unruhe
- Schwindel, Schläfrigkeit
- Verwirrtheit
- Depression
- Kopfschmerzen, Muskelkrämpfe
- Hautrötung, Hitzegefühl

Anzeichen für zu niedrige Dosierung

- Störungen des Erinnerungsvermögens
- verminderte Leistung des Kurzzeitgedächtnisses
- alltägliche Dinge können nicht mehr benannt werden
- Auffassungs- und Konzentrationsvermögen sowie das Lernen sind gestört
- neue Informationen können nur sehr schlecht aufgenommen werden
- Zerstreutheit
- räumliche und zeitliche Orientierungsstörungen
- Antriebslosigkeit
- Veränderungen des Gefühlslebens
- Kraftlosigkeit, ziellose Unruhe

8.3 Psychopharmaka

Die Behandlung mit Psychopharmaka ermöglicht die Therapie psychisch kranker Menschen. Mit der Entwicklung solcher Präparate konnten wesentliche Meilensteine und Verbesserungen zugunsten der Klienten erzielt werden, die sich z. B. durch den Verzicht von Zwangsmaßnahmen oder aber durch eine erleichterte Wiedereingliederung in die Gesellschaft zeigen. Grundsätzlich basiert die Therapie von psychischen Störungen auf der Behandlung der Symptome und nicht auf der Behandlung der Ursachen.

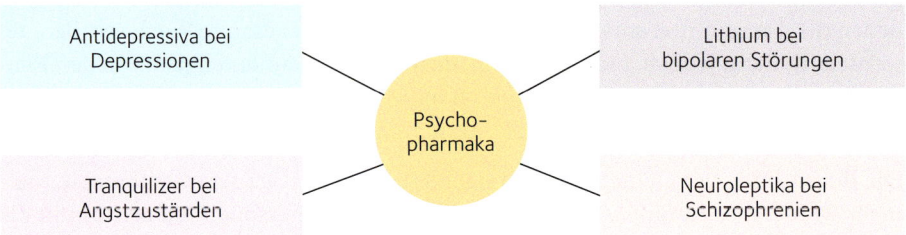

8.3.1 Antidepressiva

BEISPIEL

Frau Hutmacher fühlte sich schon seit langer Zeit im Beruf und im Alltag komplett überfordert. Sie war unkonzentriert, antriebslos und ohne Motivation. Sogar ihren Lieblingssport und ihre Freunde vernachlässigte sie. „Mit jedem Tag verlor ich ein Stück mehr Hoffnung und Lebensfreude, ich war immer nur traurig", berichtet sie bedrückt.

Depressionen sind Erkrankungen, die auf das Gefühls- und Stimmungsleben der Klienten wirken. So stehen Antriebslosigkeit, traurige Verstimmungen, Freud- und Hoffnungslosigkeit, aber auch Ängste und Unruhe im Vordergrund. Die Gedanken kreisen meist nur um das eigene Befinden, die Klienten fühlen sich unfähig, wertlos und schuldig. Diese Gefühlslage kann so stark ausgeprägt sein, dass Suizidgedanken bzw. Suizidversuche keine Seltenheit sind. Daher ist die Depression als lebensgefährliche Erkrankung zu betrachten.

Wirkweise der Antidepressiva

Bei Depressionen stehen u. a. die Neurotransmitter Serotonin und Noradrenalin im Ungleichgewicht. Die prägnanteste Wirkung des Serotonin auf das Zentralnervensystem ist seine Auswirkung auf die menschliche Stimmungslage. So ist es für das Gefühl der Gelassenheit, der inneren Ruhe und Zufriedenheit verantwortlich. Es kann jedoch auch unangenehme Gefühlszustände wie Angst, Aggressivität und Kummer hemmen. Noradrenalin hingegen ist vor allem für die Steuerung des Wachheitszustands und der Aufmerksamkeit zuständig. Antidepressiva können das gestörte Gleichgewicht wieder herstellen und die Serotonin- bzw. Noradrenalinkonzentration erhöhen. Somit verbessert sich der Gemütszustand der Klienten und der Teufelskreislauf der Negativgedanken kann durchbrochen werden.

Antidepressiva weisen unterschiedliche Wirkmechanismen auf und werden unterteilt in:

- depressionslösend, stimmungsaufhellend und antriebssteigernd
- antriebshemmend, sedierend und angstdämpfend

Der überwiegende Teil der Antidepressiva wirkt auf die synaptische Erregungsübertragung: Hier wird die Wiederaufnahme der Neurotransmitter aus dem synaptischen Spalt ins Nervenende gehemmt.

Tri- und tetrazyklische Antidepressiva

Sie unterscheiden sich im Wesentlichen in ihrer chemischen Grundstruktur. Trizyklische Antidepressiva sind durch drei, tetrazyklische Antidepressiva durch vier Ringe gekennzeichnet. Sie werden schon seit Langem therapeutisch eingesetzt und erhöhen sowohl die Noradrelanin- als auch die Serotoninkonzentration.

Selektiv angreifende Antidepressiva

Diese Präparate hemmen ▌selektiv die Wiederaufnahme des Serotonins aus dem synaptischen Spalt in die Nervenzelle und erhöhen somit dessen Konzentration und Wirkung. Auf den Klienten wirken sie stimmungsaufhellend.

selektiv
lat. seligere = auswählen
ausgewählt, klar abgegrenzt, die
Auswahl betreffend

HINWEIS

Selektive Serotonin-Wiederaufnahmehemmer werden bevorzugt in der ambulanten Betreuung eingesetzt, da sie im Gegensatz zu den trizyklischen Antidepressiva weniger Nebenwirkungen und eine geringere Toxizität bei einer Überdosierung aufweisen. Allerdings tritt die depressionslösende Wirkung erst nach zwei bis drei Wochen ein.

Johanniskraut

Mit Johanniskrautextrakten wurden ebenfalls gute Erfahrungen gemacht. Es gibt wissenschaftliche Ergebnisse darüber, dass sie eine vergleichbare Wirkung wie die synthetisch hergestellten Antidepressiva haben, jedoch besser verträglich sind. Hypericin und Hyperflorin sind hierbei die wirksamen Inhaltsstoffe. Sie blockieren unselektiv die Wiederaufnahme der Neurotransmitter und wirken stimmungsaufhellend und depressionslösend.

HINWEIS

Bei chronischen oder stark ausgeprägten Depressionen sollte aufgrund einer erhöhten Suizidgefahr auf die Anwendung von Johanniskraut verzichtet werden.

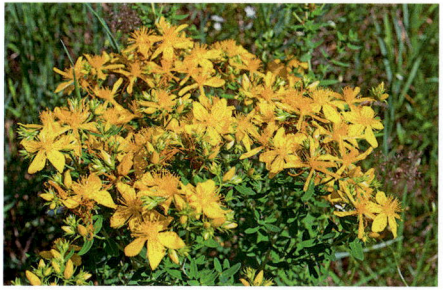
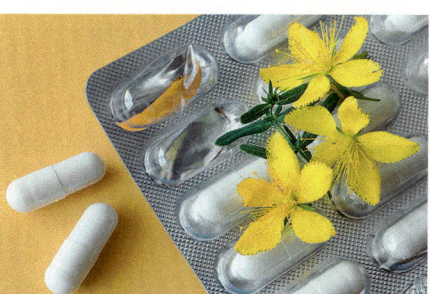

Bilder 1 und 2 Johanniskraut ist auch in Europa verbreitet. Die Extrakte werden meist in Kapselform angeboten.

143

Antidepressiva (Gruppe)	Beispiele für Handelspräparate	Antriebssteigernd	Dämpfende Wirkung auf den Antrieb	Keine Wirkung auf den Antrieb
Trizyklisch	Tofranil®			×
	Laroxyl®		×	
	Saroten®		×	
	Aponal®		×	
	Stangyl®		×	
Tetrazyklisch	Ludiomil®		×	
	Remergil®		×	
Selektiv angreifend	Fluxet®	×		
	Cipramil®	×		
	Trevilor®	×		
Heilpflanze Johanniskrautextrakt	Felis®, Laif®			×

Tab. 1 Wirkungsweisen verschiedener Antidepressiva

Unerwünschte Wirkungen und Wechselwirkungen

> **HINWEIS**
>
> Antidepressiva zeigen erst nach ein bis drei Wochen eine therapeutische Wirkung. Allerdings kann der antriebssteigernde Effekt sofort eintreten. Dadurch lässt sich das Phänomen erklären, dass die Suizidgefahr eines Klienten zu Beginn der Therapie erhöht ist. Denn bei noch depressiver Gefühlslage ist der Antrieb gesteigert, Suizidgedanken auch tatsächlich umzusetzen.

Die einzelnen Arzneimittelgruppen haben verschiedene unerwünschte Wirkungen:

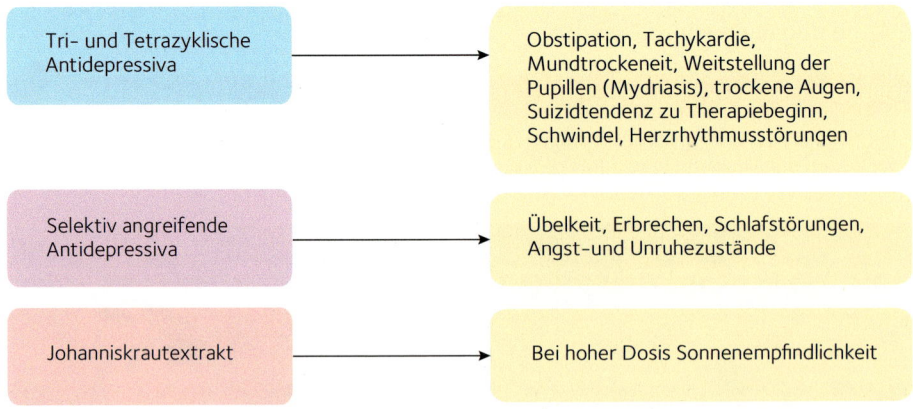

Werden zwei oder mehr Präparate gleichzeitig miteinander kombiniert, kann durch die extrem verstärkte Wirkung des Serotonin ein sogenanntes Serotoninsyndrom auftreten: Hierbei kommt es zu Verwirrtheitszuständen, allgemeiner Erregung, Angstzuständen und Schwitzen. Außerdem zeigen sich Symptome wie Hitzegefühl, Durchfall, Übelkeit, Blutdruckschwankungen sowie Bewegungsstörungen.

Pflegerische Konsequenzen

Aufgrund der zahlreichen Nebenwirkungen ergeben sich diverse Pflegemaßnahmen. Die Pflegenden bestärken die Klienten darin, die Arzneimittel trotz der unangenehmen Nebenwirkungen einzunehmen, und unterstützen sie dabei, einfache Gegenmaßnahmen diesbezüglich zu beachten und durchzuführen.

- **Mundtrockenheit:** Bei bestehender Mundtrockenheit kann es zu Zahnproblemen bzw. Karies kommen. Deshalb sollten die Klienten viel Flüssigkeit zu sich nehmen oder zur Anregung des Speichelflusses zuckerfreie Bonbons lutschen. Auch das Kauen von zuckerfreiem Kaugummi kann der Mundtrockenheit entgegenwirken.
- **Verstopfte oder trockene Nase:** Diese Nebenwirkungen können als Erkältungssymptome fehlinterpretiert werden. Hierbei ist es wichtig, keine abschwellenden Nasensprays/-tropfen, sondern Nasenspray mit Meersalz zur Befeuchtung der Schleimhäute anzuwenden.
- **Obstipation:** Bei Obstipation kommt es häufig zu Bauchkrämpfen, aber auch zu Schmerzen bei der Defäkation. Hier können eine ballaststoffreiche Ernährung und eine erhöhte Flüssigkeitszufuhr entgegenwirken. Zudem sollten die Klienten Sauermilchprodukte zu sich nehmen.

Obstipation → S. 66

- **Blutdrucksenkung, Schwindel:** Als Gegenmaßnahmen greifen hier langsames Aufstehen, Kaltwasseranwendungen, Wechselduschen und kalte Güsse.
- **Tachykardie:** Pulserhöhungen können Unruhe und Angst auslösen. Hier gilt es, den Klienten zu beruhigen und nicht allein zu lassen. Entspannungsübungen wie autogenes Training kann der Klient ebenfalls als Gegenmaßnahme erlernen und anwenden.

HINWEIS

Die intensive Beobachtung auf die suizidale Gefühlslage des Klienten zu Beginn der Therapie ist eine unverzichtbare Aufgabe der Pflegenden. Antidepressiva haben eine geringe therapeutische Breite und können bei suizidalen Absichten zu lebensbedrohlichen Vergiftungen führen. Gesammelte und versteckte Medikamente können ein Zeichen für Suizidalität sein. Solche Beobachtungen müssen umgehend an den Arzt weitergeleitet werden.

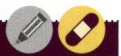

ARBEITSVORSCHLAG

Erkundigen Sie sich bei einem Klienten nach unerwünschten Wirkungen und erarbeiten Sie Gegenmaßnahmen mit ihm, die er eigenständig durchführen kann.

Handlungsbedarf erkennen

Notwendigkeit der Applikation

- missmutiges Gefühls- und Stimmungsleben
- Antriebslosigkeit
- traurige Verstimmungen
- Freud- und Hoffnungslosigkeit
- Ängste und Unruhe
- Schuldgefühle
- Suizidgedanken

Anzeichen für zu hohe Dosierung

- Unruhe und Halluzinationen
- Koma
- Krampfanfälle
- Herz-Kreislauf-Versagen
- Hyperthermie
- neuromuskuläre Symptome
- Atemdepressionen

Anzeichen für zu niedrige Dosierung

- klassische Anzeichen einer Depression

8.3.2 Lithium

Lithium wird zur Behandlung von bipolaren Störungen eingesetzt. Hierbei handelt es sich um psychische Veränderungen, die meist in zwei Phasen verlaufen: Einerseits empfindet der Klient eine gehobene Stimmung und ein körperliches Wohlbefinden mit gesteigertem Antrieb, andererseits sind die Klienten depressiv, was sich durch Hoffnungslosigkeit, Angst und Niedergeschlagenheit zeigt. Lithium kann sowohl prophylaktisch gegen manisch-depressive Psychosen, aber auch bei akuten manischen Symptomen eingesetzt werden.

Wirkweise von Lithium

Die genaue Wirkweise von Lithium ist noch unerforscht. Es ist lediglich bekannt, dass die Wirkung von bestimmten Neurotransmittern durch Lithium abgeschwächt wird und Lithium den Tag-Nacht-Rhythmus beeinflusst. Außerdem mindert es die manischen Symptome. Allerdings tritt der prophylaktische Effekt erst nach ca. sechs Monaten auf. Aus diesem Grund sollte in der abklingenden Phase der akuten Manie mit der Therapie begonnen werden, da sich dann der Klient etwas kooperativer zeigt.

Unerwünschte Wirkungen und Wechselwirkungen

Lithium weist eine Vielzahl an unerwünschten Wirkungen auf. Die Klienten leiden häufig unter Konzentrationsstörungen und unter einer Beeinträchtigung der Merkfähigkeit sowie unter Müdigkeit. Als sehr belastend empfinden die Klienten auch das Zittern (Tremor) sowie Durchfälle und eine gesteigerte Harnausscheidung (Polyurie). Häufig kommt es auch zu Gewichtserhöhung, Durst, Magen-Darm-Beschwerden oder Akne.

HINWEIS

therapeutische Breite → *S. 17*

Lithium hat eine sehr geringe |therapeutische Breite, sodass unerwünschte Wirkungen gegenüber einer Überdosierung fließend ineinander übergehen können. Vergiftungssymptome gleichen daher oft den unerwünschten Wirkungen und müssen von den Pflegenden sofort erkannt werden.

Pflegerische Konsequenzen

Damit es nicht zu Vergiftungserscheinungen bzw. Rückfällen kommt, muss die Einnahme von Lithium streng eingehalten werden und besonders regelmäßig erfolgen. Pflegende achten insbesondere darauf, dass sowohl die tägliche Einnahme als auch der Lithiumspiegel in einem Lithiumausweis dokumentiert werden. Außerdem weisen sie die Klienten in die Nutzung eines Lithiumpasses ein und unterstützen sie dahingehend, den Pass eigenverantwortlich zu führen.

Aufgrund der gesteigerten Harnausscheidung achten Pflegende darauf, dass der Klient ausreichend Flüssigkeit zu sich nimmt, denn ein Flüssigkeitsmangel kann die Wirkung des Lithiums deutlich beeinträchtigen.

HINWEIS

Pflegende achten immer auf den Allgemeinzustand der Klienten, denn auch harmlose Erkrankungen, wie z. B. Diarrhö, Erbrechen oder Fieber, können einen wesentlichen Einfluss auf den Lithiumspiegel und somit auf die Wirkung haben.

Handlungsbedarf erkennen

| **Notwendigkeit der Applikation** | **Anzeichen für zu hohe Dosierung** | **Anzeichen für zu niedrige Dosierung** |

Notwendigkeit der Applikation

- bei bipolaren Störungen

Anzeichen für zu hohe Dosierung

- Mattigkeit und Schwindel
- Lichtempfindlichkeit
- Erbrechen und Durchfall
- sehr starker Durst
- Gedächtnis- und Orientierungsstörungen
- Verwirrtheit
- in schweren Fällen: zerebrale Krampfanfälle
- Koma
- Herzrhythmusstörungen
- Nierenversagen

Anzeichen für zu niedrige Dosierung

- psychomotorische Erregung
- Bewegungsdrang
- übertriebene Fröhlichkeit
- Rededrang

ARBEITSVORSCHLAG

Recherchieren Sie, wie ein Lithiumpass aufgebaut ist. Welche Informationen neben der täglichen Einnahme werden noch notiert? Inwieweit wird der Gemütszustand des Klienten berücksichtigt?

8.3.3 Neuroleptika

Neuroleptika werden hauptsächlich zur Behandlung von ▌bipolaren Störungen und Schizophrenien eingesetzt. Die Schizophrenie ist eine schwerwiegende psychische Erkrankung, die meist in Schüben oder Phasen verläuft. Charakteristisch für die Schizophrenie sind Veränderungen des Denkens und Fühlens, Halluzinationen sowie Wahnvorstellungen und psychomotorische Störungen. Das Ziel in der Behandlung mit Neuroleptika liegt darin, die Symptome zu minimieren und eine Krankheitseinsicht bei den Klienten zu erreichen.

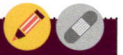 bipolare Störung → S. 146

Wirkweise der Neuroleptika

Es wird vermutet, dass bei der Schizophrenie ein Überangebot an ▌Dopamin vorliegt. Dieser Überschuss wird mithilfe von Neuroleptika an den Dopaminrezeptoren blockiert. Neuroleptika haben somit eine hemmende Wirkung auf die Dopamin-Erregungsübertragung. Sie werden in drei Wirkstärken eingeteilt:

Dopamin → S. 134

Wirkklasse	Wirkung
Schwach wirkende Neuroleptika	gering antipsychotisch, stark sedierend, angstlösend
Mittelstark wirkende Neuroleptika	mäßig antipsychotisch, mäßig sedierend
Stark wirkende Neuroleptika	stark antipsychotisch, leicht sedierend

Tab. 1 Wirkstärken der Neuroleptika

HINWEIS

Der Einsatz schwacher Neuroleptika ist für die Behandlung akuter Schizophrenien eher ungünstig. Sie werden vielmehr wegen ihrer stark sedierenden Wirkung angewandt.

Neben der Wirkstärke eines Neuroleptikums werden klassische, d. h. längere Zeit im Handel befindliche, und atypische, relativ moderne Neuroleptika unterschieden:

	Beispiel	Eigenschaften
Klassische Neuroleptika	- schwach wirksam: Promethazin, z. B. Atosil®, Prothazin® - mittelstark wirksam: Flupentixol, z. B. Fluanxol® - stark bis sehr stark wirksam: Fluphenazin, z. B. Lyogen®	- jahrzehntelange Erfahrungen in der Behandlung von Menschen mit Schizophrenie - beseitigen Wahnvorstellung, Halluzinationen, zerfahrenes Denken, psychomotorische Störungen - hohe neuroleptische Potenz
Atypische Neuroleptika	- Clozapin, z. B. Elcrit®, Leponex® - Risperidon, z. B. Risperdal® - Sulpirid, z. B. Dogmatil®, Meresa®	- zeigen ein besseres Wirkprofil - führen zu wesentlich weniger Bewegungsstörungen - wirken gegen Antriebsverminderung und sozialen Rückzug - sind Mittel der Wahl bei Schizophrenie

Tab. 1 Klassische und atypische Neuroleptika

HINWEIS

Neuroleptika können lediglich die Symptome der Schizophrenie lindern, die Erkrankung jedoch nur selten heilen.

Unerwünschte Wirkungen und Wechselwirkungen

Zum einen nehmen bei Neuroleptika mit einer hohen neuroleptischen Potenz unerwünschte Bewegungsstörungen zu (▌extrapyramidal-motorische Symptome), zum anderen nehmen die sedierende Wirkung und die vegetativen unerwünschten Wirkungen ab. Demzufolge geht ein Neuroleptikum, das eine sehr gute antipsychotische Wirkung zeigt, immer mit schwerwiegenden, unerwünschten Bewegungsstörungen einher.

extrapyramidal-motorisch
extra = außerhalb; pyramidal = die Pyramidenbahn betreffend; motorisch = die Bewegung betreffend Steuerung der Bewegung, die nicht über die Pyramidenbahn erfolgt

Libido
lat. libido = Begehren, Begierde psychoanalytisch: psychische Energie, die mit den Trieben der Sexualität verknüpft ist

Ovulationshemmung
Hemmung des Eisprungs bzw. Follikelsprungs

Amenorrhö
griech. a = ohne; men = Monat; rhoia = Fluss
Ausbleiben der Menstruation

	Betroffenes Organsystem	Symptome
Klassische Neuroleptika	vegetatives System	- Mundtrockenheit - Sehstörungen - Schweißausbrüche - Obstipation, Harnverhalt - Blutdrucksenkung (Hypotonie) mit Tachykardie
	hormonelles System	- Gewichtszunahme - ▌Libido- und Potenzverlust - ▌Ovulationshemmung - ▌Amenorrhö
	Bewegungssystem	- Zittern (Tremor) oder ungezielte Bewegungen (Dyskinesien) - parkinsonähnliche Symptome
Atypische Neuroleptika	vegetatives System	- Kreislaufbeschwerden
	hormonelles System	- Gewichtszunahme - verminderte Libido
	Blut	- Blutbildveränderungen
	Bewegungssystem	- weniger Bewegungsstörungen als bei klassischen Neuroleptika

Tab. 2 Unerwünschte Wirkungen der Neuroleptika

Bei der Behandlung mit Neuroleptika sollten die Klienten weitestgehend auf den Konsum von Alkohol und koffeinhaltigen Getränke verzichten. Durch den Alkohol wird einerseits die zentral dämpfende Wirkung der Neuroleptika vermindert, andererseits kann es zur Verschlimmerung der Bewegungsstörungen kommen. Insgesamt betrachtet hat Alkohol einen äußerst ungünstigen Einfluss auf die Erkrankung. Koffeinhaltige Getränke vermindern durch die psychostimulierende Wirkung die sedierenden Eigenschaften der Neuroleptika. Außerdem können sie in großen Mengen Angst und Unruhe oder Rückfälle hervorrufen.

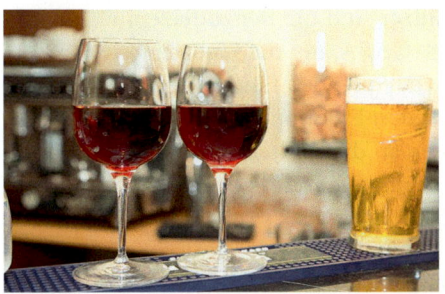 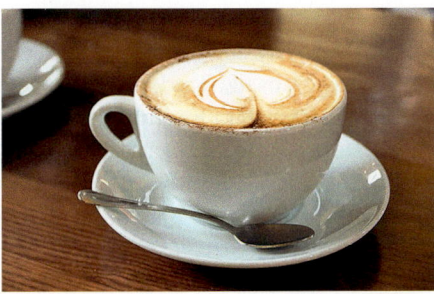

Bilder 1 und 2 Klienten, die Neuroleptika einnehmen, sollten auf Alkohol und Koffein verzichten.

HINWEIS

Die unregelmäßige Einnahme oder aber ein rasches Absetzen dieser Arzneimittel können Übelkeit und Erbrechen, Schwindel und Zittern, Herzrasen und Kopfschmerzen sowie einen Rückfall in die Psychose verursachen.

Pflegerische Konsequenzen

Da Neuroleptika zahlreiche Wechselwirkungen mit anderen Arzneimitteln aufweisen, ist es Aufgabe der Pflegenden, darauf zu achten, dass die Klienten die Einnahme anderweitiger Präparate mit dem Arzt besprechen. Zudem klären sie die Klienten, aber auch deren Angehörige über die vielfachen Nebenwirkungen auf und motivieren sie dahingehend, die Arzneimitteltherapie dennoch weiterzuführen.

Handlungsbedarf erkennen

Notwendigkeit der Applikation

- bei bipolaren Störungen
- bei Schizophrenien

Anzeichen für zu hohe Dosierung

- keine spontane Mimik und Gestik
- Zungenschlundkrampf
- Fehlstellung des Kopfes (Schiefhals)
- Gefühl des Eingeengtseins
- verlangsamte Denkprozesse, beeinträchtigte Konzentration und Aufmerksamkeit
- Muskelanspannung, Zittern
- gesteigerte Müdigkeit und Trägheit
- Gefühllosigkeit
- Männer: sexuelle Gleichgültigkeit
- Frauen: evtl. Milchfluss
- Müdigkeit, Erregung, Schwindel, Blutniederdruck

Anzeichen für zu niedrige Dosierung

- psychotische Symptomatik ist nicht rückläufig oder kehrt wieder zurück

8.3.4 Tranquilizer

Tranquilizer
lat. tranquillare = beruhigen
Sammelbezeichnung für angstlösende und beruhigende Medikamente

Tranquilizer werden bei Angst- und Spannungszuständen sowie bei Neurosen und Schlafstörungen, aber auch zur Vorbereitung von Operationen und Diagnostik (Prämedikation) eingesetzt. Tranquilizer wirken dahingehend auf die Psyche, dass sich der Fokus auf die Sorgen und Ängste, die der Klienten hat, verlegt. Sie werden ihm gleichgültig. Körperliche Symptome reduzieren sich.

Wirkweise der Tranquilizer

GABA
Abk. für Gamma-Aminobuttersäure

Die wichtigste Substanzgruppe der Tranquilizer sind die Benzodiazepine. Sie verstärken die Wirkung des Neurotransmitters GABA, der die Erregbarkeit der Nervenzellen herabsetzt. Zudem zeigen sie einen dämpfenden Einfluss auf das limbische System. Dieses ist im Endhirn verortet und steuert Emotionen, Motivation und Triebe. Erlebnisse und Gedächtnisinhalte werden an dieser Stelle emotional bewertet. Zusätzlich hat das limbische System einen Einfluss auf das Schlaf-Wach-Zentrum (Formatio reticularis). Benzodiazepine wirken:

- beruhigend (sedierend)
- angst- und spannungslösend (anxiolytisch)
- dämpfend
- ausgleichend (tranquilierend)
- schlaffördernd
- krampflösend (antikonvulsiv)
- muskelerschlaffend (relaxierend)
- hemmend auf die Wahrnehmung bedrohlicher Situationen
- schmerzlindernd

Unerwünschte Wirkungen und Wechselwirkungen

Die Klienten zeigen nach der Einnahme häufig Konzentrationsstörungen und sowohl ihr Reaktionsvermögen als auch ihre Leistungsfähigkeit sind durch die dämpfende Wirkung herabgesetzt. Insbesondere bei kleinen Kindern und älteren Menschen kann eine paradoxe Reaktion erfolgen. Hierunter versteht man gegenteilige Wirkungen, wie z. B. Wutanfälle oder Erregungszustände. Problematisch ist eine erhöhte Sturzgefahr, die aufgrund der muskelrelaxierenden Wirkung besteht. Weitere unerwünschte Wirkungen sind Halluzinationen, Verwirrtheitszustände und Gedächtnislücken. Gelegentlich sind Herzrasen, Kopfschmerzen oder ein erniedrigter Blutdruck (Hypotonie) zu beobachten.

> **HINWEIS**
>
> Das zentrale Problem der Benzodiazepine ist das hohe psychische Abhängigkeitspotenzial. Die Suchtgefahr besteht schon nach kurzer Zeit der Einnahme, auch bei geringen Dosen. Bei einer Daueranwendung kommt es zu deutlichen psychischen und physischen Nebenwirkungen: Gleichgültigkeit, Flucht, eingeschränkte Leistungsfähigkeit, nachlassende Libido, Erinnerungslücken. Dauerverordnungen sollten daher weitestgehend vermieden werden.

Wie bei der Behandlung mit Neuroleptika sollte strikt auf Alkohol verzichtet werden. Auch bei dieser Kombination kommt es zu einer erhöhten Sedierung und der Blutdruck kann stark abfallen.

Pflegerische Konsequenzen

Aufgrund der hohen Abhängigkeitsgefahr achten Pflegende auf Symptome, die mit einer eventuellen Daueranwendung von Benzodiazepinen in Zusammenhang gebracht werden können. Es ist wichtig, dass dann notwendige Maßnahmen mit dem Arzt besprochen werden. Suizidgefährdete Klienten sollten Tranquilizer nur bei dringender Notwendigkeit einnehmen, da auch hier die Hemmschwelle sinkt, einen Suizidversuch tatsächlich durchzuführen. Es ist Aufgabe der Pflegenden, bei solchen Klienten besonders auf Anzeichen zu achten, die auf einen Suizidversuch hindeuten.

> **HINWEIS**
>
> Mit Benzodiazepinen wird weltweit der höchste Missbrauch betrieben.

Handlungsbedarf erkennen

Notwendigkeit der Applikation	Anzeichen für zu hohe Dosierung	Anzeichen für zu niedrige Dosierung
▪ Spannungen ▪ Unruhe ▪ Ängste	▪ Bewusstseinsstörungen ▪ Übelkeit und Erbrechen ▪ keine Reaktion mehr auf Schmerzreize ▪ Atemdepression bis Atemstillstand	▪ Spannung ▪ Unruhe ▪ Ängste

8.4 Schlafmittel (Hypnotika)

Der Schlaf ist ein lebensnotwendiger Prozess, bei dem sich Geist und Körper regenerieren. Das Bewusstsein ist zwar ausgeschaltet, dennoch ist das Gehirn äußerst aktiv. Es verarbeitet Informationen des Tages. Der Schlaf wird in sich abwechselnde Phasen unterteilt.

- Orthodoxer Schlaf: Er wird in Leichtschlaf, mitteltiefen Schlaf und Tiefschlaf eingeteilt. Diese Phasen werden mehrfach der Reihe nach durchlaufen, aber auch vom paradoxen Schlaf für ca. 20 Minuten unterbrochen. Der orthodoxe Schlaf macht den überwiegenden Teil des Gesamtschlafes aus.
- Paradoxer Schlaf: Der Ausdruck „paradox" bezieht sich darauf, dass diese Schlafphase einerseits durch eine starke elektrische Aktivität des Gehirns, ähnlich dem Wachzustand, gekennzeichnet ist, andererseits jedoch der Schläfer nur sehr schwer erweckbar ist. Hier sind rasche Augenbewegungen zu beobachten (Rapid-Eye-Movements), weshalb der paradoxe Schlaf auch als REM-Schlaf bezeichnet wird. Die REM-Schlaf-Phase ist die Erholungsphase.

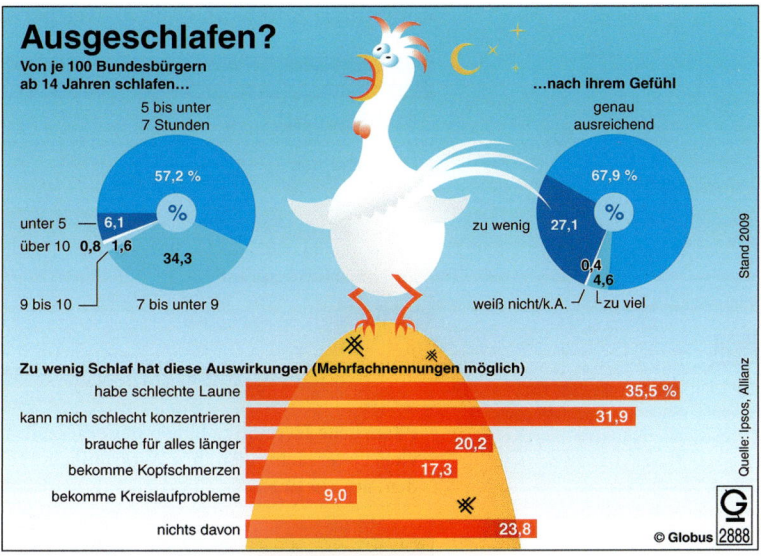

Bild 1 Viele Menschen schlafen zu wenig.

Für Betroffene werden lang anhaltende Schlafstörungen als sehr belastend empfunden. Müdigkeit, Unlust, aber auch die verminderte Leistungsfähigkeit und Konzentration sind Folge einer unzureichenden Regeneration. Hypnotika können den Schlaf herbeiführen und Schlafstörungen beeinflussen.

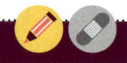

ARBEITSVORSCHLAG

Beobachten Sie über einen längeren Zeitraum Ihr eigenes Schlafverhalten. Haben Sie einen ungestörten, erholsam Schlaf? Oder fühlen Sie sich morgens oft müde und matt?

Wirkweise der Schlafmittel

Benzodiazepine → S. 150

GABA → S. 150

Formatio reticularis → S. 150

▌Benzodiazepine als Hypnotika werden derzeit am häufigsten eingesetzt und stellen das Mittel der Wahl bei Schlafstörungen dar. Ihre schlaffördernde Wirkung ist sehr hoch, denn durch ihren hemmenden Effekt auf den Neurotransmitter ▌GABA dämpfen sie das limbische System und die ▌Formatio reticularis. Sie wirken beruhigend und einschlaffördernd. Benzodiazepine werden in kurz, mittellang und lang wirksame Präparate eingeteilt. Dabei kommen die mittellang wirksamen Präparate am häufigsten zum Einsatz.

HINWEIS

Schlafmittel haben einen negativen Einfluss auf den physiologischen Schlaf. So ist zu beachten, dass Benzodiazepine die Dauer der Tiefschlafphase verkürzen, den wichtigen REM-Schlaf jedoch nur wenig beeinträchtigen.

Johanniskraut → S. 143

Neben den Benzodiazepinen sind u. a. auch Hypnotika wirksam, die beruhigende Pflanzenextrakte beinhalten. Dazu zählen z. B. ▌Johanniskraut oder Baldrian. Letzteres ist häufig mit anderen Pflanzen, wie z. B. Hopfen, Melisse oder Passionsblume, kombiniert und kann auch als Tee getrunken werden.

Verwendeter Pflanzenteil	Indikation
Baldrianwurzel	Unruhezustände, Einschlafstörungen
Hopfenzapfen	Angst- und Unruhezustände, Einschlafstörungen
Melissenblätter	Einschlafstörungen
Passionsblumenkraut	Unruhezustände, Einschlafstörungen

Tab. 1 Pflanzliche Hypnotika

HINWEIS

Pflanzliche Hypnotika haben in der Gesellschaft den Ruf, unwirksam zu sein. Dabei belegen viele Untersuchungen ihre Wirksamkeit. Oft müssen sie nur höher dosiert eingenommen werden, um ein Ergebnis zu erzielen. Eine Erhöhung der Dosis ist jedoch völlig unproblematisch.

Die Deutsche Gesellschaft für Schlafforschung und Schlafmedizin (DGSM) veröffentlichte eine Leitlinie zum Thema „Nicht erholsamer Schlaf/Schlafstörungen":
www.dgsm.de/downloads/
akkreditierung_ergebnisqualitaet/
S3-Leitlinie_Nicht_erholsamer_
Schlaf-Schlafstoerungen.pdf

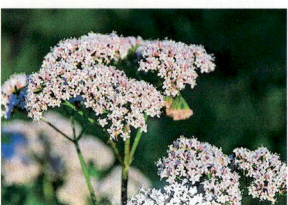
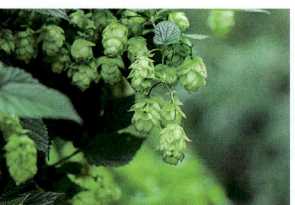
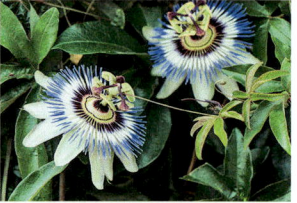

Bilder 1 bis 3 Baldrian, Hopfen, Passionsblume

Unerwünschte Wirkungen und Wechselwirkungen

Folgende Probleme können sich bei der Einnahme von Benzodiazepinen ergeben:

- morgendliche Müdigkeit (Hangover), insbesondere bei lang wirksamen Präparaten
- vermindertes Konzentrations- und Reaktionsvermögen
- erhöhtes Sturz- und Unfallrisiko durch Erschlaffung der Muskulatur (relaxierende Wirkung)
- überschießende Reaktion (Rebound-Effekt), wie z. B. Schlaflosigkeit
- Abhängigkeitsgefahr
- nach Absetzen: REM-Überschuss mit vermehrten Träumen

Pflegerische Konsequenzen

> **BEISPIEL**
>
> Der Pflegende Harkan Ataman verabreicht Herrn Wippke zu Beginn seines Nachtdienstes seine Schlaftabletten. Dabei bittet er ihn, sich aufrecht hinzusetzen. „Ich will aber noch gar nicht schlafen, es ist doch noch so früh", sagt Herr Wippke.

Damit Hypnotika rechtzeitig wirken, sollten sie immer 30 Minuten vor dem Schlafengehen verabreicht werden. Dabei ist darauf zu achten, dass die Klienten stets eine aufrechte Position einnehmen, denn sonst könnte das Medikament erst sehr spät in den Magen gelangen und seine Wirkung erzielen. Zudem besteht die Gefahr, dass die Speiseröhre durch das längere Verbleiben gereizt wird.

Handlungsbedarf erkennen

Notwendigkeit der Applikation

- Einschlafstörungen
- Durchschlafstörungen

Anzeichen für zu hohe Dosierung

- Benommenheit
- Hypotonie
- Halluzinationen
- Krämpfe
- Koordinationsstörungen
- verringerte Reflexe

Anzeichen für zu niedrige Dosierung

- Spannung
- Unruhe

8.5 Antiepileptika (Antikonvulsiva)

Antiepileptika werden zur Behandlung von Krampfleiden (Epilepsien) eingesetzt. Bei Epilepsien kommt es aufgrund einer erhöhten Erregbarkeit der Nervenzellen im Gehirn zu einer herabgesetzten Krampfschwelle. Das hat zur Folge, dass sich viele Neuronen anfallsweise mit Muskelkrämpfen, unkoordinierten Zuckungen und teilweisem Bewusstseinsverlust entladen. Während eines Anfalls ist das Zusammenspiel der einzelnen Nervenzellen untereinander gestört. Somit sind auch deren Funktionen gestört.

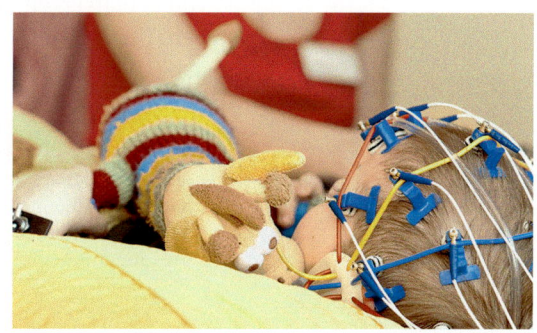

Bild 1 EEG zur Diagnostik einer Epilepsie

153

8.5.1 Wirkweise der Antiepileptika

In den meisten Fällen sind epileptische Anfälle nur von kurzer Dauer. Demzufolge sind Antiepileptika keine Arzneimittel für eine akute medikamentöse Behandlung, vielmehr werden sie prophylaktisch zur Dauertherapie eingesetzt. Ihre Wirkprinzipien beruhen auf einer Erhöhung der Krampfschwelle. Diese wird sowohl durch die Verstärkung dämpfender Übertragungsstoffe als auch durch die Abschwächung erregender Übertragungsstoffe im Zentralnervensystem erreicht. Ein weiteres Wirkprinzip stellt eine verminderte elektrische Reizweiterleitung dar. Diese Wirkprinzipien zeigen vor allem ▌Benzodiazepine, z. B. Rivotril®, Barbiturate, z. B. Luminal®, und Valproinsäure, z. B. Ergenyl®, die am häufigsten bei Anfallsleiden appliziert werden. Außer diesen existiert jedoch noch eine Vielzahl anderer Antikonvulsiva.

Benzodiazepine → S. 150

GABA → S. 150

Arzneimittelgruppe	Wirkung
Benzodiazepine	• Verstärkung der hemmenden Transmitter, daraus folgend: – sedierend – antikonvulsiv – muskelrelaxierend – tranquillierend
Barbiturate	• Hemmung der Aktivität der Formatio reticularis über ▌GABA-Rezeptoren, daraus folgend: – antikonvulsiv – sedierend und hypnotisch – narkotisch
Valproinsäure	• Verstärkung der GABA-Wirkung und Hemmung der Natrium- und Kalziumkanäle, daraus resultierend: – Beeinflussung der elektrischen Reizleitung

Tab. 1 Wirkweise der verschiedenen Antiepileptika

8.5.2 Unerwünschte Wirkungen und Wechselwirkungen

Allgemein betrachtet sollen Antikonvulsiva die Krampfschwelle erhöhen, die motorische Erregbarkeit kaum beeinflussen und möglichst wenig sedierend wirken. Zudem sollen sie bei einer Daueranwendung nur geringe unerwünschte Wirkungen aufzeigen. Bisher werden diese Anforderungen jedoch noch von keinem Antiepileptikum erfüllt, meist sind sie mit vielen Nebenwirkungen behaftet.

So ist das Auftreten von Schwindel, Übelkeit, Magen-Darm-Beschwerden, aber auch von Schläfrigkeit, Konzentrationsstörungen sowie Atemdepressionen keine Seltenheit. Ferner sind Koordinationsstörungen (Ataxie), unwillkürliche Augenbewegungen (Nystagmus) sowie vermehrter Speichelfluss oft beobachtete Nebenwirkungen.

HINWEIS

Aufgrund der zentral dämpfenden Wirkung von Antiepileptika ist das Risiko relativ hoch, mit anderen Arzneimitteln eine Wechselwirkung einzugehen. So kann z. B. insbesondere die Wirksamkeit oraler Kontrazeptiva deutlich beeinträchtigt sein. Der Arzt muss deshalb über die Einnahme solcher und anderer frei verkäuflicher Arzneimittel stets informiert werden.

8.5.3 Pflegerische Konsequenzen

Um die unerwünschten Wirkungen so gering wie möglich zu halten, müssen Antiepileptika zu Beginn der Therapie einschleichend und niedrig dosiert verabreicht werden. Pflegende informieren die Klienten und ihre Angehörigen darüber und fordern sie zudem auch zur Selbstbeobachtung auf.

HINWEIS

Ein Epileptiker, der mit seiner Erkrankung und mit der Einnahme seiner Arzneimittel vertraut ist, kann problemlos ein völlig normales Leben führen. Den Klienten wird geraten, einen Anfallskalender zu führen, um dort besondere Vorkommnisse oder Belastungssituationen zu dokumentieren.

Epilepsie-Liga
forscht – hilft – informiert

Schweizerische Liga gegen Epilepsie
Ligue Suisse contre l'Epilepsie
Lega Svizzera contro l'Epilessia
Swiss League Against Epilepsy

ANFALLSKALENDER   **JAHR 20 __ __**

Name und Vorname: _____   Geburtsdatum: __ __ . __ __ . __ __ __ __

Strasse: _____   Postleitzahl: _____   Ort: _____

| **Im Notfall verständigen**
Name und Telefon: | **Ärztliche Behandlung durch:**
Telefonnummer des Arztes: |

Medikamente (mit Bleistift eintragen):	**Dosierung:**	morgens	mittags	abends	spätabends

Empfehlungen für Menschen mit Epilepsie:
1. Lückenlose Medikamenteneinnahme. **2.** Arztkontrolle wie vereinbart. **3.** Vermeiden anfallsfördernder Umstände.
4. Einnahme zusätzlicher Medikamente (z.B. Antibiotika, Antibabypille) mit Spezialisten klären.

Bild 1 Ausschnitt aus einem Anfallskalender der Schweizerischen Liga gegen Epilepsie

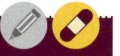

ARBEITSVORSCHLAG

Erklären Sie einem Klienten mit Epilepsie den Gebrauch eines Anfallskalenders und den Umgang damit. Bestärken Sie ihn darin, die Dokumentation auch regelmäßig durchzuführen.

Handlungsbedarf erkennen

Notwendigkeit der Applikation

- Krampfleiden
- Krampfbereitschaft

Anzeichen für zu hohe Dosierung

- Müdigkeit, Benommenheit, Apathie, Bewusstlosigkeit
- Unruhe, Verstimmungs- und Erregungszustände, Reizbarkeit
- Bewusstseinsstörungen, Verwirrtheitszustände
- Blutdruckabfall
- Herzrhythmusstörungen, Herz-Kreislauf-Stillstand
- Atemstillstand
- Krampfanfälle
- enge Pupillen
- Übelkeit, Erbrechen, Durchfall

Anzeichen für zu niedrige Dosierung

- erhöhte Krampfbereitschaft

9 IMMUNSYSTEM

Das Immunsystem sorgt mit hochkomplizierten Mechanismen dafür, dass für den Organismus schädliche Substanzen erkannt und vernichtet werden. Es richtet sich gegen Mikroorganismen, körperfremde Moleküle, wie z. B. Proteine, und auch gegen nicht korrekt funktionierende körpereigene Zellen, z. B. abgestorbenes Gewebe bei Verletzungen oder Krebszellen.

Dabei muss es zum einen gut unterscheiden zwischen körperfremden und körpereigenen Stoffen und dann weiter zwischen normalen und abnormen körpereigenen Stoffen. Dem Immunsystem stehen dazu mehrere Strategien zur Verfügung.

Die **unspezifische Abwehr** setzt ein, wenn ein Stoff als fremd erkannt wird oder Gewebetrümmer entstanden sind. Die Mechanismen sind angeboren und werden sowohl über Zellen, v. a. Mastzellen und Makrophagen – beide zählen zu den weißen Blutkörperchen –, als auch über Botenstoffe vermittelt, z. B. Histamin und Prostaglandin. Zu dieser Strategie zählt die Entzündungsreaktion.

Die **spezifische Abwehr** ist ein erworbener Schutzmechanismus. Bei Kontakt mit einem Fremdstoff (allgemein: Antigen) wird ein „Gegenmittel" (allgemein: Antikörper) hergestellt. Antikörper sind Proteine, die sich gegen ein ganz bestimmtes Antigen richten. Die Bildung dauert etwas länger. Allerdings stehen die genau passenden Antikörper bei erneutem Kontakt mit dem entsprechenden Antigen sofort zur Verfügung, es kommt zu einer Antigen-Antikörper-Reaktion. Auch bei dieser Abwehrstrategie sind Zellen beteiligt, vornehmlich die B-und T-Lymphozyten. Sie zählen ebenfalls zu den weißen Blutkörperchen.

> **HINWEIS**
>
> Die Immunität nach einer durchgemachten Infektionskrankheit, z. B. Masern, beruht auf einer solchen Antigen-Antikörper-Reaktion. Das Immunsystem erkennt bei erneutem Kontakt die Viren sofort und macht sie unschädlich, der Mensch wird nicht krank. In der Diagnostik werden Antikörper auch als Immunglobuline bezeichnet.

Die Abwehrmechanismen des Organismus können präventiv oder therapeutisch sowohl unterstützt als auch unterdrückt werden (Immunmodulation). Es folgen zwei Beispiele für die Unterstützung des Immunsystems. Der Schwerpunkt des Kapitels liegt auf der Unterdrückung der Immunreaktion.

Impfungen

Bei Impfungen nutzt man die Antigen-Antikörper-Reaktion der spezifischen Abwehr für eine präventive Immunisierung. Dabei können dem Organismus

- bereits fertige Antikörper zugeführt werden (passive Impfung). Der Schutz ist sofort vorhanden, die Antikörper werden jedoch vom Körper abgebaut. Das Immunsystem entwickelt kein Gedächtnis.
- Antigene (Erregerbestandteile oder abgeschwächte Toxine) zugeführt werden (aktive Impfung). Der Organismus reagiert mit einer Antikörperproduktion, die einige Zeit in Anspruch nimmt. Die aufgebaute Immunität hält jedoch bis zu einigen Jahren an. Der Schutz kann durch einen Antikörpernachweis im Blut überprüft werden.

Die Bundeszentrale für gesundheitliche Aufklärung (BzgA) informiert zum Thema Impfen: www.impfen-info.de/impfpass/

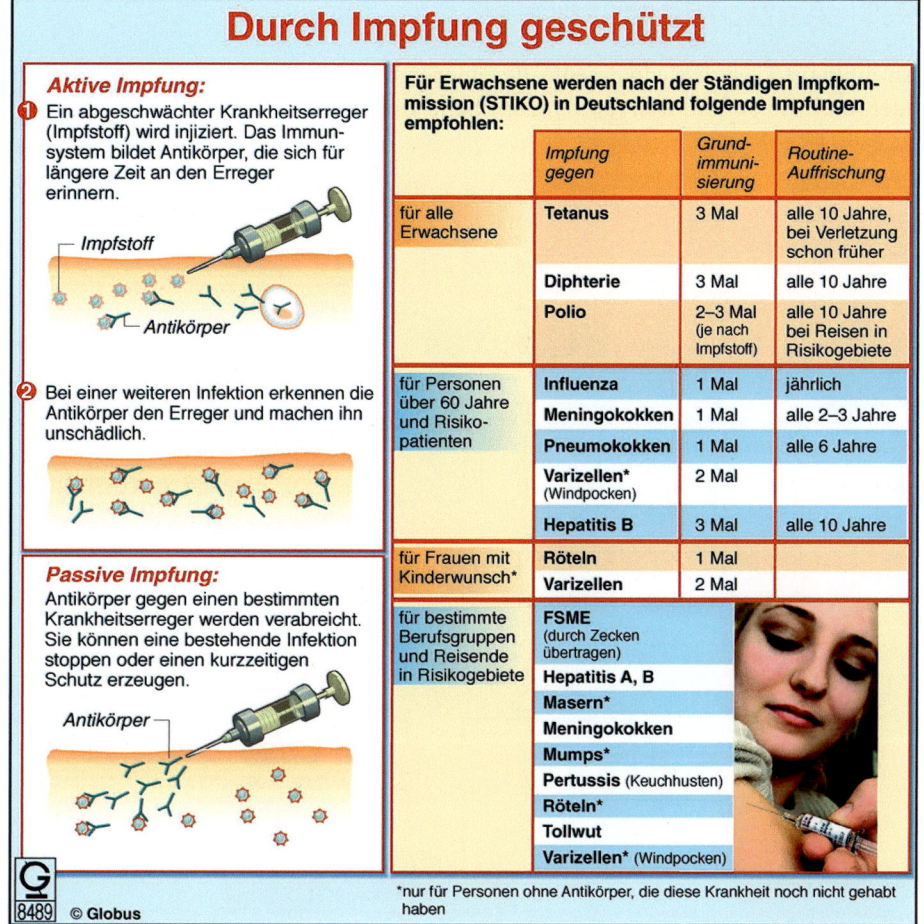

Durch Impfung geschützt

Aktive Impfung:

❶ Ein abgeschwächter Krankheitserreger (Impfstoff) wird injiziert. Das Immunsystem bildet Antikörper, die sich für längere Zeit an den Erreger erinnern.

Impfstoff

Antikörper

❷ Bei einer weiteren Infektion erkennen die Antikörper den Erreger und machen ihn unschädlich.

Passive Impfung:
Antikörper gegen einen bestimmten Krankheitserreger werden verabreicht. Sie können eine bestehende Infektion stoppen oder einen kurzzeitigen Schutz erzeugen.

Antikörper

G | 8489 | © Globus

Für Erwachsene werden nach der Ständigen Impfkommission (STIKO) in Deutschland folgende Impfungen empfohlen:

	Impfung gegen	Grund-immuni-sierung	Routine-Auffrischung
für alle Erwachsene	**Tetanus**	3 Mal	alle 10 Jahre, bei Verletzung schon früher
	Diphterie	3 Mal	alle 10 Jahre
	Polio	2–3 Mal (je nach Impfstoff)	alle 10 Jahre bei Reisen in Risikogebiete
für Personen über 60 Jahre und Risiko-patienten	**Influenza**	1 Mal	jährlich
	Meningokokken	1 Mal	alle 2–3 Jahre
	Pneumokokken	1 Mal	alle 6 Jahre
	Varizellen* (Windpocken)	2 Mal	
	Hepatitis B	3 Mal	alle 10 Jahre
für Frauen mit Kinderwunsch*	**Röteln**	1 Mal	
	Varizellen	2 Mal	
für bestimmte Berufsgruppen und Reisende in Risikogebiete	**FSME** (durch Zecken übertragen) **Hepatitis A, B** **Masern*** **Meningokokken** **Mumps*** **Pertussis** (Keuchhusten) **Röteln*** **Tollwut** **Varizellen*** (Windpocken)		

*nur für Personen ohne Antikörper, die diese Krankheit noch nicht gehabt haben

Den Internetauftritt der STIKO finden Sie hier:
www.rki.de/DE/Content/Kommissionen/STIKO/stiko_node.html

Bild 1 Die Ständige Impfkommission (STIKO) gibt Empfehlungen zum Impfen.

Immunstimulanzien

Zur gezielten Unterstützung der Immunabwehr werden spezifische ▌Zytokine, z. B. Interferon, eingesetzt. Menschen mit Hepatitis C oder Multipler Sklerose profitieren davon.

Zytokine → S. 181

Als Substanzen, die das Immunsystem allgemein stärken, gelten Mikronährstoffe, z. B. Zink, oder Pflanzenextrakte, z. B. Echinacea purpura. Kontrovers diskutiert werden die sogenannten Probiotika, z. B. *Lactobacillus*-Kulturen, die im Joghurt enthalten sind oder speziell zugesetzt werden. Sie sollen die Normalflora des Darmes regulieren und so das Immunsystem stärken. Der therapeutische Nutzen von Nahrungsergänzungsmitteln ist jedoch umstritten.

Medikamente zur Beeinflussung der Immunreaktion (Immunmodulatoren) kommen überwiegend als Hemmstoffe zum Einsatz, wenn

- das Immunsystem überaktiv ist, z. B. bei chronischen Entzündungsreaktionen, Allergien oder Autoimmunerkrankungen.
- die normale Reaktion verhindert werden soll, z. B. zur Unterdrückung von Abstoßungsreaktionen nach Transplantationen.

Eingesetzt werden Antiphlogistika, Antiallergika und Immunsuppressiva.

9.1 Antiphlogistika

Antiphlogistika sind Medikamente, die einer Entzündungsreaktion entgegenwirken oder ihren Ablauf mildern (antientzündliche Wirkung).

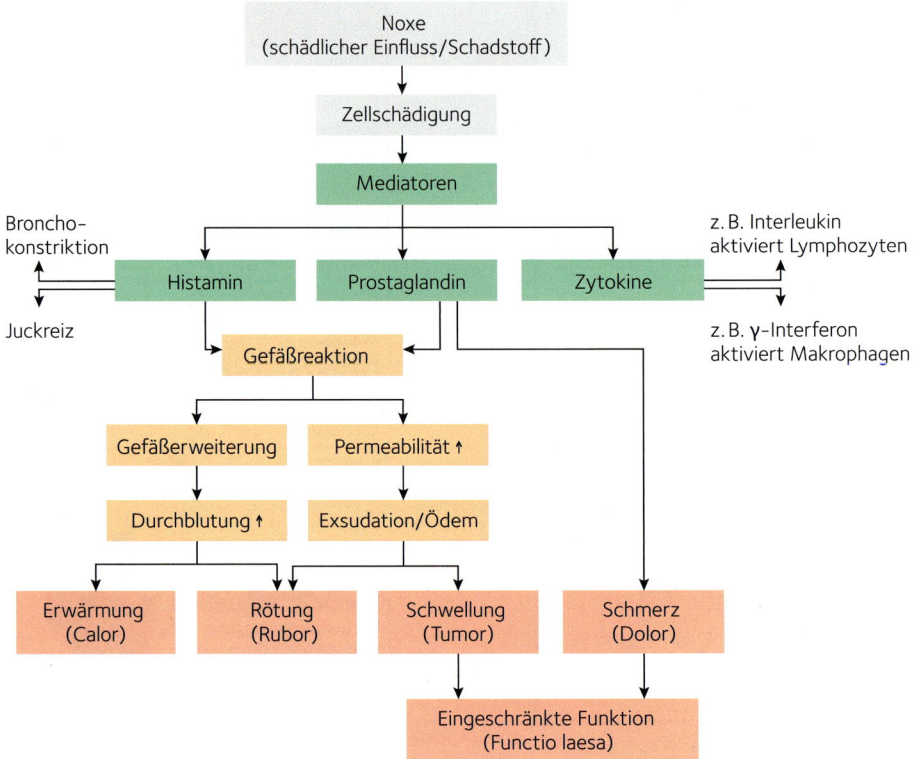

Bild 1 Vereinfacht dargestellte Reaktionen im Entzündungsgebiet mit Entstehung der Kardinalsymptome

Nicht alle Abläufe sind immer gleich stark ausgeprägt. Bei Verletzungen dominiert z. B. die Prostaglandinausschüttung mit Schmerzen, bei einer allergischen Reaktion eher die Histaminausschüttung mit Juckreiz.

9.1.1 Wirkung der Antiphlogistika

Glukokortikoide

Glukokortikoide sind die wichtigste Substanz in der Gruppe der Antiphlogistika. Sie gehören zu den Steriodhormonen und werden physiologisch in der Nebennierenrinde gebildet. Hauptsächlich beeinflussen Glukokortikoide den Kohlenhydrat-, Fett- und Proteinstoffwechsel sowie den Elektrolythaushalt. In Belastungssituationen oder bei Stress werden sie vermehrt ausgeschüttet und wirken u. a. hemmend auf die Ausschüttung der Prostaglandine und der Zytokine. Sie unterdrücken so wirkungsvoll Entzündungsreaktionen.

Gleichzeitig wirken Glukokortikoide direkt hemmend auf die Bildung von T-Lymphozyten und wirken damit auch immunsuppressiv.

Weitere Antiphlogistika

Als weitere antiphlogistische Wirkstoffe kommen die ▌nichtsteroidalen Antirheumatika (NSAR) zum Einsatz. Sie hemmen die Prostaglandinsynthese und werden aufgrund ihrer guten analgetischen und antipyretischen Wirkung in erster Linie bei Schmerzen und Fieber eingesetzt.

nichtsteroidale Antirheumatika → S. 53

9.1.2 Unerwünschte Wirkungen und Wechselwirkungen

Glukokortikoide haben als Hormone zahlreiche physiologische Wirkorte im Körper. Bei einer therapeutischen Anwendung bekommt der Klient jedoch höhere Konzentrationen als bei der physiologischen Ausschüttung.

Werden Glukokortikoide langfristig hochdosiert verabreicht, machen sich die gleichen Anzeichen bemerkbar, wie sie auch bei einer Nebennierenrinden-Überfunktion mit erhöhter Hormonausschüttung, dem sogenannten Cushing-Syndrom, auftreten:

- Förderung der Glukoneogenese (Anstieg des Blutzuckers, „Steroid-Diabetes")
- Proteinabbau (kataboler Stoffwechsel)
- Fettstoffwechselstörungen mit Stammfettsucht, Fettansammlung im Nacken und Vollmondgesicht (rundes rotes Gesicht)
- Hypertonie
- Atrophie der Haut („Pergamenthaut"), verzögerte Wundheilung
- Atrophie des Muskelgewebes mit Muskelschwäche
- Ödembildung durch Rückhalt von Natrium und damit Wasser
- Infektneigung durch die Immunsuppression
- Osteoporose, da Glukokortikoide Gegenspieler von Vitamin D im Kalziumstoffwechsel sind

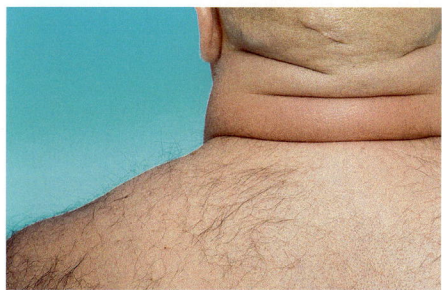 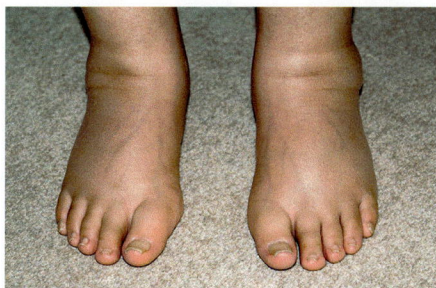

Bilder 1 und 2 Glukokortikoide können z. B. zu Fettansammlung im Nacken oder Ödembildung führen.

HINWEIS

Für einzelne Glukokortikoid-Präparate wird anhand ihrer Wirkstärke die jeweilige Cushing-Schwelle angegeben. Bei Dosierung oberhalb dieser Schwelle treten die genannten unerwünschten Wirkungen verstärkt auf.

Bei einer Verabreichung in Kombination mit NSAR können verstärkt gastrointestinale Blutungen auftreten.

anaphylaktischer Schock
→ S. 165

Auswirkungen auf die Therapie

Glukokortikoide sind intravenös verabreicht ein wichtiges Notfallmedikament bei schweren allergischen Reaktionen bis hin zum ▎anaphylaktischen Schock. Die Nebenwirkungen sind in dieser Situation zu vernachlässigen.

Für eine Dauertherapie sollten jedoch einige Prinzipien beachtet werden, um unerwünschte Wirkungen möglichst gering zu halten:

- Für die Ausprägung der unerwünschten Wirkungen ist die Wirkstoffkonzentration im Blut ausschlaggebend.
  - Es gilt, die jeweils niedrigste noch wirksame Dosis für den Klienten herauszufinden und einzusetzen.
  - Sofern möglich sollten lokale Anwendungsformen gewählt werden, z. B. als Aerosol zur Therapie bei ▎Asthma bronchiale oder als Salbe bei Hauterkrankungen.
- Bei therapeutischer Verabreichung von Glukokortikoiden schränkt die Nebennierenrinde die körpereigene Produktion ein.
  - Die natürliche Ausschüttung von Glukokortikoiden unterliegt einem Tagesrhythmus, der bei therapeutischer Gabe berücksichtigt werden sollte (Gesamtdosis 1× morgens)
  - Um die körpereigene Produktion nicht komplett zum Erliegen zu bringen, ist eine Verabreichung nur jeden zweiten Tag sinnvoll.
  - Bei Therapieende müssen Glukokortikoide langsam reduziert werden (ausschleichende Dosierung), um die körpereigene Produktion wieder anzuregen und einen Mangelzustand zu verhindern.

Asthma bronchiale → S. 90

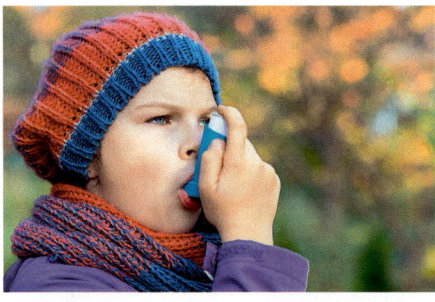
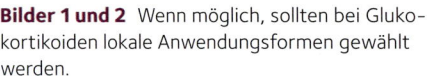
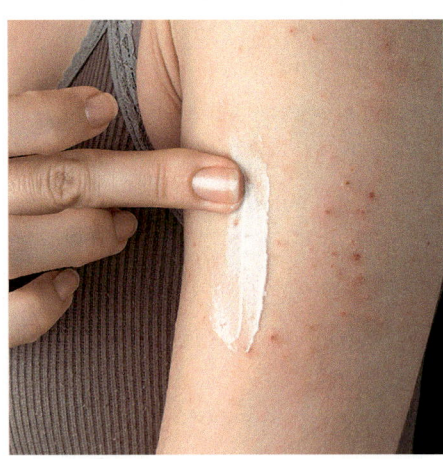

Bilder 1 und 2 Wenn möglich, sollten bei Glukokortikoiden lokale Anwendungsformen gewählt werden.

Weitere Antiphlogistika

Die ▎unerwünschten Wirkungen der NSAR sind im Kapitel Schmerz nachzulesen.

unerwünschte Wirkungen von
NSAR → S. 54

ARBEITSVORSCHLAG

Achten Sie in Ihrem Praxiseinsatz auf Klienten mit Glukokortikoid-Medikation. Welchem Ziel dient die Therapie? Welche der genannten Prinzipien können Sie im Therapieschema wiederfinden?

9.1.3 Pflegerische Konsequenzen

Bei einer oralen oder inhalativen Verabreichung von Glukokortikoiden als Dauertherapie setzt eine merkliche Wirkung erst verzögert, nach Tagen oder einigen Wochen, ein. Sie werden als Basismedikation eingesetzt und eignen sich nicht zur Akuttherapie, z. B. beim Asthmaanfall.

Aus den unerwünschten Wirkungen der systemischen Verabreichung (oral, parenteral) ergibt sich der Beobachtungs- und Betreuungsbedarf:

- Der Klient wird auf Anzeichen von Infekten, z. B. Anstieg der Körpertemperatur oder Pilzinfektionen der Haut, beobachtet. Infektionen können durch die Immunsuppression (Unterdrückung der Immunabwehr) einerseits schwerwiegender auftreten, andererseits werden die Anzeichen jedoch durch die antientzündliche Wirkung unterdrückt.
- Das Gewicht des Klienten wird regelmäßig kontrolliert, um Wassereinlagerungen schnell zu erkennen und einer unerwünschten Gewichtzunahme durch Appetitsteigerung entgegenwirken zu können.
- Eine gute Hautbeobachtung und Hautpflege hilft, Verletzungen der dünner werdenden Haut (Pergamenthaut) vorzubeugen. Bei Bedarf können exponierte Stellen, wie z. B. der Ellenbogen, gepolstert werden.
- Eine ausgewogene Ernährung mit besonderem Augenmerk auf einer ausreichenden Zufuhr von Kalzium beugt Mangelzuständen vor. Natrium – insbesondere in Form von Kochsalz – sollte reduziert werden.
- Der Blutzucker sollte in größeren Abständen, aber regelmäßig kontrolliert werden.
- Die mögliche Muskelschwäche stellt eine Sturzgefahr dar. Ein Sturz kann aufgrund einer Osteoporose schneller Frakturen zur Folge haben.

Handlungsbedarf erkennen für Glukokortikoidgabe

Notwendigkeit der Applikation

- Anzeichen einer stark ausgeprägten schubartigen Entzündungsreaktion:
  – Schmerzen, Schwellung, Funktionseinschränkung
- Anzeichen einer ausgeprägten allergischen Reaktion:
  – Juckreiz, Hautauschlag, Atemnot durch Verengung der Bronchien
- anaphylaktischer Schock:
  – rasanter Blutdruckabfall, Pulsanstieg, Atemnot, Übelkeit, Schwindel bis Bewusstlosigkeit

Anzeichen für zu hohe Dosierung/UAW

- Blutzuckeranstieg
- Hypertonie
- Pergamenthaut
- Muskelschwäche
- Ödembildung
- Infekte, z. B. Pilzbefall der Mundschleimhaut oder im Genitalbereich

Anzeichen für zu niedrige Dosierung

- keine Besserung der akuten entzündlichen oder allergischen Reaktion
- bei Dauertherapie ist mit einer Besserung der Symptome erst nach entsprechendem Einnahmezeitraum zu rechnen

9.2 Antiallergika

Von einer Allergie spricht man, wenn das Immunsystem eigentlich harmlose Stoffe, wie z. B. Pollen oder Nahrungsmittel (Erdbeeren oder Nüsse), als Antigen identifiziert und sie mit einer – in diesem Fall unangebrachten – Antigen-Antikörper-Reaktion abwehrt. Der auslösende Stoff wird dann als Allergen bezeichnet. Auch Medikamente können Allergien auslösen.

Entsprechend den Mechanismen der spezifischen Abwehr werden beim ersten Kontakt mit dem Fremdstoff zunächst Antikörper gebildet. Es treten noch keine allergischen Symptome auf. Beim zweiten Kontakt sind bereits Antikörper im Organismus vorhanden und es kommt zu einer Antigen-Antikörper-Reaktion.

HINWEIS

Die Abläufe der spezifischen Abwehr entwickeln sich in den ersten Lebensjahren. Ein häufiger Kontakt mit neuen fremden Stoffen trainiert die Abwehr bei der Unterscheidung zwischen harmlos und schädlich. Es ist mittlerweile erwiesen, dass häufige Kontakte mit anderen Kindern und (Haus-)Tieren bzw. Aufenthalt in der Natur das Risiko, im späteren Leben Allergien zu entwickeln, deutlich senken. Exzessive Hygiene hingegen fördert Allergien.

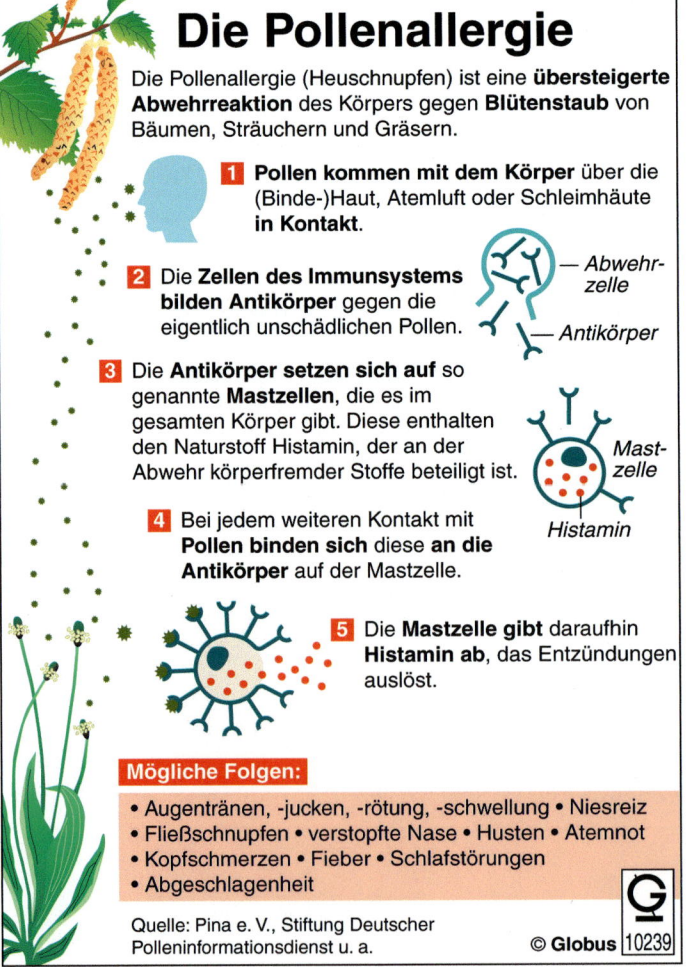

Bild 1 Allergieentstehung am Beispiel der Pollenallergie

9.2.1 Wirkung der Antiallergika

BEISPIEL

Der zehnjährige Piet leidet an einer Pollenallergie. Zur Pollenflugzeit achtet seine Mutter darauf, dass Piet sich abends die Haare wäscht und das Fenster über Nacht geschlossen ist, um die Konzentration von Pollen in der Raumluft niedrig zu halten. Morgens vor dem Schulweg benutzt Piet ein Nasenspray. Falls seine Augen stark jucken sollten, darf er Augentropfen anwenden.

Nur eine ▮Allergenkarenz kann eine allergische Reaktion wirksam verhindern. Antiallergika werden eingesetzt, um die bei einer allergischen Reaktion auftretenden Symptome zu mildern.

Antihistaminika

Die Histaminwirkung wird über zwei Typen von Rezeptoren vermittelt: H_1- und H_2- Rezeptoren. Die typischen allergischen Symptome, wie z. B. Juckreiz und erhöhte Kapillarpermeabilität mit verstärkter ▮Exsudation oder Schwellung, aber auch die Bronchokonstriktion werden durch Bindung von Histamin an die H_1-Rezeptoren ausgelöst. Antihistaminika blockieren die H_1–Rezeptoren und verhindern als ▮Antagonisten die typischen Histaminwirkungen.

Je nach Ausprägung der Symptome stehen Antihistaminika als Nasenspray oder Augentropfen zur lokalen Anwendung zur Verfügung, aber auch als Medikamente, die systemisch wirken, z. B. Tabletten.

Mastzellstabilisatoren

Diese Substanzen verhindern bei Antigen-Antikörper-Kontakt die Histaminfreisetzung aus den Mastzellen. Die Stabilisation der Zellmembran der Mastzellen benötigt aber eine längere Vorlaufzeit. Daher sind diese Substanzen nicht zur Behandlung akuter allergischer Reaktionen geeignet. Bei regelmäßiger Einnahme dienen sie der Prävention von Anfällen bei allergisch bedingtem ▮Asthma bronchiale.

Karenz
lat. carentia = Nichthaben, Entbehren
Abstand, Verzicht.

Allergenkarenz
Kontakt mit dem Auslöser (Allergen) verhindern, z. B. durch Verzicht auf bestimmte Lebensmittel

Exsudation
lat. exsudare = ausschwitzen
Austritt von Flüssigkeit aus den Kapillaren in das umliegende Gewebe bzw. an die Oberfläche aufgrund von Entzündungen

Antagonisten → S. 15

Asthma bronchiale → S. 90

Antigen-Antikörper-Verbindung

Histaminausschüttung

Histaminmoleküle

Mastzelle

Histaminbläschen

Mastzellstabilisatoren

Antihistaminika

H_1-Rezeptoren

Bild 1 Wirkprinzipien der Antihistaminika und Mastzellstabilisatoren

Glukokortikoide

Glukokortikoide → S. 158

Dosieraerosole → S. 94

❚Glukokortikoide sind keine Antiallergika im engeren Sinne. Durch die effektive Unterdrückung der Entzündungsreaktion können sie jedoch auch die Symptome der Allergie mildern. Sie kommen als Basismedikament in Form von ❚Dosieraerosolen bei allergischem Asthma bronchiale zum Einsatz. Bei anaphylaktischem Schock werden sie intravenös verabreicht.

9.2.2 Unerwünschte Wirkungen und Wechselwirkungen

Antihistaminika, wie z. B. Fenistil®, können bei systemischer Gabe die Blut-Hirn-Schranke überwinden. Sie lösen dort Müdigkeit oder Schwindel aus, welche die Fahrtüchtigkeit deutlich einschränken. Darüber klagen vor allem Klienten mit Pollenallergie, die zur entsprechenden Pollenflugzeit Antihistaminika oft regelmäßig einnehmen müssen.

Durch eine Weiterentwicklung zeigen die Antihistminika der neueren Generation diese Nebenwirkungen nur noch sehr dezent, sie machen kaum noch müde. Zu diesen zählen z. B. Cetirizin oder Loratadin.

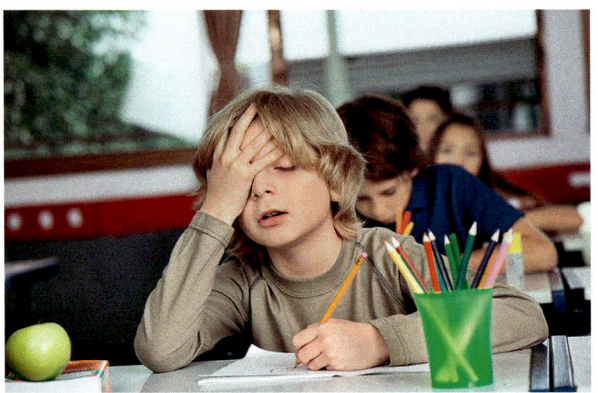 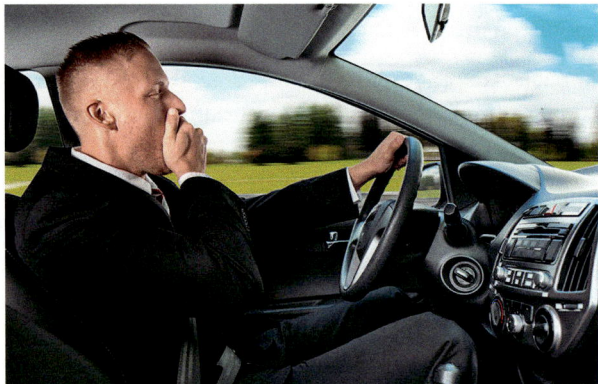

Bilder 1 und 2 Antihistaminika können müde machen und so beispielsweise die Fahrtüchtigkeit beeinflussen.

Mastzellstabilisatoren können bei inhalativer Anwendung die Atemwege reizen und Bronchospasmen auslösen.

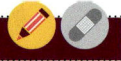

ARBEITSVORSCHLAG

Befragen Sie Menschen in Ihrem Lebensumfeld, Familienangehörige, Freunde, Mitlernende usw., nach ihren Erfahrungen mit verschiedenen Antiallergika. Von welchen unerwünschten Wirkungen wird Ihnen berichtet? Wie gehen die Betroffenen damit um? Tauschen Sie sich über die Ergebnisse Ihrer Befragung mit anderen Lernenden aus.

9.2.3 Pflegerische Konsequenzen

Im Vordergrund steht bei Menschen mit bekannten Allergien die Vermeidung von Allergenkontakten. Medikamentenunverträglichkeiten und Allergien werden im Anamnesegespräch mit dem Klienten erfasst. Sie müssen in der Dokumentation für alle am Behandlungsprozess Beteiligten deutlich erkennbar vermerkt sein und konsequent beachtet werden.

Klienten, die Medikamente mit erfahrungsgemäß hohem Allergiepotenzial einnehmen, sind besonders auf allergische Symptome zu beobachten. Insbesondere bei Antibiotika oder Kontrastmitteln muss sowohl bei der ersten als auch bei der zweiten Gabe mit möglichen Allergien gerechnet werden. Bei einigen Medikamenten ist bei parenteraler Gabe das Risiko für allergische Reaktionen erhöht.

Antibiotika → S. 122

erste und zweite Arzneimittelgabe → S. 19

Anaphylaktischer Schock = Notfall
Der anaphylaktische Schock ist die schwerste Form einer allergischen Reaktion. Der Körper toleriert den Wirkstoff überhaupt nicht und reagiert mit einer massiven, lebensbedrohlichen Abwehrreaktion.
Die Symptome Blutdruckabfall, Pulsanstieg und Atemnot können sich in kürzester Zeit bis zum Kreislaufstillstand verschlechtern, der Klient wird reanimationspflichtig. Die Zufuhr der Substanz muss in diesem Fall sofort unterbrochen und mit lebensrettenden Sofortmaßnahmen begonnen werden.

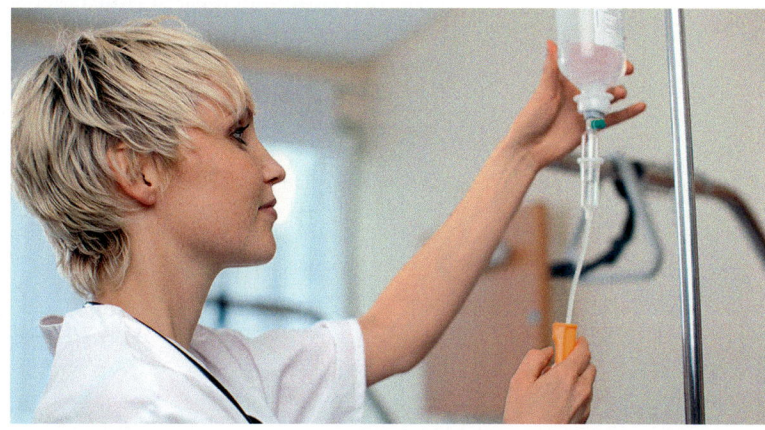

Bild 1 Bei parenteraler Gabe ist das Risiko einer allergischen Reaktion manchmal erhöht.

Handlungsbedarf erkennen: Antihistaminika

Notwendigkeit der Applikation

Anzeichen einer Allergie:
- Juckreiz mit Hautauschlag
- nach Insektenstichen als Gel
- Bindehautentzündungen (tränende Augen + Juckreiz)
- Rhinitis, geschwollene Nasenschleimhäute
- leichtes Kribbeln/Kratzen im Hals bei Lebensmittelallergie

Anzeichen für zu hohe Dosierung/UAW

- Müdigkeit
- Konzentrationsschwäche
- Schwindel

Anzeichen für zu niedrige Dosierung

- keine Besserung der allergischen Symptome

9.3 Immunsuppressiva

Immunsuppressiva
lat. suppressio = Unterdrückung
Medikamente, die die Abläufe des
Immunsystems unterdrücken

Immunsupressiva kommen zum Einsatz, wenn die Funktion des Immunsystems eingeschränkt werden soll. Dafür gibt es zwei mögliche Gründe:

- Die normale Funktion muss unterdrückt werden, z. B. nach Transplantationen, da sonst das Transplantat als „fremd" erkannt und abgestoßen würde.
- Eine Fehlfunktion muss unterdrückt werden, z. B. bei Autoimmunerkrankungen, da hier das eigene Gewebe als „fremd" erkannt und bekämpft wird.

Transplantation

Bei Transplantationen werden dem Klienten Gewebe oder ganze Organe einer fremden Person eingesetzt. Selbst wenn nach eingehender Testung ein Spenderorgan als passend eingestuft wird, bleibt es doch fremd. Das Immunsystem antwortet mit einer Abwehrreaktion, in diesem Falle einer sogenannten Abstoßung des fremden Gewebes. Dies ist natürlich fatal, da der Klient das Organ zum Überleben dringend braucht.

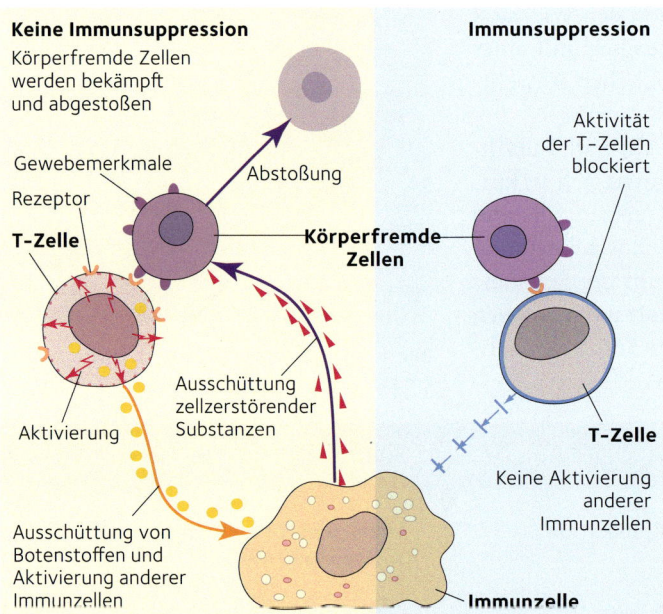

Bild 1 Abstoßungsreaktion nach Transplantation

Autoimmunerkrankung

Aus häufig noch nicht geklärten Gründen wird das Immunsystem gegen körpereigenes Gewebe aktiv. Daher werden diese Erkrankungen oft auch als Autoaggressionskrankheiten bezeichnet. Zu Erkrankungen, bei denen Autoimmunreaktionen eine Rolle spielen, zählen z. B. rheumatoide Arthritis, Diabetes mellitus Typ I, chronisch-entzündliche Darmerkrankungen und Multiple Sklerose.

ARBEITSVORSCHLAG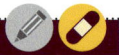

Befragen Sie einen Arzt nach dem Einsatz von Immunsuppressiva. Lassen Sie sich anhand von möglichst konkreten Fallschilderungen die unterschiedlichen Anwendungsgebiete erklären.

9.3.1 Wirkweise der Immunsuppressiva

Immunsuppressiva wirken entweder unspezifisch oder spezifisch auf bestimmte Anteile des Immunsystems. Sie können grob zusammengefasst werden in Substanzen,

- welche bereits die Zellbildung oder Zellreifung behindern (Zytostatika).
- die gebildete Zellen oder wesentliche Botenstoffe und Proteine „abfangen", sie binden und so unwirksam machen (monoklonale Antikörper).
- die eine Aktivierung der Immunzellen verhindern (klassische Immunsuppressiva).

Zytostatika → S. 172

monoklonale Antikörper → S. 101

Medikamenten-gruppe	Wirkstoff	Wirkung
Zytostatika	Methotrexat, z. B. MTX Hexal® Azathioprin, z. B. Imurek®	• schwächen das Immunsystem unspezifisch durch eine Schädigung der sich teilenden Lymphozyten und eine Knochenmarkschädigung; Folge: Blutbildungsstörung mit Mangel an weißen Blutzellen, z. B. Leukozyten/Granulozyten • kommen hauptsächlich in der Tumortherapie zum Einsatz, einige auch bei Autoimmunerkrankungen mit schwerem Verlauf, Azathioprin auch bei Abstoßungsreaktionen
Monoklonale Antikörper	Basiliximab, z. B. Simulect® Etanercept, z. B. Enbrel®	• richten sich als gentechnisch hergestellte Antikörper gegen Abwehrzellen, v. a. Lymphozyten, gegen Zytokine (Botenstoffe bei der Entzündungsreaktion) und andere Proteine, die für Entzündungs- oder Abwehrreaktionen wesentlich sind • kommen vor allem bei Autoimmunerkrankungen mit entzündlicher Komponente zum Einsatz
Klassische Immunsuppressiva	Ciclosporin, z. B. Sandimmun®	• hemmen die Aktivierung von T-Lymphozyten, teilweise auch von B-Lymphozyten, oder richten sich gegen bereits aktivierte Lymphozyten • die Bildung der Zellen im Knochenmark wird nicht beeinflusst, die Bildung und Funktion der Makrophagen ist ebenfalls nicht gestört, Bakterien können weiter abgewehrt werden • werden vor allem nach Transplantation eingesetzt

Tab. 1 Immunsuppressiva und ihre Wirkung

Glukokortikoide

Neben den in der Tabelle genannten Medikamentengruppen kommen auch die Glukokortikoide als Immunsuppressiva zum Einsatz, da sie direkt hemmend auf die Bildung von T-Lymphozyten wirken.

Durch ihre antiphlogistische Wirkung lindern sie die begleitenden entzündlichen Symptome bei vielen Autoimmunerkrankungen, z. B. bei rheumatoider Arthritis, sehr gut.

9.3.2 Unerwünschte Wirkungen und Wechselwirkungen

Da sich die einzelnen Immunsuppressiva chemisch sehr voneinander unterscheiden, ist auch ihr Profil an unerwünschten Wirkungen sehr verschieden. In Beipackzetteln oder mitgelieferten Pharmainformationen für Ärzte sind detaillierte Hinweise zu Indikationen und Nebenwirkungen zu finden. Die folgenden Informationen sind für die oben genannten Gruppen grob zusammengefasst und nicht vollständig.

> **HINWEIS**
>
> Bei allen eingesetzten Medikamenten sind die Klienten besonders infektionsgefährdet!

Zytostatika → S. 172

Zytostatika unterdrücken durch verschiedene Mechanismen die Teilung oder das Reifen von Zellen. Davon sind alle sich schnell teilenden Gewebe betroffen, vor allem das Knochenmark (Blutbildung) und alle Schleimhäute. Die **therapeutische Breite** der Zytostatika ist sehr gering, unerwünschte Wirkungen treten dosisabhängig auf, z. B.:

therapeutische Breite → S. 17

- Blutungen der Schleimhäute, Entzündungen der Schleimhäute, Durchfall
- verminderte Zellzahl der Leukozyten (Leukozytopenie) mit herabgesetzter Immunabwehr
- verminderte Zellzahl der Thrombozyten (Thrombozytopenie) mit Blutungsgefahr
- verminderte Zellzahl der Erythrozyten (Anämie) mit Müdigkeit, Schwäche usw. durch verminderte Sauerstoffaufnahmekapazität
- Übelkeit, Erbrechen
- Haarausfall

Viele Zytostatika zeigen zudem in hohen Dosierungen, wie sie in der Tumortherapie notwendig sind, eine Kardio-, Neuro-, Nieren-, Leber- und/oder Lungentoxizität.

Bei einem Einsatz als Immunsuppressiva sind Zytostatika jedoch häufig sehr viel geringer dosiert, sodass die eingesetzten Substanzen in der Regel auch langfristig recht gut vertragen werden.

Klassische Immunsuppressiva schädigen bei Langzeittherapie die Nieren und die Leber. Sie können kardiotoxische und neurotoxische Wirkungen hervorrufen. Weniger schwerwiegend sind Ödeme, erhöhter Blutzucker, Zahnfleischwucherungen und eine Zunahme der Körperbehaarung.

> **BEISPIEL**
>
> Frau Czerny ist 64 Jahre alt und hat vor fünf Jahren aufgrund einer Leberzirrhose eine Lebertransplantation erhalten. Seither muss sie u. a. Ciclosporin einnehmen. Dieses verträgt sie nicht besonders gut. Neben Kopfweh und Übelkeit klagt sie auch über ihre dicken Beine. Ihr Hausarzt hat zudem eine Hypertonie, eine Hypercholesterinämie sowie eine Hyperurikämie diagnsotiziert.

monoklonale Antikörper → S. 101

Monoklonale Antikörper zeigen als unerwünschte Wirkung vor allem eine Obstipation, Schmerzen, Ödeme und Bluthochdruck.

9.3.3 Pflegerische Konsequenzen

Auch im pflegerischen Kontext muss unterschieden werden zwischen einer Unterdrückung der Autoaggressionsreaktion des Immunsystems und der Unterdrückung einer normalen Abwehrreaktion.

Werden Immunsuppressiva bei Autoimmunerkrankungen verabreicht, ist die Infektanfälligkeit des Klienten zu beachten. Eine gute Beobachtung ist wesentlich, da die typischen Zeichen einer Entzündung oder Infektion durch die Medikamente unterdrückt sein können. Immunsuppressiv behandelte Klienten sind verstärkt gefährdet, in Pflegeeinrichtungen an ❙nosokomialen Infektionen zu erkranken. Es ist penibel auf die Hygienevorschriften zu achten.

nosokomiale Infektion
griech. nosokomeion = Krankenhaus
Infektion, die in einer medizinischen Einrichtung erworben wurde

Da die klassischen Immunsuppressiva und die monoklonalen Antikörper erst bei langfristiger Anwendung eine Wirkung zeigen, teilweise erst nach mehreren Wochen, ist eine stete Motivation sowie Bestärkung des Klienten in seiner ❙Therapieadhärenz wichtig.

Adhärenz ➜ S. 26

Erfolgt die immunsuppressive Therapie, um einer Abstoßungsreaktion vorzubeugen, sind die Klienten direkt nach Transplantation häufig ❙umkehrisoliert. Sie müssen vor Keimen der Umwelt geschützt werden. Pflegende tragen Schutzkleidung, die in einem Raum vor dem Klientenzimmer an- und abgelegt und entsorgt wird.

Umkehrisolation
Schutz des Klienten vor Keimen aus seiner Umwelt bzw. von seinen Mitmenschen im Gegensatz zur Standardisolation, bei der Mitmenschen vor den Keimen des Klienten geschützt werden

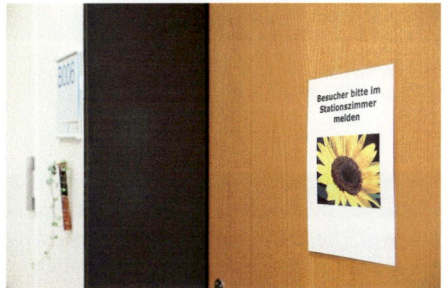 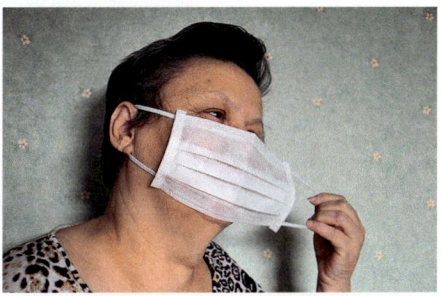

Bilder 1 und 2 Nach einer Transplantation müssen Betroffene vor Keimen aus der Umwelt geschützt werden.

HINWEIS 📌

Oft müssen transplantierte Menschen ein Leben lang Immunsuppressiva einnehmen und sich entsprechend vor gefährlichen Erregern schützen, z. B. während der Grippewelle im Winter.

Handlungsbedarf erkennen

Notwendigkeit der Applikation	Anzeichen für zu hohe Dosierung/UAW	Anzeichen für zu niedrige Dosierung
• strenge Indikationsstellung durch den Arzt	• Ödeme, Bluthochdruck, hoher Blutzucker, Zahnfleischbeschwerden	• Symptome der Autoimmunerkrankungen werden nicht gemildert
	• speziell Zytostatika: – Schleimhautentzündungen und -blutungen – Müdigkeit, Schwäche – Übelkeit Erbrechen	• Abstoßungsreaktionen bei Transplantation

Das Bundesinstitut für Impfstoffe und biomedizinische Arzneimittel ist nach Paul Ehrlich benannt. Informationen finden Sie auf der Homepage: www.pei.de

10 TUMOREN

Der deutsche Immunologe Paul Ehrlich (1854–1915) gilt als der Begründer der modernen Chemotherapie. Der Medizin-Nobelpreisträger von 1908 verstand darunter jedoch keineswegs Medikamente gegen Krebs, sondern chemische Substanzen (Wirkstoffe) gegen Infektionserreger. Ehrlichs Methode, natürliche Wirkstoffe gezielt auf ihre Effekte zu prüfen und ggf. synthetisch weiterzuentwickeln, wurde Anfang des 20. Jahrhunderts für die Entwicklung von Medikamenten gegen Krebs übernommen.

Für viele Menschen gilt die Chemotherapie als Inbegriff der Krebstherapie, auch wenn sie für nur wenige Betroffene die erste Option zum Beginn der Behandlung darstellt. Denn oftmals werden von einer Krebserkrankung betroffene Menschen zunächst operiert. Die Chemotherapie kommt zumeist eher ergänzend hinzu.

Onkologie
griech. onkos = Anschwellung;
logos = Lehre
Lehre von Entstehung, Diagnostik und Therapie bösartiger Tumorerkrankungen

Dennoch stellt die medikamentöse Tumortherapie im Rahmen der Systemtherapie (siehe Abb.) neben der chirurgischen Therapie, der Strahlentherapie und der symptomatischen Therapie eine weitere wichtige Säule in der ❘Onkologie dar, die je nach Behandlungswahl und Therapieausrichtung mit unterschiedlicher Zielsetzung ihre Anwendung findet.

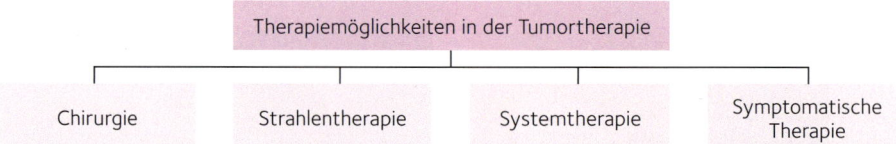

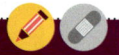

ARBEITSVORSCHLAG

Erinnern Sie sich an einen Praxiseinsatz, in dem Sie einen Klienten mit chemotherapeutischer Behandlung versorgt haben. Überlegen Sie, welche Ziele mit der durchgeführten Chemotherapie verfolgt wurden. Welche weiteren Ziele sind darüber hinaus denkbar? Halten Sie Ihre Überlegungen stichpunktartig fest.

Behandlungswahl

Liegen nach einer ausführlichen Tumordiagnostik alle wichtigen Befunde und Informationen vor, stellt sich die Frage, welche Ziele mit einer Chemotherapie im Einzelfall realistisch erreichbar sind. Für den behandelnden Onkologen sowie für den Klienten bedeutet das, die möglichen Vorteile gegenüber den zu erwartenden Nebenwirkungen und Langzeitfolgen im Sinne einer Kosten-Nutzen-Rechnung genau abzuwägen. Am Ende muss eine ❘gemeinsame Entscheidung stehen, die berücksichtigt, welche Risiken der Klient bereit ist, in Kauf zu nehmen.

Adhärenz ➜ S. 26

Die Tumortherapie wird je nach Erfordernis im Behandlungsverlauf unterschiedlich ausgerichtet.

- **Zur Heilung (kurativ):** Erstes Ziel der Krebsbehandlung ist eine kurative Tumortherapie, d. h. die vollständige Heilung durch die Zerstörung und Beseitigung aller Krebszellen. Wenn die Aussicht auf Heilung besonders hoch ist, raten Onkologen ihren Klienten unter Umständen auch zu aggressiven (Chemo-)Therapien, selbst wenn diese kurzfristig heftige Nebenwirkungen mit sich bringen und Langzeitfolgen zu befürchten sind. In einem solchen Fall wird davon ausgegangen, dass die Vorteile der Therapie für den Klienten größer sind als die damit einhergehenden Belastungen. „Der Nutzen ist größer als der Schaden!"

- **Zur Unterstützung einer operativen Therapie und/oder Strahlentherapie (adjuvant, neoadjuvant):** Die adjuvante Therapie begleitet eine kurative Behandlung oder schließt sich an sie an. Ziel ist es, mögliche, bisher aber noch nicht nachweisbare Mikrometastasen zu bekämpfen und somit die Wahrscheinlichkeit eines Rezidivs zu senken (Absicherung des Behandlungserfolgs). Die neoadjuvante Therapie geht einer kurativen Therapie voraus. Ziel ist es, die Tumorgröße zu reduzieren, um eine verbesserte Ausgangssituation für die operative Behandlung zu erreichen oder diese erst zu ermöglichen. Man spricht in diesem Zusammenhang auch vom ❙ „Downstaging" einer Tumorerkrankung.

- **Bei infauster Prognose zur Steigerung und Erhaltung der Lebensqualität (palliativ):** Die palliative Therapie ist ein wichtiger Bestandteil der Behandlung fortgeschrittener Tumorerkrankungen. Sie wird durchgeführt um das Fortschreiten der Erkrankung aufzuhalten oder zumindest zu verlangsamen. Ziel ist die Verbesserung der Lebensqualität des Klienten. Die Therapie sollte so ausgerichtet werden, dass ihre Nebenwirkungen nicht belastender sind, als es die Symptome und Folgen der unbehandelten Erkrankung wären.

Downstaging
engl. down = hinunter; staging = Gerüst, Bühne, Stadium; Tumorstaging = Einstufung einer Krebsgeschwulst in Bezug auf den Grad ihrer Bösartigkeit (bes. Größe und Infiltration)
„Herunterstufen" der Bösartigkeit, präoperative therapeutische Verbesserung des Tumorstagings zur Schaffung einer verbesserten Ausgangssituation für die Operation

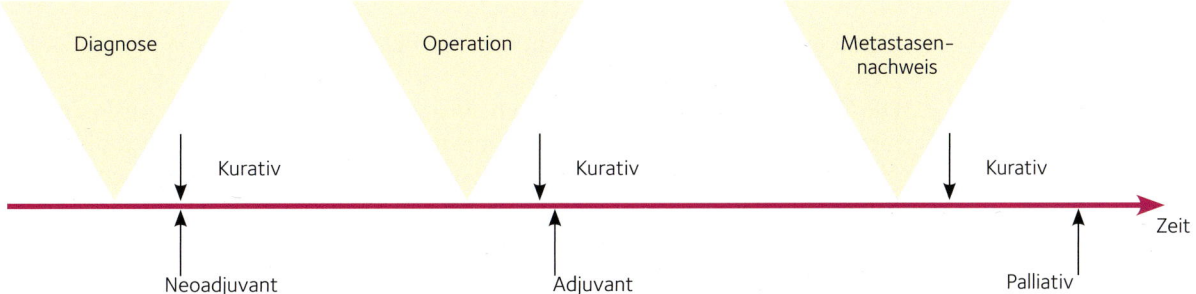

Bild 1 Verschiedene Ausrichtungen der Tumortherapie im Behandlungsablauf. Die kurative Tumortherapie kann zu unterschiedlichen Zeitpunkten, auch wiederholt, erfolgen.

10.1 Zytostatika

Zytostatikum
lat. cytus = Zelle; griech. statikos =
zum Stillstehen bringend
Substanz, die die Entwicklung und
Vermehrung schnell wachsender
Zellen hemmt

Als wichtigste Behandlungsform der Systemtherapie gelten ▎Zytostatika (synonym Antineoplastika). Hier wurden besonders in den letzten Jahrzehnten große Fortschritte erzielt, sodass heute eine Vielzahl von sehr differenzierten Medikamenten, sogenannte antineoplastische Chemotherapeutika (Zytostatika), zur Therapie von bösartigen (malignen) Tumoren zur Verfügung steht.

10.1.1 Wirkweise der Zytostatika

Die Entstehung eines malignen Tumors ist auf Störungen im genetischen Programm einer Zelle zurückzuführen. Kurz zusammengefasst werden bestimmte Gene und ihre Produkte durch Mutationen so verändert, dass wachstumsregulierende Prozesse der Zelle gestört werden und eine unkontrollierte Vermehrung beginnt. Über viele Jahre und Jahrzehnte kommt es so zur Krebsentstehung. Vier Klassen von Genen spielen in der Krebsentstehung eine zentrale Rolle:

- **Protoonkogene** regulieren die Proliferation und die Differenzierung von Zellen. Werden die Protoonkogene durch Mutationen gestört, entstehen Onkogene, die durch spezielle Eiweiße (Onkoproteine) die Zellteilung stimulieren.
- **Tumorsuppressorgene** haben eine wachstumshemmende Wirkung. Sie werden daher auch als Anti-Onkogene bezeichnet. Mutationen der Tumorsuppressorgene inaktivieren die Wachstumshemmung und bedingen dadurch den Verlust der Wachstumskontrolle.
- **Apoptose-regulierende Gene** steuern den programmierten Zelltod (Apoptose). Sie halten das Gleichgewicht zwischen der Vermehrung und dem Absterben von Zellen im gesunden Organismus aufrecht. Mutationen dieser Gene können zu Störungen im „Selbstmordprogramm" der Zelle führen.
- **DNA-Reperaturgene** sind für die Reparatur genetischer Defekte im gesunden Organismus zuständig. Durch Mutationen wird dieser Mechanismus gestört. Als Folge können gehäuft Basenfehlpaarungen auftreten.

Damit ein Tumor entstehen kann, müssen mehrere Mutationen in den genannten Genen die gleiche Zelle treffen.

Die Krebsentstehung geht immer von einer einzelnen Zelle aus. Als Auslöser kommen krebserzeugende Stoffe (Karzinogene), wie z. B. Chemikalien, ionisierende Strahlung und bestimmte Viren (Onkovieren), aber auch angeborene genetische Faktoren in Betracht.

Durch Zellteilung kommt es zur Vermehrung der veränderten Zelle. Verschiedene Faktoren tragen zudem dazu bei, dass die veränderten Zellen einen Wachstumsvorteil bekommen.

Weitere Veränderungen der DNA führen schließlich zur malignen Entartung.

Je nachdem, welche Körperzellen sich zu Tumorzellen verändern, entstehen verschiedene Krankheiten mit ganz unterschiedlichen Verläufen und Therapieoptionen.

Zytostatika richten sich vornehmlich gegen die Erbsubstanz von Zellen, die sich in der Vermehrungsphase bzw. der Zellteilung befinden. Im Unterschied zur Operation – der chirurgischen Therapie – und zur Strahlentherapie ermöglicht die Chemotherapie eine systemische Wirkung. Das heißt, die als Tabletten, Injektionen oder Infusionen verabreichten Wirkstoffe verteilen sich im gesamten Körper und können dadurch potenzielle, verstreute Tumorzellen erreichen und vernichten.

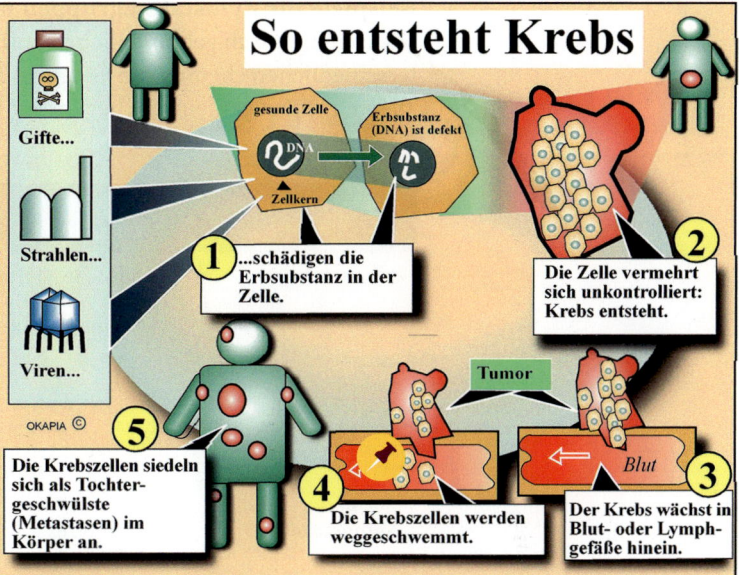

Bild 1 Tumorentstehung

> **HINWEIS**
>
> Das Gehirn kann aufgrund der sogenannten „Blut-Hirn-Schranke" nur von ganz bestimmten Zytostatika erreicht werden.

Dies ist ein besonderer Vorteil gegenüber den nur lokal wirkenden Therapieformen (Operation und Bestrahlung), da Metastasen (Tochtergeschwülste), die sich im Verlauf der Erkrankung gebildet haben, durch diese Art der Therapie zerstört werden können. Eine besondere Relevanz hat die Chemotherapie zudem im Frühstadium der Krebserkrankung. Hier wird sie häufig unterstützend zu anderen Verfahren eingesetzt (❙adjuvant/neoadjuvant). Eine weitere Möglichkeit bietet die lokale Chemotherapie, bei der das Medikament direkt am oder im Tumorgewebe seine Wirkung entfalten kann.

adjuvante und neoadjuvante Therapie → S. 171

In der Onkologie stehen mehr als 50 zellteilungshemmende Medikamente (Zytostatika) zur Verfügung. Die verschiedenen Wirkstoffklassen greifen die Krebszellen in ganz unterschiedlichen Phasen des Zellzyklus an, weshalb bei der Behandlung häufig mehrere Substanzen miteinander kombiniert werden (Kombinations-Chemotherapie), um so viele Tumorzellen wie möglich zu erreichen.

> **HINWEIS**
>
> Ziel der Kombination mehrerer Zytostatika ist es, den Behandlungserfolg bei gleichzeitig möglichst geringen Nebenwirkungen zu optimieren.

Eine besondere Form der Chemotherapie ist die sogenannte Hochdosischemotherapie, bei der das erkrankte Knochenmark, z. B. bei Leukämie, mit einer besonders intensiven Chemotherapie zerstört wird. Im Anschluss an diese Konditionierung des Knochenmarks werden gesunde blutbildende Stammzellen zurücktransplantiert. Diese sollen sich im Knochenmark ansiedeln, vermehren und so zu einer Heilung der Erkrankung führen.

Beispiele für Zytostatikagruppen und deren Wirkung

Die therapeutisch gebräuchlichen antineoplastischen Substanzen gehören ganz unterschiedlichen chemischen Gruppen an. Die zellwachstumshemmende Wirkung ist allen Gruppen gemein. Sie beruht auf unterschiedlichen Eingriffen in den Zellstoffwechsel:

Zytostatikagruppen	Beispiele für Wirkstoffe	Wirkung
Alkylanzien	Busulfan, Carmustin, Cyclophosphamid	Alkylanzien verbinden sich mit dem genetischen Material (DNA) des Zellkerns. Dadurch werden die Stränge eng miteinander vernetzt oder auseinandergebrochen, was dazu führt, dass die Weitergabe der Erbinformation und Eiweißsynthese bei der Zellteilung verhindert wird. Alkylanzien sind während des gesamten Zellzyklus zytotoxisch wirksam.
Antimetabolite	Methotrexat, 5-Fluorouracil, Gemcitabin, Capecitabin	Antimetabolite sind körpereigenen Stoffwechselbausteinen (Metaboliten) sehr ähnlich. Daher können sie als „Gegenspieler" körpereigene Stoffwechselbausteine aus ihren Bindungsstellen an Enzymen verdrängen. Die Synthese von DNA und RNA wird so blockiert, die Zellteilung wird unterbrochen.
Anthrazykline (Antitumorantibiotika)	Doxorubicin, Epirubicin	Anthrazykline werden aus Bakterien gewonnen. Sie stören den Aufbau von DNA und RNA im Zellkern. Ähnlich wie herkömmliche Antibiotika sind die sogenannten „Antitumorantibiotika" dazu in der Lage, die Erbsubstanz auseinanderzubrechen und die Zellmembran zu verändern. Anthrazykline wirken daher auch außerhalb der Zellteilungsphase. Sie sind besonders effektiv, aber auch besonders nebenwirkungsreich.
Topoisomerasehemmer	Etoposid, Teniposid, Irinotecan, Topotecan	Topoisomerasehemmer hemmen die Wirkung von Enzymen, die als Topoisomerasen bezeichnet werden, und blockieren so die Entspiralisierung der DNA. Die Zellen werden in der Folge durch Apoptose vernichtet. Da viele Tumorzellen einen hohen Gehalt an Topoisomerase besitzen, sind die Topoisomerasehemmer in diesem Fall sehr effektiv.

Tab. 1 Zytostatikagruppen mit Beispielen für Wirkstoffe und Wirkweisen

Mitosehemmer (auch Spindelgifte genannt)

Mitosehemmer hemmen die Zellteilung durch Blockade des Spindelapparates: Die sogenannten Zellspindeln sind besondere Eiweißstrukturen (Mikrotubuli), die bei der Zellteilung die verdoppelte Erbsubstanz auseinanderziehen und auf beide Tochterzellen verteilen.

Gruppe	Beispiele für Wirkstoffe	Wirkung
Taxane	Paclitaxel, Docetaxel	Taxane werden aus Eibenrinde gewonnen und gehören daher zu den pflanzlichen Zytostatika. Sie wirken in den Zellen an den Mikrotubuli, die dafür sorgen, dass bei der Zellteilung die Erbanlagen gleichmäßig an beide Tochterzellen verteilt werden. Taxane versteifen die Fäden der Mikrotubuli und halten so die Zellteilung auf.
Vinca-Alkaloide	Vinblastin, Vincristin, Vindesin	Vinca-Alkaloide werden aus Immergrün gewonnen und zählen zu den pflanzlichen Zytostatika. Sie wirken ebenfalls an den Mikrotubuli und hemmen dadurch die Zellteilungsprozesse.

Tab. 1 Mitosehemmer (Untergruppe der Zytostatika)

Eine Chemotherapie wird in Intervallen, sogenannten Zyklen, durchgeführt. In einem Zyklus werden die Zytostatika an einem oder mehreren Tagen nacheinander verabreicht. Es schließt sich eine Behandlungspause von mehreren Tagen, Wochen oder Monaten an. Ziel der Behandlungspausen ist es, dem Körper die Möglichkeit zu geben, angegriffenes „normales" Körpergewebe zu regenerieren.

Verschiedene Zytostatika haben eine phasenspezifische Wirkung. Das heißt, sie wirken nur auf die Zellen, die sich zum Zeitpunkt der Applikation in einer ganz bestimmten Phase des Zellzyklus befinden. Andere Zytostatika besitzen eine phasenunspezifische Wirkung. Sie wirken unabhängig vom Zellzyklus während aller Phasen.

HINWEIS

Bei phasenspezifischen Zytostatika sind Rhythmus und Dauer der Applikation für den Therapieerfolg wichtiger als die Gesamtdosis.

Es ist daher besonders wichtig, sich bei der Durchführung der Chemotherapie streng an die sogennannten Chemotherapieprotokolle (Therapieschemata) zu halten. Im Schnitt wird eine Chemotherapie in vier bis sechs Zyklen durchgeführt. Auf diese Weise werden auch Tumorzellen erfasst, die sich während des vorangegangenen Zyklus gerade nicht in der Teilungsphase befunden haben, d. h. die praktisch nicht angreifbar waren.

BEISPIEL

Frau Römer ist an Brustkrebs erkrankt. Zur adjuvanten Chemotherapie soll sie sechs Zyklen in einem jeweils dreiwöchigen Abstand des sogenannten **TAC**-Schemas erhalten:
- Docetaxel (z. B. **T**axotere®) 75 mg/m² KO
- Doxorubicin (**A**driamycin) 50 mg/m² KO
- **C**yclophosphamid 500 mg/m² KO

KO
Abk. für Körperoberfläche

10.1.2 Unerwünschte Wirkungen und Wechselwirkungen

Die zellschädigende Wirkung der Zytostatika betrifft nicht nur die Krebszellen, sondern auch gesunde Zellen, die sich natürlicherweise schnell teilen, z. B. Zellen der Haarwurzeln, der Schleimhaut und des Knochenmarks. Als Folge können Störungen im Verdauungstrakt, wie Entzündungen der Mundschleimhaut, Übelkeit, Erbrechen, Appetitlosigkeit, Durchfall und Bauchschmerzen, auftreten. Auch Veränderungen der Blutwerte (Anämie, Leukozytopenie, Thrombozytopenie) sind aufgrund möglicher Knochenmarksschäden nicht selten. Haarausfall, chronische Müdigkeit (Fatigue), Konzentrationsstörungen, Beeinträchtigungen des Gedächtnisses, Störungen im Menstruationszyklus bei der Frau, Schädigung der Keimdrüsen mit Folgen für die Fortpflanzungsfähigkeit bei Männern und Frauen sowie ein erhöhtes Risiko für weitere Krebserkrankungen sind als weitere Nebenwirkungen der Zytostatikatherapie bekannt.

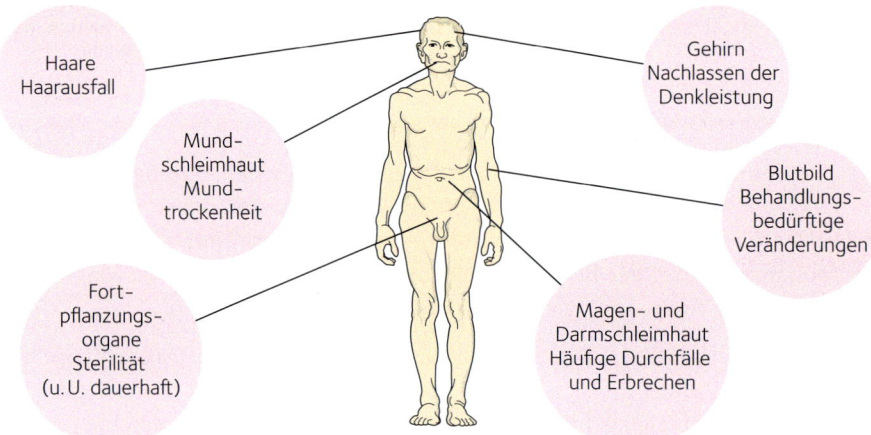

Bild 1 Unerwünschte Wirkungen der Zytostatikatherapie

Zytostatikabedingte Nebenwirkungen können innerhalb weniger Stunden oder Tage, manchmal aber auch erst Monate oder Jahre nach dem Behandlungsbeginn auftreten. Welche Nebenwirkungen auftreten und wie stark sich diese äußern, ist davon abhängig, welche Zytostatika in welcher Dosierung eingesetzt werden und wie lange die Behandlung dauert. Daneben spielt auch der Allgemeinzustand bzw. die gesundheitliche Verfassung des Klienten eine Rolle. Viele Nebenwirkungen können durch geeignete begleitende Maßnahmen im Rahmen der ▌Supportivtherapie verhindert oder gelindert werden.

Supportivtherapie
engl. support = Unterstützung unterstützende Verfahren, die nicht primär der Heilung einer Erkrankung dienen

therapeutische Breite ➔ *S. 17*

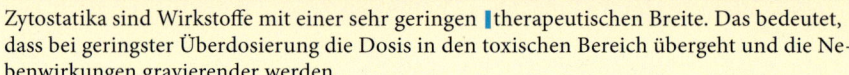

> **HINWEIS**
>
> Zytostatika sind Wirkstoffe mit einer sehr geringen ▌therapeutischen Breite. Das bedeutet, dass bei geringster Überdosierung die Dosis in den toxischen Bereich übergeht und die Nebenwirkungen gravierender werden.

Resistenzen
Tumorzellen können gegenüber dem Zytostatikum resistent sein oder im Verlauf der Therapie Resistenzen entwickeln. Dabei kommt es häufig zur sogenannten ▌Multidrug-Resistenz, bei der die Resistenz gegenüber einer Vielzahl von Zytostatika besteht. In einem solchen Fall kommt es zum Therapieversagen und dem Fortschreiten der Tumorerkrankung.

Multidrug
lat. multi = viel; engl. drug = Droge, Arznei

10.1.3 Pflegerische Konsequenzen

Eigenschutz

Zytostatika besitzen karzinogene (krebsauslösende), mutagene (erbgutschädigende) und teratogene (fruchtschädigende) Eigenschaften. Anders als bei herkömmlichen Giftstoffen lässt sich jedoch keine Höchstgrenze für den Kontakt mit Zytostatika festmachen. Es gilt daher, die Inhalation und Hautresorption von Stäuben und Aerosolen dieser Substanzen möglichst gänzlich zu vermeiden! Aus diesem Grund wird heute in vielen Einrichtungen die Zytostatikazubereitung nicht mehr von den Pflegenden übernommen, sondern findet unter besonderen Schutzmöglichkeiten zentral in der Apotheke statt.

HINWEIS

Zytostatika sind zytotoxische Substanzen, die als Gefahrstoffe der |CMR-Kategorie zuzuordnen sind.

Auch der Gesetzgeber stellt zum Schutz der Gesundheit besondere Anforderungen an das mit Zytostatika umgehende Personal. Die besonderen Vorsichtmaßnahmen müssen laut Gefahrstoffverordnung (§ 14) in einer Betriebsanweisung festgelegt sein. Generell ist von Pflegenden bei der Applikation von Zytostatika eine große Sorgfalt gefordert, um sich selbst und andere nicht zu gefährden.

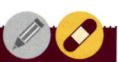

ARBEITSVORSCHLAG

Informieren Sie sich in Ihrer Einrichtung über die Betriebsanweisung zum sicheren Umgang mit Zytostatika. Sprechen Sie bei Fragen und Unklarheiten mit Ihrer Praxisanleitung.

Nicht nur bei der Vorbereitung, Applikation und |Entsorgung von Zytostatika sind Pflegende potenziellen Gefahren durch die Kontamination mit Zytostatikarückständen ausgesetzt. Auch bei der Körperpflege des Klienten ist Vorsicht geboten, da Erbrochenes und andere Ausscheidungsprodukte des Klienten Zytostatika enthalten.

Paravasatbedingte Gewebeschäden bei der Zytostatika-Applikation vermeiden

Die häufigste Ursache für ein |Paravasat ist eine unkorrekte Lage der Injektionsnadel. Dadurch kommt es zum Austritt der Injektions- oder Infusionsflüssigkeit in das umliegende Gewebe. Die Folgen sind entzündliche Schwellungen, Ödeme sowie Ulzerationen bis hin zu schweren Gewebsnekrosen. Um den Schaden für das Gewebe so gering wie möglich zu halten, ist schnelles Handeln erforderlich. Die laufende Injektion/Infusion ist sofort zu stoppen. Danach muss unverzüglich ein Arzt verständigt werden, der über das weitere Vorgehen entscheidet.

Handlungsbedarf erkennen

Im Unterschied zu anderen Arzneimitteltherapien lässt sich eine Über- oder Unterdosierung von Zytostatika durch die pflegerische Beobachtung kaum erkennen. Eine |allgemeine Übersicht zu Beobachtungen bei Arzneimitteln zur Tumortherapie findet sich am Ende des Kapitels.

CMR-Kategorie
Medikamente, die kanzerogen, mutagen, reproduktionstoxisch wirken

Die Berufsgenossenschaft für Gesundheitsdienst und Wohlfahrtspflege (BGW) hat in einer Broschüre Informationen zur sicheren Handhabung von Zytostatika veröffentlicht. Diese finden Sie hier:
www.bgw-online.de/SharedDocs/Downloads/DE/Medientypen/bgw-themen/M620_Zytostatika_im_Gesundheitsdienst_Download.pdf;jsessionid=9B252C0A271CC828C03D8E017320346E.live1?__blob=publicationFile

Entsorgung von Zytostatika → S. 49

Paravasat
griech. para = neben, bei; lat. vasal = Blutgefäß
neben ein Blutgefäß gelangte Injektionsflüssigkeit

Übersicht Beobachtungen bei Tumortherapie → S. 183

10.2 Hormone

Auch Hormone können das Wachstum von Tumoren beeinflussen. Wird die Bildung der beeinflussenden Hormone im Rahmen einer systemischen Tumortherapie gebremst, sprechen Onkologen von Hormontherapie oder endokriner Therapie. Treffender wäre jedoch der Begriff „Antihormontherapie", um zu verdeutlichen, dass das entsprechende Hormon entzogen und eben nicht ersetzt wird, wie fälschlicherweise angenommen werden könnte.

10.2.1 Wirkweise der (Anti-)Hormontherapie

Hormone sind als „Informationsübermittler" zwischen Zellen und Geweben daran beteiligt, viele wichtige Vorgänge im Körper, u. a. den Blutzuckerspiegel, die Fortpflanzung und das Wachstum, zu steuern und zu regulieren. Welche Zellen auf das entsprechende hormonelle Signal reagieren, ist von den spezialisierten Empfängermolekülen, den Hormonrezeptoren, abhängig. Hormon und Rezeptor verhalten sich wie Schlüssel und Schloss. Das bedeutet auch, dass nicht jedes Hormon an einen Rezeptor binden kann. Durch die Rezeptoren sind verschiedene Gewebe ihren jeweiligen Aufgaben entsprechend spezialisiert. Sie reagieren normalerweise nur auf die Signale der Hormone, die für ihre Funktion wichtig sind.

Sensible Zellhülle

Von den Billionen Zellen im menschlichen Körper haben die meisten spezielle Aufgaben: Einige produzieren Hormone, andere bilden Muskelmasse, speichern Fett und vieles mehr. Damit unser Körper als Ganzes funktioniert, müssen unsere Zellen im Einklang arbeiten und daher miteinander kommunizieren. Die Nobelpreisträger Robert Lefkowitz und Brian Kobilka haben erforscht, wie das geht: Sie untersuchten bestimmte Andockstellen (G-Protein-gekoppelte Rezeptoren) auf der Zellmembran, die wahrnehmen können, was in ihrer Umgebung passiert.

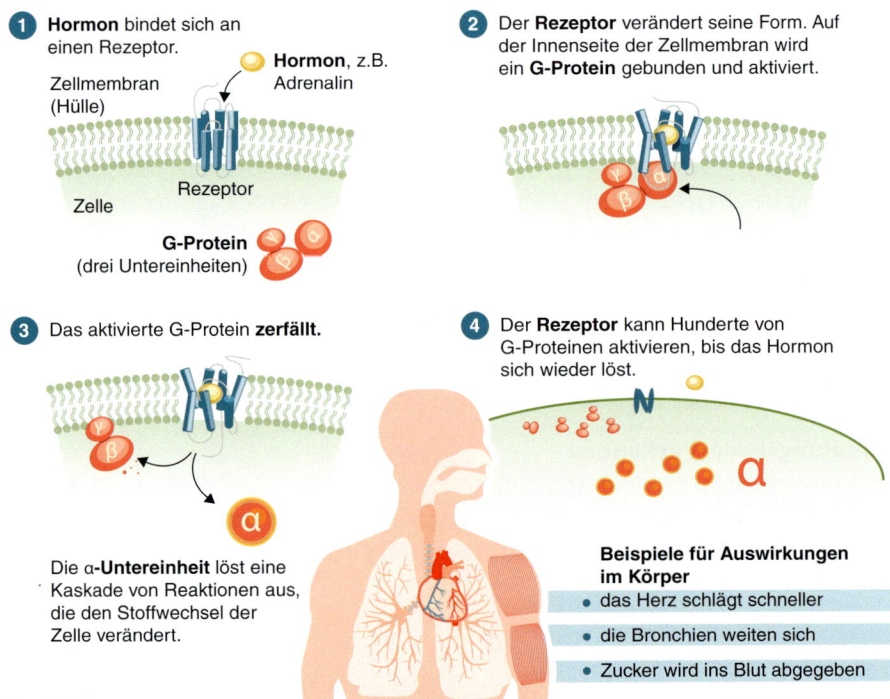

1 **Hormon** bindet sich an einen Rezeptor.

Hormon, z.B. Adrenalin

Zellmembran (Hülle)

Rezeptor

Zelle

G-Protein (drei Untereinheiten)

2 Der **Rezeptor** verändert seine Form. Auf der Innenseite der Zellmembran wird ein **G-Protein** gebunden und aktiviert.

3 Das aktivierte G-Protein **zerfällt**.

Die α-**Untereinheit** löst eine Kaskade von Reaktionen aus, die den Stoffwechsel der Zelle verändert.

4 Der **Rezeptor** kann Hunderte von G-Proteinen aktivieren, bis das Hormon sich wieder löst.

Beispiele für Auswirkungen im Körper
- das Herz schlägt schneller
- die Bronchien weiten sich
- Zucker wird ins Blut abgegeben

dpa·17567

Quelle: Nobel-Komitee

Bild 1 Hormone übermitteln Informationen.

Auch manche Tumoren, die sich aus hormonempfindlichem Gewebe entwickelt haben, wachsen unter dem Einfluss von körpereigenen Hormonen. Sie weisen häufig die gleichen typischen Hormonrezeptoren auf. Vor allem dann, wenn die Hormone auch das Wachstum des Gewebes steuern, ist dies von besonderer Relevanz. Hormonabhängige Tumoren wachsen dann unter dem Einfluss der hormonellen Botenstoffe immer weiter. Diese Abhängigkeit der Krebszellen ist der Ansatzpunkt der (Anti-)Hormontherapie. Körpereigene Hormone werden ausgeschaltet, um somit die Ausbreitung eines hormonabhängigen Tumors zu hemmen.

Die häufigsten hormonabhängigen Tumoren sind:

- Mammakarzinom der weiblichen Brust (gestagen- und östrogenabhängig; teilweise androgenabhängig)
- Endometriumkarzinom der Gebärmutterschleimhaut (gestagen- und östrogenabhängig)
- Prostatakarzinom (androgenabhängig)
- Tumoren des lymphatischen Gewebes (kortisolabhängig)

Verschiedene Ansatzpunkte führen zu einer antihormonellen Wirkung:

Ziel	Hormone werden nicht mehr produziert	Hormone gelangen nicht mehr in die Zelle
Verfahren	<ul><li>Hormonproduzierende Drüsen werden operativ entfernt.</li><li>Medikamente greifen gezielt in den hormonellen Regelgreis ein und hemmen so die Hormonproduktion.</li><li>Medikamente blockieren direkt die für die Hormonproduktion notwendigen Stoffwechselvorgänge.</li></ul>	<ul><li>Rezeptoren der Tumorzellen werden durch Medikamente gezielt blockiert. Die Hormonbindung wird so gehemmt.</li></ul>

Tab.1 (Anti-)Hormontherapie

HINWEIS

Ziel der Hormontherapie ist es, den Spiegel derjenigen Hormone zu senken, die das Wachstum des Tumors fördern.

BEISPIEL

Frau Goczinski wurde ein Tumor in ihrer Brust operativ entfernt. Zur adjuvanten Therapie nimmt sie nun täglich eine Tablette mit dem Wirkstoff Tamoxifen ein. Dieser Wirkstoff besetzt die Östrogenrezeptoren des Tumors und blockiert damit die Wirkung der Geschlechtshormone. Die östrogenabhängigen Krebszellen können sich somit seltener teilen.

10.2.2 Unerwünschte Wirkungen und Wechselwirkung

Verglichen mit einer Zytostatikatherapie ist die Hormontherapie nebenwirkungsarm, da sie sich nicht gegen gesundes Gewebe richtet. Trotzdem ist auch diese Behandlung nicht völlig frei von unerwünschten Wirkungen. Die möglichen Nebenwirkungen hängen sehr stark von der individuellen Situation, der jeweiligen Krebsart und dem verwendeten Medikament ab. Generell gilt: Welche unerwünschten Wirkungen auftreten, ist eng mit der Funktion des natürlichen Hormons verknüpft, dessen Wirkung durch die Therapie blockiert oder aufgehoben werden soll.

10.2.3 Pflegerische Konsequenzen

Unterstützung in Bezug auf Sexualität
Durch die (Anti-)Hormontherapie wird auf drastische Weise in den Hormonhaushalt eingegriffen. Insbesondere die operative Entfernung der hormonproduzierenden Drüse ist für viele Klienten (Frauen und Männer) ein sehr einschneidendes Erlebnis.

Frauen und Männer müssen mit den verschiedensten Problemen des Hormonentzuges umgehen lernen. Alle Hormontherapien können die Sexualität im Sinne einer Verminderung oder Steigerung der ▌Libido beeinflussen. Zudem kann es zu ▌erektilen Dysfunktionen, Störungen im Menstruationszyklus und bei der Bildung von Sperma (Spermagenese) kommen. Somit ist auch die Familienplanung, zumindest für den Zeitraum der Behandlung oder sogar lebenslang, stark beeinträchtigt wenn nicht unmöglich.

Wieweit die Pflegenden ihre Klienten bei Störungen in der Sexualsphäre helfen können, ist von verschiedenen Faktoren abhängig, insbesondere von

- der Kenntnis über die durchgeführte bzw. angewandte Therapie und ihre Folgen.
- dem Wissen über die ethischen und religiösen Einstellungen des Klienten.
- dem zur Verfügung stehenden Zeitkontingent.
- der Beziehung zur eigenen Sexualität.

Grundsätzlich ist die Bedeutung sexueller Fragen bei allen Menschen unterschiedlich stark ausgeprägt. Dementsprechend müssen sich die Pflegenden dem betroffenen Menschen sehr individuell annähern und möglichst unvoreingenommen agieren. Ob ein Klient sich auf ein Gespräch mit Pflegenden einlassen kann oder möchte, ist daher nicht vorherzusehen. Dies hängt letztlich von den individuellen Bedürfnissen und dem Leidensdruck des Betroffenen ab. Für die Pflegenden bedeutet das, dass sie diese Thematik nicht von sich aus ansprechen müssen. Ziel sollte es sein, dem Klienten den Eindruck zu vermitteln, dass seine Störungen und Probleme nachvollziehbar sind, dass sie respektiert werden und das seitens der Pflegenden Gesprächsbereitschaft besteht, wenn der Klient bereit dazu ist.

Handlungsbedarf erkennen
Im Unterschied zu anderen Arzneimitteltherapien lässt sich eine Über- oder Unterdosierung von Hormontherapeutika durch die pflegerische Beobachtung kaum erkennen. Eine ▌allgemeine Übersicht zu Beobachtungen bei Arzneimitteln zur Tumortherapie findet sich am Ende des Kapitels.

Libido
lat. = Begehren, Begierde
Sexualtrieb, sexuelle Lust

erektile Dysfunktion
lat. erigere = aufrichten
Unvermögen, eine Erektion zu erreichen

Übersicht Beobachtungen bei Tumortherapie ➜ *S. 183*

10.3 Immuntherapeutika

Seit mehr als Hundert Jahren wird versucht, Krebs mit immunologischen Methoden zu therapieren. Versuche zeigten, dass es möglich ist, eine Immunreaktion auf Tumoren auszulösen. Leider jedoch sind diese Reaktionen oft nicht stark genug, um als eigenständige Therapiemethode erfolgreich zu wirken. Immunologisch wirksame Arzneimittel werden heute deshalb mit der Zytostatikatherapie oder mit anderen Behandlungsmethoden kombiniert. Immunologische Behandlungsmethoden kommen jedoch nicht bei allen Tumorarten zur Anwendung, denn für viele Krebsarten steht diese Methode einfach nicht zur Verfügung.

10.3.1 Wirkweise der Immuntherapeutika

Im Wesentlichen werden monoklonale ❚Antikörper und Zytokine unterschieden.

Monoklonale Antikörper

An der Oberfläche von Tumorzellen befinden sich bestimmte Antigene. Diese Tumorantigene sind spezielle Proteine, die nur von Tumorzellen und nicht von normalen Körperzellen gebildet und häufig auf der Zelloberfläche präsentiert werden. ❚Monoklonale Antikörper können eingesetzt werden, um diese Tumorantigene aufzuspüren, an sie zu binden und damit immunologische Prozesse zu aktivieren, die zur Zerstörung von Tumorzellen führen. Je nach Medikament werden die Tumorzellen zerstört durch

- abwehren: Antikörperbindung an der Tumorzelle führt zu einer Immunreaktion;
- blockieren: Antikörper blockieren wichtige Wachstumssignale der Tumorzelle;
- aushungern: bestimmte Antikörper unterdrücken die Bildung von Blutgefäßen, die den Tumor versorgen;
- vergiften: Zellgifte werden durch Antikörper gezielt in das Tumorgewebe transportiert.

Zytokine

❚Zytokine sind Zellhormone. Sie wirken als Botenstoffe des Immunsystems und haben eine immunmodulierende, eine antiproliferative und eine zytotoxische Wirkung. Auch in der Krebstherapie kommen Zytokine zur Anwendung. Sie haben allerdings die anfangs in sie gesetzten Hoffnungen auf einen „Durchbruch" in der Krebstherapie nicht erfüllt.

> **HINWEIS**
>
> Die Therapie mit Antikörpern gehört zu den sogenannten „targeted therapies" (zielgerichtete Krebstherapien). Die targeted therapy ist eine relativ neue und junge Therapieform. Die dort verwendeten Wirkstoffe sind auf biologische Eigenschaften des Tumors ausgerichtet und setzen an verschiedenen Vorgängen auf der Zellebene an, die eine zentrale Rolle beim Tumorwachstum spielen.

Antikörper
Y-förmige Eiweißmoleküle. Man nennt diese Proteine auch Immunglobuline.

Monoklonale Antikörper ➔ *S. 167*

Zytokine ➔ *S. 167*

Das Deutsche Krebsforschungszentrum informiert zur zielgerichteten Krebstherapie (targeted therapy): www.krebsinformationsdienst.de/behandlung/moderne-krebstherapien.php

10.3.2 Unerwünschte Wirkungen und Wechselwirkungen

Zytokine sind nicht frei von Nebenwirkungen, obwohl es sich um körpereigene Substanzen handelt. Jeder Klient reagiert allerdings individuell auf die Medikamente. Wie schwer ein Klient beeinträchtigt wird, hängt zudem von der Dosis ab.

Am häufigsten treten grippeartige Symptome auf. Darüber hinaus kann es auch zentralnervösen Beeinträchtigungen kommen, wie beispielsweise Depressionen, Konzentrationsstörungen und Gedächtnisschwäche.

Die unerwünschten Wirkungen verschwinden nach Absetzen der Medikamente wieder.

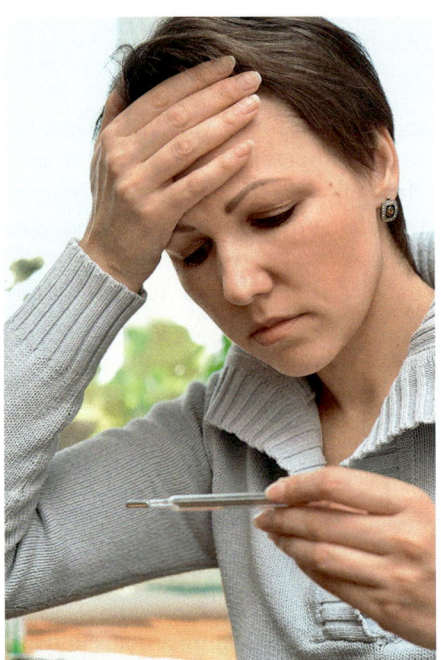 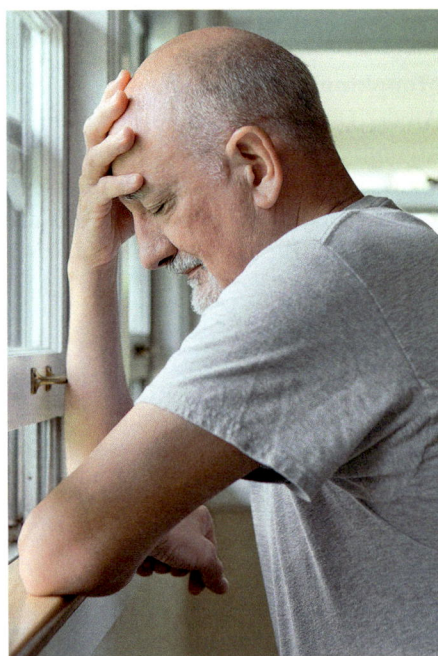

Bilder 1 und 2 Zu den unerwünschten Wirkungen gehören grippeartige Symptome und zentralnervöse Beeinträchtigungen.

ARBEITSVORSCHLAG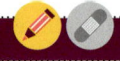

Recherchieren Sie im Internet nach Berichten von Betroffenen zu ihren Erfahrungen mit Immuntherapeutika. Von welchen unerwünschten Wirkungen und Wechselwirkungen wird berichtet? Wie gehen die Betroffenen damit um?
Befragen Sie einen Arzt oder Apotheker, wie sich diese Nebenwirkungen konkret erklären lassen und welche Konsequenzen daraus gezogen werden sollten. Was bedeutet das für Ihr pflegerisches Handeln?
Vergleichen Sie Ihre Ergebnisse in der Lerngruppe und tauschen Sie sich darüber aus.

10.3.3 Pflegerische Konsequenzen

Die pflegerischen Aufgaben bei der Zytokintherapie orientieren sich am konkreten Bedarf des Klienten. Je nach Situation kann das Nebenwirkungs- und Symptommanagement oder die Beratung und Information im Vordergrund stehen.

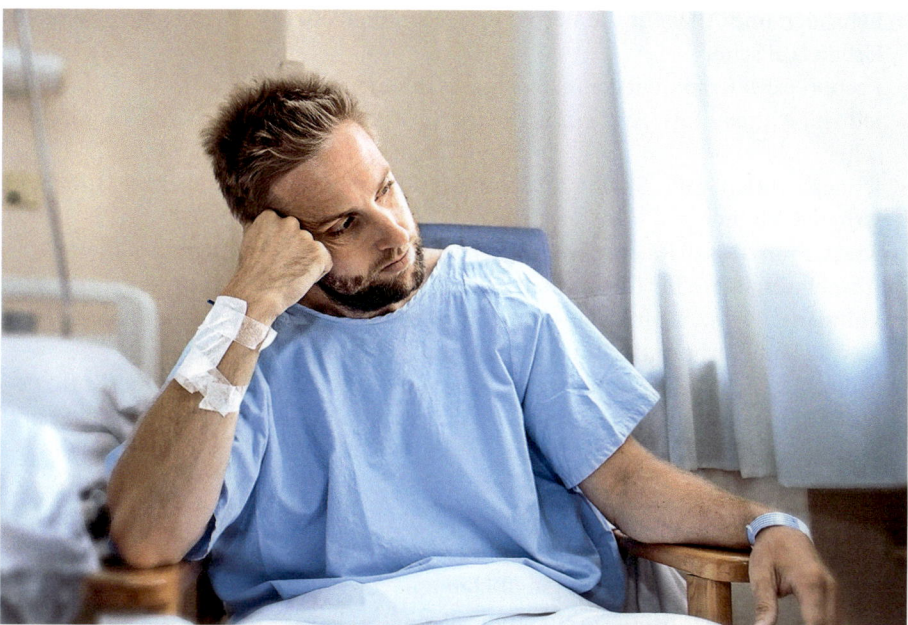

Bild 1 Welche Aufgaben Pflegende übernehmen, richtet sich nach dem individuellen Bedarf des Klienten.

Durch pflegerische Beobachtungen lassen sich nur bedingt Rückschlüsse auf die angemessene Wahl des Arzneimittels sowie auf die richtige Dosis ziehen. Die folgende Tabelle kann hier nur Anhaltspunkte bieten.

Handlungsbedarf erkennen: Tumortherapeutika

Vor der Applikation beachten	Anzeichen für zu hohe Dosierung/UAW	Anzeichen für zu niedrige Dosierung
<ul><li>Allgemeinzustand des Klienten</li><li>Laborwerte</li><li>(zentral)venöser Zugang/Port</li><li>Zahnstatus</li><li>Kinderwunsch</li></ul>	<ul><li>verhältnismäßig zu starke Nebenwirkungen</li></ul>	<ul><li>Unwirksamkeit des Präparates bzw. Ausbleiben des Therapieerfolges</li></ul>

LITERATUR

Allgemeine Literatur und Grundlagenliteratur für alle Kapitel

- Huch, Renate/Jürgens, Klaus D. (Hrsg.) (2015): Mensch – Körper – Krankheit. Lehrbuch und Atlas für die Berufe im Gesundheitswesen. 7. Aufl., München: Urban & Fischer
- I care (2015): Krankheitslehre. Stuttgart: Thieme
- Jelinek, Antje (2013): Arzneimittellehre für Pflegeberufe München: Urban & Fischer.
- Jelinek, Antje/Grabs, Silvia (2005): Pflege konkret. Arzneimittellehre. München: Urban & Fischer
- Kretz, Franz-Josef/Reichenberger, Sebastian (2007): Medikamentöse Therapie. Arzneimittellehre für Gesundheitsberufe. 6., überarb. Aufl., Stuttgart: Thieme
- Lüllmann, Heinz/Mohr, Klaus/Hein, Lutz (2015): Taschenatlas Pharmakologie. 7., vollst. überarb. Aufl., Stuttgart: Thieme
- Mutschler, Ernst/Geisslinger, Gerd/Kroemer, Heyo K./Menzel, Sabine/Ruth, Peter (2013): Mutschler Arzneimittelwirkungen. Pharmakologie – Klinische Pharmakologie – Toxikologie. 10., vollst. überarb. u. erw. Aufl., Stuttgart: Wissenschaftliche Verlagsgesellschaft
- Oelke, Uta (Hrsg.) (2011): In guten Händen – Gesundheits- und Krankenpflege Gesundheits- und Kinderkrankenpflege, Band 2, Berlin: Cornelsen
- Oelke, Uta (Hrsg.) (2012): In guten Händen – Gesundheits- und Krankenpflege Gesundheits- und Kinderkrankenpflege, Band 1, Berlin: Cornelsen
- Pflegiothek (2012): Anatomie, Physiologie, Erkrankungen. Berlin: Cornelsen
- Plötz, Hermann (2013): Kleine Arzneimittellehre für Fachberufe im Gesundheitswesen. 6., aktual. u. erw. Aufl., Berlin: Springer
- Schmid, Beate/Strub, Petra/Studer, Andrea (2011): Arzneimittellehre für Krankenpflegeberufe. 9., neu bearb. Aufl., Stuttgart: Wissenschaftliche Verlagsgesellschaft
- WEISSE REIHE (2015): Arzneimittellehre. Kompakte Darstellung des Fachgebiets unter Berücksichtigung der Ausbildungs- und Prüfungsverordnung für die Berufe in der Krankenpflege. 10. Aufl., München: Urban & Fischer

Zusätzlich verwendete und weiterführende Literatur für einzelne Kapitel

A1 Pharmakologische Prozesse verstehen

- Derendorf, Hartmut/Gramatté, Thomas/Schäfer, Hans Günter/Staab, Alexander (2010): Pharmakokinetik kompakt. Grundlagen und Praxisrelevanz. Stuttgart: Wissenschaftliche Verlagsgesellschaft

A2 Medikamente bestellen und lagern

- Goeke, Uta (2013): Arzneimittel verabreichen. Grundlagen der Pflege für die Aus, Fort- und Weiterbildung. Heft 28. Brake: Prodos

A3 Bei der Medikamentenverabreichung assistieren

- AWMF (Hrsg.): Leitlinie zu Akutherapie und Management der Anaphylaxie. Download unter: www.awmf.org/uploads/tx_szleitlinien/061-025l_S2k_Akuttherapie_anaphylaktischer_Reaktionen_2013-12.pdf (Stand Dezember 2015)
- Beauchamp, Tom L./Childress, James F. (2009): Principles of Biomedical Ethics. New York: Oxford University Press
- Eiff, Wilfried von (2008): Patientenorientierte Arzneimittelversorgung. Sicherheit und Wirtschaftlichkeit. KMA-Reader, Wegscheid: Wikom
- Goeke, Uta (2013): Arzneimittel verabreichen. Grundlagen der Pflege für die Aus, Fort- und Weiterbildung. Heft 28. Brake: Prodos
- Laufs, Ulrich/Böhm, Michael/Kroemer, Heyo K./Schüssel, Katrin/Griese, Nina/Schulz, Michael (2011): Strategien zur Verbesserung der Einnahmetreue von Medikamenten. Strategies to improve medication adherence. Deutsche Medizinische Wochenschrift, Stuttgart: Thieme, 1616–1621
- Laux, Mirko (2013): Die Pflegekraft als Therapie-Coach. Beraten und motivieren. Heilberufe, 7, Heidelberg/Berlin: Springer, 52–55
- Mannel, Herbert (2011): Medikamente: Wohl portioniert. Patientenindividuelle Verblisterung. Heilberufe, 6, Heidelberg/Berlin: Springer, 10–12
- Ministerium für Umwelt und Naturschutz, Landwirtschaft und Verbraucherschutz des Landes Nordrhein-Westfalen (Hrsg.): (2007): Alte Arzneimittel richtig entsorgen. Download unter: www.umwelt.nrw.de/fileadmin/redaktion/PDFs/umwelt/arzneimittelabfall.pdf (Stand Dezember 2015)
- Paula, Helmut (2007): Patientensicherheit und Risikomanagement im Pflege- und Krankenhausalltag. Heidelberg/Berlin: Springer
- Sander, Klaus (1999): Personenzentrierte Beratung. Weinheim: Beltz
- Schell, Werner (2009): Fallstricke bei der Medikamentengabe. Haftungsproblem Medikation. Heilberufe, 5, Heidelberg/Berlin: Springer, 50–51
- Schöne-Seifert, Bettina (2007): Grundlagen der medizinischen Ethik. Stuttgart: Kröner
- Schulz, Michael (2009): Von Compliance zu Adhärenz. Wandel der Begrifflichkeiten. Heilberufe, 5, Heidelberg/Berlin: Springer, 27–28
- Schulz, Michael/Dorgerloh, Sebastian/Ratzka, Susanne/Gray, Richard/Behrens, Johann(2007): Compliance und Adherence. Pflegende unterstützen Patientenverhalten. Padua, 7, Stuttgart: Thieme, 44–49
- Schulz, Michael/Kremer, Georg/Löhr, Michael (2013): Unmotivierte Patienten motivieren. Die Schwester Der Pfleger, 2, Melsungen: Bibliomed, 178–181
- WHO (Hrsg.) (2003): Adherence to long-term therapies: evidence for action. Download unter: www.who.int/chp/knowledge/publications/adherence_report/en/ (Stand Dezember 2015)
- Zimmermann, Alexandra (2014): Fallstricke bei der Medikamentenvergabe. Wenn die Medikamentengabe zur Gefahr wird. Heilberufe, 4, Heidelberg/Berlin: Springer, 50–51

B1 Schmerz und Fieber

- Deutsche Gesellschaft zum Studium des Schmerzes e.V. (DGSS) (Hrsg.) (2007): Ethik-Charta der DGSS – Schmerz in Deutschland. Kurzfassung. Download unter: www.wernerschell.de/Medizin-Infos/Sozialmedizin/EthikCharta07.pdf (Stand Dezember 2015)
- Deutsches Netzwerk für Qualitätsentwicklung (Hrsg.) (2011): Expertenstandard Schmerzmanagement in der Pflege bei akuten Schmerzen. 1. Aktualisierung 2011. Osnabrück: DNQP
- Häuser, Winfried/Bock, Fritjof/Engeser, Peter/Tölle, Thomas/Willweber-Strumpf, Anne/Petzke, Frank (2014): Klinische Leitlinie Langzeitanwendung von Opioiden bei nichttumorbedingten Schmerzen. In Deutsches Ärzteblatt 111/43, Download unter: www.awmf.org/uploads/tx_szleitlinien/145-003k_S3_LONTS_2014-10.pdf (Stand Dezember 2015)
- Hoehl, Mechthild/Kullick, Petra (2012): Gesundheits-und Kinderkrankenpflege. 4. Aufl., Stuttgart: Thieme

B2 Ausscheidung und Verdauung

- Clemens, Pia/Schlegel, Beate/Zoller, Wolfram G. (2010): Erkrankungen des oberen Gastrointestinaltrakts: Ösophagus/Magen, Schluckstörungen, Tumor, Gastritis. In Biesalski, Hans Konrad/Bischoff, Stephan C./Puchstein, Christoph (Hrsg.): Ernährungsmedizin. Nach dem Curriculum Ernährungsmedizin der Bundesärztekammer. 4., vollst. überarb. u. erw. Aufl. Stuttgart: Thieme, 623–636
- Deutsche Gesellschaft für Verdauungs- und Stoffwechselkrankheiten (Hrsg.) (2010): Leitlinie Helicobacter pylori und gastroduodenale Ulkuskrankheit. Download unter: www.awmf.org/uploads/tx_szleitlinien/021-001_S3_Helicobacter_pylori_und_gastroduodenale_Ulkuskrankheit_abgelaufen.pdf (Stand Dezember 2015; eine überarbeitete Leitlinie wird voraussichtlich im Frühjahr 2016 erscheinen)
- Herdegen, Thomas (2014a): Diuretika und Urologika (Niere und ableitende Harnwege). In Herdegen, Thomas (Hrsg.): Kurzlehrbuch Pharmakologie und Toxikologie. 3., vollst. überarb. u. erw. Aufl., Stuttgart: Thieme, 189–206
- Herdegen, Thomas (2014b): Therapeutika am Gastrointestinaltrakt (Ulkus, Diarrhö, Obstipation, Erbrechen). In Herdegen, Thomas (Hrsg.): Kurzlehrbuch Pharmakologie und Toxikologie. 3., vollst. überarb. u. erw. Aufl., Stuttgart: Thieme, S. 213–231
- Menche, Nicole/Brandt, Ina (Hrsg) (2013): Pflege konkret: Innere Medizin, 6. Aufl., München: Urban& Fischer
- Pennekamp, Sigrid/Pongrac, Lars/Schulte, Maria (2015): Pflegecoach für Theorie und Praxis. Prophylaxen. Berlin: Cornelsen; 116–129

B3 Herz und Blutdruck

- Deutsche Hochdruckliga e.V. (o. A.): Blutdruck - Bluthochdruck und seine Folgen. Download unter: www.hochdruckliga.de/tl_files/content/dhl/folien/Foliensatz_1.pdf (Stand Dezember 2015)
- Deutsche Hochdruckliga e.V. (o. A.): Zur Hochdrucktherapie. Download unter: www.hochdruckliga.de/tl_files/content/dhl/folien/Foliensatz_4.pdf (Stand Dezember 2015)
- Deutsche Hochdruckliga e.V. (2013): ESC Pocket Guidelines: Leitlinien für das Management der arteriellen Hypertonie. Download unter: www.hochdruckliga.de/tl_files/content/dhl/downloads/2014_Pocket-Leitlinien_Arterielle_Hypertonie.pdf (Stand Dezember 2015)
- Deutsche Gesellschaft für Kardiologie – Herz- und Kreislaufforschung e.V. (2009): Pocket-Leitlinien: Therapie der chronischen und akuten Herzinsuffizienz. Download unter: http://leitlinien.dgk.org/files/2009_Pocket-Leitlinien_Chronische_Herzinsuffizienz_Update.pdf (Stand Dezember 2015)
- Menche, Nicole/Brandt, Ina (Hrsg) (2013): Pflege konkret: Innere Medizin, 6. Aufl., München: Urban& Fischer

B4 Atmung

- Herdegen, Thomas (2014): Anti-Asthmatika (Asthma und COPD). In Herdegen, Thomas (Hrsg.): Kurzlehrbuch Pharmakologie und Toxikologie. 3., vollst. überarb. u. erw. Aufl., Stuttgart: Thieme, 169–187
- Pennekamp, Sigrid/Pongrac, Lars/Schulte, Maria (2015): Pflegecoach für Theorie und Praxis. Prophylaxen. Berlin: Cornelsen, 18–33

B5 Blutgerinnung

- Neumann, Herbert A. (2014): Das Gerinnungssystem. Berlin: ABW Wissenschaftsverlag
- Pennekamp, Sigrid/Pongrac, Lars/Schulte, Maria (2015): Pflegecoach für Theorie und Praxis. Prophylaxen. Berlin: Cornelsen, 50–63

B6 Stoffwechsel und Hormone

- Becker-Scharfenkamp, Ute (2014): Die Schilddrüse und Nebenschilddrüse beeinflussende Arzneimittel. In Strehl, Egid/Speckner, Werner (Hrsg.): Arzneimittel in der Pflege. Ein Lehrbuch für Krankenpflegekräfte und medizinische Assistenzberufe. 8., überarb. Aufl., Eschborn: Govi, 256
- Jäckle, Renate/Schrader, Renate/Hirsch, Axel/Dreyer, Manfred (2010): Gut leben mit Typ-1-Diabetes. Arbeitsbuch zur Basis-Bolus-Therapie. 7. Aufl., München: Urban & Fischer
- Schmeisl, Gerhard-Walter (2009): Schulungsbuch für Diabetiker. 6. Aufl., München: Urban & Fischer

B7 Infektionen

- Bierbach, Eva/Georgi, Peter (2007): Infektionslehre für Pflegeberufe. München: Urban &Fischer
- Deutsche Gesellschaft für Infektiologie (Hrsg.) (2013): Leitlinie Strategien zur Sicherung rationaler Antibiotika-Anwendung im Krankenhaus . Download unter: www.awmf.org/uploads/tx_szleitlinien/092-001l_S3_Antibiotika_Anwendung_im_Krankenhaus_2013-12.pdf (Stand Dezember 2015)

B8 Nervensystem

- Bundesministerium für Gesundheit (o. A.): Leben mit Demenz. www.bmg.bund.de/themen/pflege/demenz/das-leben-mit-demenz.html (Stand Dezember 2015)
- Hauschild, Jana (2015): Psychopharmaka: Weniger ist mehr. In Spiegel online Gesundheit, www.spiegel.de/gesundheit/psychologie/psychopharmaka-weniger-ist-mehr-a-1052075.html (Stand Dezember 2015)
- Strehl, Egid/Speckner, Werner (2014): Arzneimittel in der Pflege. Ein Lehrbuch für Krankenpflegekräfte und medizinische Assistenzberufe. 8., überarb. Aufl., Eschborn: Govi, 273–286, 290–299

B9 Immunsystem

- Kuhrt, Nicola (2014): Medikamenten Check: Was die Abwehrkräfte wirklich stärkt. In Spiegel online Gesundheit, www.spiegel.de/gesundheit/diagnose/immunsystem-welche-medikamente-staerken-die-abwehrkraefte-a-996525.html (Stand Dezember 2015)
- Menche, Nicole/Brandt, Ina (Hrsg) (2013): Pflege konkret: Innere Medizin, 6. Aufl., München: Urban& Fischer
- Strehl, Egid/Speckner, Werner (2014): Arzneimittel in der Pflege. Ein Lehrbuch für Krankenpflegekräfte und medizinische Assistenzberufe. 8., überarb. Aufl., Eschborn: Govi

B10 Tumore

- Goldhammer, Elke (2009): Was ist Krebs? Begriffe, Tumorentstehung, Risikofaktoren. CNE. fortbildung 05, Stuttgart: Thieme
- Kroner, Thomas/Margulies, Anita/Taverna, Christian/Studer, Cristina (2013): Medikamente in der Tumortherapie. Handbuch für die Pflegepraxis. 4. aktual. u. erw. Aufl., Heidelberg/Berlin: Springer
- Lubrich, Beate (2004): Zytostatika und Antineoplastika. In Strehl, Egid/Speckner, Werner (2014): Arzneimittel in der Pflege. Ein Lehrbuch für Krankenpflegekräfte und medizinische Assistenzberufe. 8., überarb. Aufl., Eschborn: Govi, 114–120
- Murphy. Kenneth M./Travers Paul/Walport, Mark (2009): Janeway Immunologie. 7. Aufl., Heidelberg: Spektrum Akademischer Verlag
- Rhomberg, Walter/Rhomberg, Michaela (2006): Sexualität. In Margulies, Anita/Fellinger, Kathrin/Kroner, Thomas/Gaisser, Andrea (Hrsg.): Onkologische Krankenpflege. Heidelberg/Berlin: Springer, 481–491
  www.krebsinformationsdienst.de

STICHWORTVERZEICHNIS

BILDQUELLENVERZEICHNIS

S. 9: Shutterstock/oknoart

S. 10: Shutterstock/Happy Art/Goldenarts

S. 11: Shutterstock/Happy Art/Goldenarts

S. 12: Shutterstock/Happy Art/Goldenarts

S. 13: Shutterstock/Happy Art

S. 14: Shutterstock/Happy Art/Goldenarts

S. 20: Fotolia/Alexander Raths

S. 21: Fotolia/Alexander Raths

S. 22: Krüper, W., Bielefeld

S. 25: Fotolia/Hortigüela

S. 33: Fotolia/ISO K° – photography

S. 35: Fotolia/sudok1

S. 37: Krüper, W., Bielefeld

S. 38: multidos Hamburg GmbH & Co.KG
(www.multidos.de)

S. 39: Omnicell, Inc./MACH4 Automati-
sierungstechnik GmbH

S. 40: Shutterstock/ChameleonsEye

S. 41: Shutterstock/Monkey Business
Images

S. 42/1: Shutterstock/Laborant

S. 42/2: Fotolia/Brad Pict

S. 42/3: Shutterstock/Thirteen

S. 42/4: Shutterstock/O.Bellini

S. 42/5: Shutterstock/Image Point Fr

S. 42/6: Fotolia/T.Allendorf

S. 42/7: Shutterstock/adriaticfoto

S. 43/1: Corbis/Sarah Murray/Masterfile

S. 43/2: Shutterstock/Iryna Rasko

S. 43/3: Shutterstock/Layland Masuda

S. 43/4: Shutterstock/Nenov Brothers
Images

S. 43/5: Your photo today. A1 pix – super-
bild

S. 43/6: Fotolia/euthymia

S. 43/7: Shutterstock/kanachai morarat

S. 43/8: picture-alliance/dpa

S. 45: Fotolia/Ingo Bartussek

S. 49: Berner International GmbH

S. 51: Shutterstock/wavebreakmedia

S. 61: Krüper, W., Bielefeld

S. 63: Raichle, G., Ulm

S. 64: Fotolia/Ermolaev Alexandr

S. 65/1: Shutterstock/Ocskay Mark

S. 65/2: Shutterstock/Ermolaev Alexander

S. 65/3: Shutterstock/wavebreakmedia

S. 68: Mair, J., München

S. 69/1: Fotolia/Hyrma

S. 69/2: Fotolia/Heike Rau

S. 69/3: Fotolia/Photocrew

S. 75: Mair, J., München

S. 79/1-3: Mair, J., München

S. 79/4: Shutterstock/eranicle

S. 82/1: Krischke, K., Marbach

S. 84/1: Fotolia/picsfive

S. 84/2: Fotolia/Dario Sabljak

S. 95/1: Shutterstock/Denis Mironov

S. 95/2: Shutterstock/esolla

S. 95/3: Shutterstock/Sherry Yates Young

S. 95/4: Shutterstock/Sarema

S. 95/5: Shutterstock/Michael Beetlov

S. 97: Krüper, W., Bielefeld

S. 101: Fresenius Kabi, Bad Homburg

S. 102/1: Okapia/NAS/Chris Bjornberg

S. 102/2: Your photo today. A1 pix – super-
bild/Phanie

S. 103/1: Fotolia/emer

S. 103/2: Shutterstock/melis

S. 106/1: Shutterstock/Volodymyr Baleha

S. 106/2: Shutterstock/sakepaint

S. 107: Krüper, W., Bielefeld

S. 108: Mair, J., München

S. 110/1: Mauritius images/Alamy

S. 110/2: picture-alliance

S. 112: picture-alliance/Globus-Infografik

S. 113: Mair, J., München

S. 114: Fotolia/ b4producer

S. 117/1-2: B. Braun Melsungen AG

S. 117/3: Shutterstock/Marochkina
Anastasiia

S. 120/1: Shutterstock/Yulia Davidovich

S. 120/2: Fotolia/M.studio

S. 120/3: Fotolia/Cathleen Clapper

S. 122/1: Corbis/Dr. Fred Hossler/Visuals
Unlimited/Corbis

S. 122/2: Mauritius images/Science Source

S. 123: Shutterstock/toeytoey

S. 124: Shutterstock/Designua

S. 126: Reuters/Pierre Albouy

S. 127: Imago

S. 129/1: Shutterstock/Gayvoronskaya_Yana

S. 129/2: Fotolia/pix4U

S. 134/2: Raichle, G., Ulm

S. 138: picture-alliance/dpa-infografik

S. 143/1: Fotolia/M. Schuppich

S. 143/2: Fotolia/kaprikfoto

S. 149/1: Shutterstock/sad444

S. 149/2: Shutterstock/FineShine

S. 151: picture-alliance/dpa-infografik

S. 152/1: Fotolia/LianeM

S. 152/2: Fotolia/Jeka84

S. 152/3: Fotolia/thongsee

S. 153: Fotolia/Tobilander

S. 155: Schweizerische Epilepsie-Liga (www.epi.ch)

S. 157: picture-alliance/Globus Infogra

S. 159/1: Mauritius images/Image Source

S. 159/2: Mauritius images/Alamy

S. 160/1: Fotolia/bubutu

S. 160/2: Fotolia/librakv

S. 162: picture-alliance/dpa-infografik

S. 163: Raichle, G., Ulm

S. 164/1: Shutterstock/Tyler Olson

S. 164/2: Shutterstock/Andrey_Popov

S. 165: Shutterstock/racorn

S. 166: Raichle, G., Ulm

S. 169/1: Krüper, W., Bielefeld

S. 169/2: Shutterstock/berna namoglu

S. 173: Okapia/Uwe Lütjohann

S. 176: Mair, J., München

S. 178: picture-alliance/dpa-infografik

S. 182/1: Shutterstock/Ruslan Guzov

S. 182/2: Shutterstock/Burlingham

S. 183: Shutterstock/Marcos Mesa Sam Wordley